《山海经》植物药考辨

尚志钧　编撰

学苑出版社

图书在版编目(CIP)数据

《山海经》植物药考辨/尚志钧编撰. —北京：学苑出版社，2021.1
ISBN 978-7-5077-6112-2

Ⅰ.①山…　Ⅱ.①尚…　Ⅲ.①《山海经》-植物药-研究　Ⅳ.①K928.626
②R282.71

中国版本图书馆 CIP 数据核字(2020)第 265721 号

责任编辑：黄小龙
出版发行：学苑出版社
社　　址：北京市丰台区南方庄 2 号院 1 号楼
邮政编码：100079
网　　址：www.book001.com
电子信箱：xueyuanpress@163.com
电　　话：010-67603091(总编室)、010-67601101(销售部)
印　刷　厂：北京市兰星球彩色印刷有限公司
开本尺寸：787×1092　1/16
印　　张：26.5
字　　数：360 千字
版　　次：2021 年 1 月第 1 版
印　　次：2021 年 1 月第 1 次印刷
定　　价：158.00 元

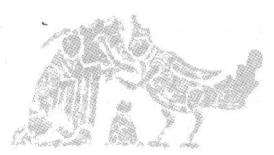

出版说明

　　尚志钧（1918—2008），我国著名的中医史学专家和本草文献学专家，是我国近代本草文献整理研究的奠基者。老先生专注于本草文献研究近70年，安贫乐道，笔耕不辍，为中医的传承和发展默默付出了一辈子。老先生于1985年整理出《〈山海经〉植物药考释》一书，因种种原因，该书一直没有正式出版。学苑出版社2009年4月和老先生的女儿尚元藕女士签订图书出版合同。2015年，我从陈辉社长手中接手该书。现在该书改名为《〈山海经〉植物药考辨》，在学苑出版社正式出版，同时该书也将被收入《尚志钧本草文献全集》，在北京科学技术出版社出版，终于可以告慰尚老在天之灵了。

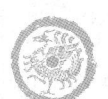

黄小龙
2020年12月31日

前　言

中国古书里记载植物最早的，而且数量最多的，要算《诗经》和《山海经》了。《诗经》中所记载的植物，仅记植物名称，没有植物形态的描述和功用的记载。而《山海经》所记的植物，不仅数量多，而且有植物形态的描述和药用价值的记载。

如把《山海经》各卷中植物汇集起来，就是一部很好的古代植物志，对于研究我国古代植物史和医药史，《山海经》是一部有价值的参考资料。

今存本《山海经》，据各家考证，公认是战国时作品，全书分《山经》《海经》两部。《山经》即《五藏山经》5卷，《海经》包括《海外经》《海内经》《大荒经》，各有4卷，另外单独有1卷《海内经》，全书共计18卷。

《山海经》记载有山、水、动物、植物、矿物、医药、神话等资料，其中植物有254种，加上补遗（不见今本《山海经》，但见录于他书）8种，合共262种。从《山海经》各卷所记载植物数量来看，《五藏山经》记载植物最多，约占80%。《海经》记载植物较少，约占20%。

《五藏山经》载植物203味，卷一南山经13味，卷二西山经58味，卷三北山经26味，卷四东山经7味，卷五中山经99味。以中山经记载植物最多。《五藏山经》所记植物，绝大部分是真实植物，很少有神话植物。

《海经》载植物51味，卷六海外南经、卷七海外西经各1味，卷八海外北经五味，卷九海外东经5味，卷十海外南经4味，卷十一海外西经13味，卷十二海内北经、卷十三海内东经没有植物记载，卷十四大荒东经4味，卷十五大荒南经9味，卷十六大荒西经4味，卷十七大荒北经4味，卷十八海内经3味。《海经》所记的植物，其中有不少是神话植物。

在《山海经》所记各种植物中，有不少植物，已不知其为何物了；有不少植物是神话植物；也有些是同名异物，或同物异名；还有一些是泛称性名称。

不明的植物，有骨蓉、华草、歄、椒等。

同名异物，例如同一个"条"有三个植物，即柚、韭、商麻。同一个"穀"有两个同名异物，即构树、粮食。类似此例有芑、蓇草、无条、丹木等，都有同名异物。

同物异名，如白芷称为莀，又名药蓠。构树，称为穀，又名楮。榆树，称为榆，又名枢。檀，称为枏，或名苴。朱槿，称为扶桑，一名扶木，又名榑木……

泛称植物名，有瓜、甘果、香、禾、谷、百谷、嘉谷、穆（早熟谷物的统称）、膏菽、毒草、冬夏不死草（常绿植物）、乔木、刚木、美木、怪木等。

神话植物，有扶桑、扶木、建木、大木、若木、櫐木、木叶、木禾、甘华、甘柤、百果树、三桑、帝女之桑等等。不过，神话植物，也是古人从真实植物中，经过想象和夸张演变而成的。例如扶桑，《本草纲目》释为朱槿，李时珍说："东海日出处，有扶桑树，此树花光艳照日，其叶似桑，因以比之。"这就说明神话植物"扶桑"，是从真实植物朱槿，经过想象和夸张编造而成的。

还有些植物，名为树，实际上是珊瑚，如：琅玕树、三株树、珊琪树，都是珊瑚虫分泌出石灰质的骨骼所形成的珊瑚，并非植物。

全书中所记植物名称，虽有262个，如果剔除泛称名、神话植物、同名异物、同物异名、珊瑚等名称外，实有植物名约215个。

在这215个植物名称中，有些名称，在今日看来，只能表示某一类植物的统称，如麻、竹、楱、松、柏、栎、桃、李、杏、梨、枣、杨、柳等，很难看出它们在当时所指的是哪一种具体的植物。

例如："麻"有桑科植物大麻，荨麻科植物苎麻，锦葵科植物苘麻。而《山海经》讲麻时，就提一个"麻"字，那就很难确定，这个"麻"字，究竟是什么麻了。

《山海经》对植物形态，所记繁简不一，有的记载较详，有的记载简单，多数仅提一个名字而已。

例如《南山经》云："招摇之山，多桂。""堂庭之山，多棪木。""虖勺之山，其上多梓，其下多荆。"桂、棪、梓、荆等一个字的植物名，只能代某一类植物名称，看不出它所指具体植物是哪一种。

有些植物，也有简单的形态描述和功用记载，例如《南山经》云："招摇之山，有草焉，其状如韭，而青华，其名曰祝余，食之不饥。"又如《西山经》云："中曲之山，有木焉，其状如棠而员叶，赤实，实大如木瓜，名曰櫰木，食之多力。"

有些植物，不仅记载了植物的形态，而且还记述气味，例如《西山经》云："浮山有草焉，名薰草，臭如蘼芜。"《中山经》："阳华之山，其草多苦辛……其味酸甘。"

有些植物还记有生长习性，例如《西山经》云："小华之山，其草有萆荔……生于石上，亦缘木而生。"

此外，在《山海经》时代，人们对寄生植物也有认识，例如《中山经》云："衡山，苦山多寓木。"《神农本草经》云："桑上寄生，一名寓木。"《本草纲目》云："此木寄寓他木而生，如鸟立于上，故曰寄生。"

《山海经》所记的植物，按《本草》传统的分类，有草类、木类、果类、菜类、米谷类。

草类植物：能够供药用的有杜衡、桔梗、苯、藁本、芁、蘪芜、芍药、苏、门冬、藷藇等。有些草类如麻、葛等，可作为纺织的原料。

木类植物：在《山海经》时代，是相当重要的，可用以制造弓、箭、武器、农具、车辆，及其他生产工具，亦可用于建筑，如架桥、造房及家具等。有些木类在生长时，还可提供其他农产品，如桑可以养蚕，漆树可以制造漆。从今日汉墓出土的漆器来看，古人对漆的收取和应用是很有经验的。

《山海经》记载果类植物亦很多，如桃、李、杏、梅、梨、大枣、栗、橘、柚等。由于古代农业生产不发达，加以自然灾害，生产粮食往往不能满足全年口粮的需要，有时常用果实来充饥，以补粮食之不足。例如《战国策·燕策》云："燕……北有枣、栗之利，民虽不田作，枣栗之实，足食于民矣。"这个例子就说明有时候古人也把果品当作粮食吃。

《山海经》记载谷类有稻、黍、稷、菽（大豆）、赤菽（赤小豆）等。但今本《山海经》中，没有"麦"的记载，不知是何道理？

《山海经》记载有医药功用的植物是55种，占真实的植物（不包括神话植物等）1/4，例如《西山经》："崦嵫之山，其上多丹木……食之已瘅。"《中山经》："甘枣之山，有草焉……可以已䏊（音 máng）。"类似此例很多。

根据以上所述，《山海经》中所记各种植物，汇集起来，可以成为一本较好的《中国古代植物志》。

另外，《山海经》对南方植物，如橘、柚、竹、桂、樟、梅、楤等记载最多，这也可作为《山海经》为南方人所著的旁证。《山海经》对北方植物记载不及南方植物多而详，有些植物在《诗经》中很普通的，而《山海经》就没有记载。如"麦"，前文已说，《山海经》中无"麦"的记载。

《诗经》记载麦有很多处，如《诗·豳风·七月》："禾麻菽麦。"《诗·王风》："丘中有麦。"《诗·大雅·生民》："麻麦幪幪。"不仅《诗经》有麦的记载，《尚书》《礼记》《春秋》《左传》《战国策》《庄子》《吕氏春秋》《范子计然》等先秦古书，均有麦的记载，不知《山海经》为何没有麦的记载。疑麦生长北方，而《山海经》为战国南方楚人所作，或许不知北方有小麦的生长，所以书中无小麦记载。按理讲麦是极普通的植物，《山海经》的作者，既是博学多闻，不会不知道麦的。或者记有麦，亦可能因古代传抄脱漏。笔者从诸书补辑《山海经》植物逸文有8种，如盘桃、干腊、木香、丁香等，均不见于今本《山海经》，说明今本《山海经》是有脱漏的。

为提供研究我国植物、药物史料，笔者曾把《山海经》所记载植物，按各卷出现的次序，汇集起来，并标注自然序码，进行诠释。

每个植物诠释时，首先列《山海经》各卷所载植物的原文，按《山经》《海经》次序排列，《山经》又按南、西、北、东、中顺序编排。同一卷《山经》有若干篇者，又按篇目次第分列之。例如卷五中山经，有12篇：分为中山经薄山之首，中次二经，中次三经……中次十二经。当同一植物见录于各经时，即按上述次序，将其所载同一植物资料，汇集在一起。

其次是对植物药名进行诠释，诠释注文，以最早文献所注为主，然后按年代次序分述之。所引古书资料，为了避免冗繁，同时又不影响说明问题时，摘其精要者注之。为了古为今用，在注释的同时，把历代文献对某一植物所记的资料，汇纂在一起，进行分析综合，结合《山海经》所记的植物形态、产地、功用等，初步论证某一植物相当于今日什么植物。

对于某些植物，前人所释有疑问时，笔者即予以重行考订之。如《山海经》卷五："中山经，鼓镫之山，有草，名曰荣草，其叶如柳，其本如鸡卵，食之已风。"《本草纲目》卷十八，释荣草为土茯苓。（按：土茯苓的叶子全不像柳叶，土茯苓根呈不规则块状，也不像鸡卵。）郝懿行释荣草为苘茹，《蜀本草》说："苘茹根如萝卜。"《本草经》说："苘茹除大风。"此与《山海经》所云义合，当从郝氏所释为正。

由于《山海经》所记物品名称古老，同一品名，各人理解不同，所释的结果出入亦很大。

例如《西山经》云："上申之山，无草木，而多硌石。"孙星衍辑的《神农本草经》卷一"络石"条，即引用此文释之，要知《神农本草经》卷一"络石"乃是植物，而上申之山的硌石是矿物，二者不能因音同而联系在一起，因为上申之山言明"无草木，而多硌石"，则此"硌石"当是矿物，而非植物，所以，笔者亦不收"硌石"为植物。类似此例很多，此处从略。

又，本书各植物药注文末，附有拉丁名，仅供参考用。它不能代表原始植物品种名，因植物拉丁名有时代性，每个拉丁名，只能代表当时植物的品种，而品种在不断变异，其拉丁名也不断地在变异。《山海经》中所记载的植物，是几千年前的品种，不知变了多少次，岂能用今日的拉丁名来诠释古代植物品种，所以本书各条末所附拉丁名，仅供参考。

由于本人学术水平所限，错误难免，请读者批评指正。

尚志钧于芜湖皖南医学院弋矶山医院
1980年5月

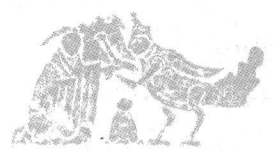

目　录

山海经植物药考辨卷一 ……………………………………… (1)
 1 桂 ……………………………………………………… (3)
 2 祝余 …………………………………………………… (5)
 3 迷榖 …………………………………………………… (8)
 4 櫰木 …………………………………………………… (9)
 5 怪木 ………………………………………………… (10)
 6 稻 …………………………………………………… (10)
 7 稌 …………………………………………………… (12)
 8 菅 …………………………………………………… (13)
 9 梓 …………………………………………………… (14)
 10 柟 ………………………………………………… (15)
 11 荆 ………………………………………………… (17)
 12 杞 ………………………………………………… (18)
 13 白䓘 ……………………………………………… (20)

山海经植物药考辨卷二 ……………………………………… (23)
 14 松 ………………………………………………… (25)
 15 乌韭 ……………………………………………… (26)
 16 萆荔 ……………………………………………… (27)
 17 枣 ………………………………………………… (31)
 18 文茎 ……………………………………………… (32)

19	条	(33)
20	条	(34)
21	棪	(35)
22	杻	(37)
23	橿	(38)
24	乔木	(39)
25	㯗	(39)
26	竹箭	(40)
27	黄雚	(41)
28	麻	(42)
29	盼木	(44)
30	薰草	(46)
31	棫	(49)
32	榖	(50)
33	柞	(52)
34	桃枝	(53)
35	钩端	(54)
36	蕙	(55)
37	桔梗	(56)
38	骨容	(57)
39	杜衡	(58)
40	藁茇	(61)
41	无条	(62)
42	竹	(64)
43	檀	(65)
44	楮	(66)
45	樱木	(67)
46	豫章	(68)

47	棠	(69)
48	崇吾山木	(71)
49	枳	(72)
50	嘉果	(73)
51	丹木	(74)
52	榣木	(76)
53	沙棠	(77)
54	蕙草	(78)
55	稷	(80)
56	茆	(81)
57	蕃	(83)
58	蓑	(84)
59	芷草	(85)
60	桑	(86)
61	榛	(88)
62	楛	(89)
63	漆	(90)
64	药虈	(92)
65	芎䓖	(94)
66	柏	(96)
67	栎	(97)
68	檀木	(99)
69	木瓜	(101)
70	丹木	(102)
71	瓜	(104)

山海经植物药考辨卷三 ································ (105)

72	机木	(107)
73	华草	(108)

74	桐	(109)
75	椐	(110)
76	樗	(111)
77	韭	(112)
78	䪥	(113)
79	葱	(115)
80	葵	(116)
81	桃	(117)
82	李	(119)
83	柘	(120)
84	枳棘	(121)
85	刚木	(122)
86	赤柳	(122)
87	柳	(123)
88	三桑	(124)
89	百果树	(125)
90	诸䔟	(125)
91	秦椒	(127)
92	丹林	(129)
93	枸	(129)
94	芍药	(130)
95	条	(131)
96	藻	(132)
97	茝	(133)

山海经植物药考辨卷四 ……………… (135)

98	棘	(137)
99	菌	(139)
100	蒲	(141)

101	扶木	(142)
102	北号山木	(142)
103	桢木	(144)
104	芑	(145)

山海经植物药考辨卷五 .... (147)

105	箨	(149)
106	枥木	(150)
107	楝	(151)
108	植楮	(152)
109	蒼棘	(154)
110	棕莢	(155)
111	蕠草	(156)
112	禾	(158)
113	彫棠	(159)
114	赤菽	(160)
115	榆	(161)
116	菜草	(163)
117	芒草	(165)
118	蒨	(166)
119	榉	(167)
120	荀草	(168)
121	美枣	(169)
122	蔓居木	(170)
123	蒐草	(170)
124	芨	(172)
125	苏	(174)
126	葶苎	(175)
127	茶	(176)

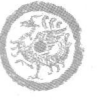

128	芫	(178)
129	槐	(179)
130	蘴冬	(180)
131	櫄木	(182)
132	芑	(183)
133	寇脱	(184)
134	欒	(185)
135	枦	(186)
136	楠木	(187)
137	萧	(188)
138	桃林	(190)
139	苦辛	(191)
140	楄	(193)
141	蓍	(194)
142	夙条	(195)
143	焉酸	(196)
144	蓇草	(196)
145	菟邱	(198)
146	黄棘	(199)
147	兰	(200)
148	无条	(201)
149	天楄	(202)
150	蒙木	(203)
151	牛伤	(204)
152	嘉荣	(205)
153	帝休	(207)
154	栯木	(208)
155	藜薁	(209)

156	莔草	(211)
157	帝屋	(212)
158	亢木	(213)
159	少辛	(214)
160	芮草	(215)
161	藜	(216)
162	荻	(217)
163	蓟柏	(218)
164	蒗	(219)
165	杼	(220)
166	橘	(222)
167	柚	(223)
168	柤	(225)
169	栗	(227)
170	梅	(229)
171	杏	(231)
172	寓木	(232)
173	椒	(233)
174	菊	(234)
175	楢	(235)
176	高梁山草	(236)
177	椒	(237)
178	樺	(237)
179	杨	(238)
180	芭	(239)
181	龙修	(239)
182	枝句	(241)
183	弢	(242)

184	莽草	(243)
185	楮	(244)
186	木蓲荑	(245)
187	鸡穀	(246)
188	桓	(248)
189	苴	(249)
190	椆	(250)
191	欙	(251)
192	帝女之桑	(252)
193	羊桃	(253)
194	香	(254)
195	桂竹	(255)
196	扶竹	(256)
197	筀竹	(257)
198	美木	(257)
199	鸡鼓	(258)
200	梨	(258)
201	蘪芜	(259)
202	箘	(261)
203	㯋	(262)

山海经植物药考辨卷六 ……………………………… (263)

204	三株树	(265)
205	雄常树	(266)
206	寻木	(267)
207	甘柤	(269)
208	甘华	(270)
209	杨桃	(271)
210	甘果	(272)

211	薰华草	(272)
212	扶桑	(273)
213	大木	(274)
214	建木	(275)
215	罗	(276)
216	栾	(277)
217	苋	(278)
218	木禾	(279)
219	珠树	(279)
220	文玉树	(280)
221	玗琪树	(280)
222	不死树	(281)
223	离朱	(281)
224	柽木	(282)
225	曼兑	(283)
226	不死之药	(284)
227	服常树	(285)
228	琅玕树	(285)
229	树	(286)
230	秩树	(287)
231	膏菽	(287)
232	灵寿木	(288)
233	冬夏不死草	(289)
234	木叶	(290)
235	甘木	(290)
236	谷	(291)
237	枫木	(291)
238	嘉谷	(292)

239 苊 …… (293)
240 苣 …… (294)
241 穋 …… (295)
242 朱木 …… (296)
243 柜格之松 …… (297)
244 百药 …… (297)
245 白柳 …… (298)
246 白木 …… (298)
247 竹林 …… (298)
248 槃木 …… (299)
249 寻竹 …… (299)
250 若木 …… (300)
251 黍 …… (300)
252 扶木 …… (302)
253 芥 …… (303)
254 百谷 …… (304)

附录

附一 《山海经》植物佚文补遗 …… (308)
255 盘桃（大桃树） …… (309)
256 干腊 …… (310)
257 木香 …… (310)
258 丁香 …… (312)
259 零陵香 …… (313)
260 益智子 …… (313)
261 檑木 …… (314)
262 毒草 …… (314)

附二 《山海经》植物逸文补遗 …… (315)

附三 《山海经》研究资料 …………………………………… (317)
　一、《山海经》概述 ………………………………………… (317)
　二、《山海经》的药物考察 ………………………………… (318)
　三、《山海经》和《神农本草经》的比较 ………………… (323)
　四、《山海经》与《五十二病方》 ………………………… (328)
　五、从医药角度探讨《万物》与《山海经》的时代关系 … (334)
　六、孙星衍等释《山海经》"硌石"质疑 ………………… (340)
　七、孙星衍等释《山海经》"寇脱"质疑 ………………… (341)
　八、《山海经》"菫荔""乌韭"释 ………………………… (342)
　九、《山海经》"荣草"释 ………………………………… (346)
　十、《山海经》"蓧"释 …………………………………… (347)
　十一、《山海经》"寻木"释 ……………………………… (347)
　十二、郝懿行《笺疏》释櫰木为接骨木质疑 …………… (348)
　十三、《山海经》物品名录 ……………………………… (350)
附四 《山海经》植物药名索引 ……………………………… (396)

山海经植物药考辨卷一

南山经植物药名考辨

1　桂
2　祝余
3　迷穀
4　棪木
5　怪木
6　稻
7　稌

8　菅
9　梓
10　柟
11　荆
12　杞
13　白䔰

1 桂

南山经：其首曰招摇之山①，临于西海之上，多桂②。西山经：皋涂之山，其上多桂木。

① 招摇之山：高诱注《吕氏春秋·本味》篇云："招摇，山名，在桂阳。"按：桂阳，汉置，以其在桂水之阳故名，即今广东连州市。
② 桂：晋代郭璞注《山海经》云："桂，叶似枇杷，长二尺余，广数寸，味辛，白华，丛生山峰，冬夏常青，间无杂木。《吕氏春秋》曰：'招摇之桂'。"《山海经·海内经》云："南海之内，有衡山，有菌山，有桂山。"郭璞注云："或云衡山有菌桂，桂圆似竹，见《本草》。"

桂出南方，《楚辞》记录最多。如"桂树丛生兮山之幽""攀援桂枝兮聊淹溜""折桂枝兮涎伫""丽桂树兮冬荣""构桂木而为室""沛吾乘兮桂丹""华移生兮结桂旗""迎北斗兮酌桂浆"，等等。从这些词句中可以看出游玩的地方、住的房子、乘的船、坐的车、饮的酒都有桂，说明战国、楚国屈原时代对桂的应用很普遍了。今日长沙出土的西汉轶侯家墓里，就有桂树厚和薄的两种干皮，加工成小方块或长方块。

在其他书中，记载桂的也很多：

《说文》云："桂，江南木，百药之长。"《说文解字系传通释》云："锴按桂林郡以此为名。"《尔雅》云："梫，木桂。"郭璞注云："梫，南方呼桂，厚皮者为木桂。"《庄子》云："桂可食，故斧伐之。"《尸子》云："春华秋英曰桂。"《战国策》云："薪贵于桂。"《吕氏春秋》云："物之美者，招摇之桂。"《文选·蜀都赋》云："其树有木兰梫桂"

"箘桂临崖。"晋刘逵《注》引《神农本草经》曰:"菌桂出交趾,圆如竹,为众药通使。"

本草所讲的桂有五种:《本草经》有"牡桂""箘桂",《名医别录》有"桂",《本草拾遗》有"月桂",《海药本草》有"天竺桂"。前三者即今日药用的"肉桂""桂枝",后二者即今日作香料调味品的"桂皮",不入药用。

桂的药用:《名医别录》云:"桂主温中,利肝肺气,心腹寒热冷疾,霍乱转筋、头痛腰痛,出汗、止烦、止唾、咳嗽、鼻齆,能堕胎,坚骨节,通血脉,宣导百药。"

《本草经》云:"箘桂,主百病,养精神,和颜色,为诸药先聘通使。"又云:"牡桂,主上气咳逆,结气,喉痹、吐吸,利关节,补中益气。"

《说文解字系传通释》云:"徐锴曰:按《本草》桂心,主通血脉,利肺气,能宣导百药无畏。箘桂为诸药先聘通使,是为江南百药之长也。"

桂的形态:托名晋嵇含《南方草木状》卷中云:"桂生合浦,生必以高山之巅,冬夏常青。其类自为林,间无杂树。交趾置桂园。桂有三种:叶如柏叶,皮赤者为丹桂;叶似柿叶者为箘桂;其叶似枇杷叶者为牡桂。"郭璞注《山海经》的桂(见上文)即牡桂。

《唐本草》注云:"箘桂,叶似柿叶,中三道文,肌理紧薄如竹。"又云:"牡桂与箘桂同,惟叶倍长。"陈藏器《本草拾遗》云:"菌桂、牡桂、桂心并同是一物。"苏颂《本草图经》云:"其木俱高三四丈,多生深山蛮洞中,人家园圃亦有种者,移植于岭北,则气味殊少辛辣,不堪入药也。"

按:郭璞所注,《山海经》的桂应为牡桂,而陈藏器说菌桂、牡桂、桂同为一物;《唐本草》说桂叶有三道文,此皆和今日樟科植物肉桂相似。

按:桂为樟科植物肉桂 Cinnamomum cassia Presl。肉桂之名始于

《唐本草》，《尔雅》名梫，《本草经》名菌桂、牡桂，《名医别录》《南方草木状》名桂，陈藏器《本草拾遗》说桂、菌桂、牡桂三者同为一物也。

当今的中药饮片，剥自肉桂树近根处的皮，以皮最厚、品质优者为肉桂。在茎部其他处剥取较薄的皮名桂皮，肉桂树的枝子名桂枝，桂枝梢的嫩枝名桂枝尖。

肉桂旧名官桂，剥去栓皮后呈红棕色，断面紫红色名桂心。肉桂以皮细肉厚、油性大、香气浓、嚼之无渣者为佳。

肉桂树的枝、叶、皮磨粉蒸制得桂油，可作香料用。

肉桂味辛大热，长于温肾祛寒，适用于肾阳虚内寒便溏、喘促、腰腿酸痛及脾虚寒腹痛，月经后期、月经期小腹冷痛。

桂枝长于温通经脉，散风寒解表，适用于外感风寒感冒、肩臂肢节疼痛、水湿停滞的浮肿。

2 祝余

南山经：招摇之山①有草焉，其状如韭，而青华，其名曰祝余②，食之不饥。

① 招摇之山：详"桂"条注①。
② 祝余：晋代郭璞《注》云："祝余，或作桂荼。"清代郝懿行《山海经笺疏》（以下简称《笺疏》）说："案桂疑当为柱字为伪，柱荼、祝余声相近。"《说文解字系传通释》云："荼，苦荼也。从草，余声。臣锴按《尔雅》'荼，苦菜'即今荼茗也。又菜名，今野苦苣也，故《诗》曰'谁谓荼苦'。又茅秀也，诗曰'有女如荼'。《周礼》有掌荼，下士掌聚荼。《国语》曰'白羽之矰，望之如荼'。《荆楚岁时》引

犍为舍人曰：'杏华如荼，可耕白沙。"又《诗》云：'堇荼如饴'。"《尔雅》云："槚，苦荼。"《唐本草》云："茗，苦荼。"唐陆羽《茶经》云："其名一曰茶，二曰槚，三曰蔎，四曰茗，五曰荈。"宋寇宗奭《本草衍义》云："苦荼，即今茶也。"《本草纲目》云："杨慎《丹铅录》云'茶即古荼字，音途'，《诗》云'谁谓荼苦，其甘如荠'是也。"

笔者按：前人把祝余当作"茶"是不对的。《唐本草》称"茶"为"荼"，按茶是山茶科植物，和"祝余"条所言"其状如韭，而青华（花）……食之不饥"不相合。按"状如韭"的植物很多，如石蒜科植物石蒜、天南星科植物石菖蒲、鸢尾科植物马蔺子等植物叶子皆如韭，但它们的花皆非青色，与《山海经》所云"青华"不合。特别是百合科植物的叶子最像韭，但是它们的花也不是青色，如韭菜花是白色，大蒜花粉红色、小蒜花淡紫色、萱草花黄色，麦门冬花淡紫色，知母花紫堇色等。

唯有知母花紫堇色有点像青色。其实，古人对颜色辨别也并非绝对精确，所说的"青色"，也可能包括紫堇色。宋代苏颂《本草图经》就说知母在四月开青花，这和《山海经》所云"青华"相合。

又知母的叶子很像韭，《本草图经》说："知母如韭。"郭璞注《尔雅》云："薚，莐藩（皆知母异名），生山上，叶如韭。"此与《山海经》所云"状如韭相合"。

知母性寒、凉而润腻，食后妨碍消化与吸收功能，导致泄泻和食欲不振，表现不知饥饿的状态。此与《山海经》所云"食之不饥"义合。

根据以上资料来看，《山海经》的"祝余"很像知母，疑祝余可能是知母。

知母是比较常用的药，在古代，很多不同的地方都发现知母的功用，因此知母异名也很多。《本草经》云："知母，一名蚳（音岐）母，

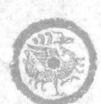

一名连母，一名野蓼，一名地参，一名水参，一名水浚，一名货母，一名蝭（音 shí）。"《名医别录》云："知母，一名女雷，一名女理，一名儿草，一名鹿列，一名韭逢，一名儿踵，一名东根，一名水须，一名沈燔，一名荨。"《唐本草》云："名母，一名昌支。"《尔雅》云："荨，沈藩。"释曰："知母也，一名荨，一名沈藩。"郭璞《注》云："生山上，叶如韭。"《说文》云："芪，芪母。"《说文解字系传通释》云："荨，茷藩也。徐锴按本草，即知母，药也。形似菖蒲而柔润，叶至难死，掘出随生，须枯燥乃止。叶苦、寒，一名堤母。"《广雅》云："芪母，儿踵，东根也。"《玉篇》云："莐母，知母也。"《御览》引《范子计然》云："堤母出三辅，黄台者善。"

知母药用：《本草经》云："知母味苦，寒。主消渴、热中，除邪气，肢体浮肿，下水，补不足，益气。"《名医别录》云："知母，治伤寒久疟，烦热，胁下邪气，膈中恶，及风汗内疸，多服令人泄。"

知母形态：陶弘景云："知母形似菖蒲而柔润，叶至难死，掘出随生，须枯燥乃至。"苏颂《本草图经》云："知母根黄色，似菖蒲而柔润，叶至难死，掘出随生，须燥乃止，四月开青花，如韭，八月结实，二月、八月采根暴干。"

疑"祝余"或为百合科植物知母 Anemarrhena asphodeloides Bunge 按知母，味苦，寒。滋阴降火，润燥滑肠。治烦热消渴，骨蒸劳热，肺热咳嗽，大便燥结，小便不利。凡脾胃功能不好，大便稀者忌用。

【附】

或有人要问："祝余"也许是麦冬，麦冬叶子极似韭。《本草经》说麦冬久服不饥，陶弘景说麦冬为断谷要药，这和《山海经》所云"食之不饥"义合。其实不然，麦冬花非青色，苏颂《本草图经》云"麦冬四月开淡红花，如药蓼花"。按麦门冬，古名虋冬，《山海经》中山经条谷之山、鲜山皆言其草多虋冬。假如祝余是麦门冬，《山海经》

应当用"薲冬"之名，不应用"祝余"之名。

3 迷榖

南山经：招摇之山①，**有木焉，其状如榖**②，**而黑理，其华四照**③，**其名曰迷榖，佩之不迷**④。

① 招摇之山：详"桂"条注①。

② 其状如榖：郭璞注云："榖，楮也，皮作纸。璨曰：榖，亦名构。名榖者，以其实如榖也。"《说文》《广雅》俱云："榖，楮也。"《本草》云："楮实，一名榖实。"陶弘景注云："此即今榖（音 gòu）树也。……南人呼榖纸，亦为楮纸。"段成式《酉阳杂俎》云："构、榖，田久废必生构，叶有瓣曰楮，无曰构。"详"榖"条注①。

③ 其华四照：郭璞注云："言有光焰也。"按构树雌雄异株，雌株花序球形，果序亦圆球形，呈红色。果多，则红的面积亦大，样子就有点像红色光焰似的。

④ 迷榖，佩之不迷：《抱朴子》云："楮实赤者服之，老者成少，令人夜应彻视；道士梁顿，年70乃服之，更少壮，到140岁能夜出行及走马。"此与经义合（按古人活140岁是有的，现在仍有130岁人活着。1979年8月8日《中国少年报》刊登陕西延安县青化砭公社常藤大队社员吴云青照片，今年已130岁仍健在）。

疑"迷榖"即桑科植物构树 Broussonetia papyrifera（L）Vent，详"榖"条注①。

4 棪木

南山经：堂庭之山多棪木①。

① 棪木：郭璞注《山海经》云："棪，别名遬，其子（实）似柰而赤，可食，音剡。"郝懿行《笺疏》云："案遬当为遬字之伪。《尔雅》云：'棪，楗其'。其郭注同。"《齐民要术》卷十载有"棪"与"梓棪"两条，兹分别介绍如下：

（一）在"棪"条，《齐民要术》引《尔雅》云："刘，刘杙。"郭璞注云："刘子生山中，实如梨，甜酢，核坚，出交趾。"又引《南方草木状》曰："刘树，子大如李实，三月花，包仍连着实，七八月熟，其色黄，其味酢，煮蜜芷之仍甘好。"

笔者按：刘子在其他书中亦见引，如《荆扬异物志》云："刘子树生交广、武平、兴古诸郡山中。三月着花，结实如梨，七八月熟，色黄。味甘酢，而核甚坚。"《太平御览》引吴录《地理志》云："交趾嬴楼县有刘子树，出山中，实如梨，而味酸美，郡内皆有之。"《吴都赋》："楠榴之木，相思之树""棪榴禦霜"。刘逵注云："榴子出山中，实如梨，核坚，味酸美，交趾献之。"上面《齐民要术》根据《尔雅》"刘，刘杙"，即订"棪"为"刘子"。但是《尔雅》另有"棪，楗要其"，郭璞注云："棪，别名楗其，子似柰而赤，可食。"《说文解字系传通释》云："棪，遬其也，从炎声，读若三年导服。"把《尔雅》"刘，刘杙"的注文和《尔雅》"棪，楗其"的注文比较一下，两个注文并不相同，说明《尔雅》中"棪，楗其"和"刘，刘杙"并非同一物。那么，《齐民要术》把"棪"释作"刘子"不一定是对的。

（二）在"梓棪"条，《齐民要术》引《异物志》云："梓棪，大十围,材贞劲,非利刚截不能剋,堪作船,其实类枣,着枝叶重挠垂,刻镂其皮芒,味美于诸树。"笔者按:把《异物志》"梓棪"和上文"刘子"比较一下,"梓棪"与"刘子"也不相同。换言之,"梓棪"与"棪"是两种植物。

现在要问,《齐民要术》"棪"条,为何引《尔雅》"刘,刘杙"作释文,而不引《尔雅》"棪,楗其"作释文呢?这是很难令人理解的。

按:郭璞注《山海经》云:"棪,别名连(疑连为速之伪),其子似柰而赤,可食。"至于"子似柰而赤,可食"的果树很多,如柿即似柰而赤,可食。《本草图经》云:"柿之种类亦多,红柿南北通有,朱柿出华山。"《名医别录》云:"柿,味甘寒无毒,主通鼻耳气,肠澼,不足。"

疑"棪"或为柿科植物柿树 Diospyros kaki L.f 一类植物。

5 怪木

南山经:猨翼之山,多怪木①。又基山,其阴多怪木。

① 怪木:《太平御览》卷50引《山海经》云:"南山经:基山,其阴多金、多怪木。"怪木是什么样的木,不详。

6 稻

南山经:䄶用稻米。西次四经:其神祠礼。䄶以稻米。海外东经:黑齿国,为人黑,食稻①。海内经:西南黑水之间,有都广之野，爰有膏稻。

① 稻：《诗·豳风》云："十月获稻。"杨泉《物理论》云："稻者，溉种之总名。"颜师古《汉书》注云："稻，有芒之穀总称也。"《急就》篇云："稻黍秫稷。"《说文》云："稻，稌也。"《礼记·王制》："冬存稻。"《礼记·内则》云："牛宜稌稬。"《周礼·职方氏》云："扬州、荆州，其穀宜稻。"《诗·周颂》云："丰年多黍多稌。"《尔雅》云："稌，稻。"郭璞注云："今沛国呼稌。"《玉篇》云："籼，粳稻也。"左太冲《蜀都赋》云："粳稻漠漠。"何晏《九州论》："河内好稻。"《字林》云："粳稻不粘者；糯，粘稻也。"《氾胜之书》云："秔稻、秫稻。"《唐本草》注云："稻者，矿穀通名。"《说文解字系传通释》云："稻即常食，有粳，有糯。"

稻的药用：《名医别录》云："稻米，味苦，主温中，令人多热，大便坚。"《素问·汤液醪醴论》云："醪醴……必以稻米，炊之稻新。"《本草拾遗》云："稻谷芒炊令黄，细研作末，酒服之，主黄病身作金色。"

稻的形态：《氾胜之书》云："三月种秔稻，四月种秫稻。"《淮南子》曰："稻生于水，而不生于湍急之流。"又云："蒚先稻熟。"高诱注云："蒚，水稗。"崔寔《四民月令》云："三月可种粳稻。"《诗·豳风》："十月获稻。"（说明稻在诗经时代即为人们所种植，并能按期收割）

按：稻为禾本科植物稻 Oryza sativa L. 稻初生芽时即晒干名谷芽，含有淀粉分解酶，能开胃消滞，用于食滞胀满，食欲不振。另有糯稻根须，能敛汗涩精，退虚热，适用于病后体虚自汗、盗汗，慢性肾炎蛋白尿，消耗性疾病低烧。

【附】

《说文》云："稻，稌也。"又云："稌，稻也。"稌即稻，稻产南

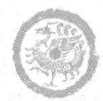

方。《周礼·职方氏》云："扬州（江苏南部、安徽南部、江西、浙江）、荆州（湖北、湖南），其穀宜稻。"《山海经》言"稻"凡六处，言"稌"九处，这也提示《山海经》作者为南方人，对南方情况很熟悉。

7 稌

南山经：糈①用稌米。南次二经、南次三经：糈用稌。北次三经：皆用稌②糈米祠之。中次三经、中次五经、中次八经、中次九经、中次十二经：糈用稌。

① 糈：郭璞注《山海经》云："糈，祀神之米名，先吕反。今江东音所，一音壻。稌，稌稻也，他睹反。糈或作疏，非也。"郝懿行《笺疏》云："案《离骚》云：'巫咸将夕降兮，怀椒糈而要之。'故知糈祀神米名也。或音所音壻，并方俗声转，其字或作疏，亦字随音变也。"鲁迅《中国小说史略》第二章《神话与传说》云："《山海经》……所载祠神之物多用糈（精米）。"《离骚》云："巫咸将夕降兮，怀椒糈而要之。"王逸注："椒，香物，所以降神；糈，精米，所以享神。"《淮南子·说山训》："巫之用糈藉。"高诱《注》云："糈米所以享神。"

② 稌：《尔雅》云："稌，稻。"《诗·周颂》云："半年多黍多稌。"《传》云："稌，稻也。"详"稻"条注①。

8 菅

南山经：白菅为席①。西次二经、西次四经：白菅为席。西山经：天帝之山，其下多菅②。

① 白菅为席：《说文》云："菅，茅也。"又云："茅，菅也。"《尔雅》云："白华，野菅。"舍人云："白华，一名野菅。"郭璞注云："茅属，此白华亦是茅之类也，沤之柔韧，异其名为菅，因谓在野未沤为野菅耳。"《尔雅》："蘵，牡茅。"郭注云："白茅属。"《诗·小雅·白华》云："白华菅兮，白茅束兮。"《传》云："白华，野菅也，已沤为菅。"《笺》云："人刈白华于野已沤，名之为菅。"《诗·陈风·东门之池》云："东门之池，可以沤菅。"陆玑《毛诗草木疏》云："菅似茅而滑泽无毛，根下五寸中有白粉者，柔韧宜为索，沤乃曝尤善也。"王逸注《楚辞·招魂》云："菅，茅也。菅可为索。"《士丧礼》下篇云："菅……又可为席。"《广雅》云："菅，茅也。""席者，藉以依神。"《淮南子·说山训》云："巫之用糈藉。"高诱《注》云："糈米所以享神；藉、菅茅是享神之礼，用菅茅为席也。"按菅茅柔能织席，并可代替丝麻作为纺织原料用。《左传》成公九年（公元前582年）："虽有丝麻，无弃菅蒯。"

② 菅：菅是什么植物呢？陆玑《本草疏》云："菅似茅而滑，无毛，根下五寸中有白粉者，柔韧以为索，沤之尤善。"《本草纲目》云："菅似白茅而长，入秋抽茎，开花成穗如荻花，结实坚黑，长分许，粘衣刺人，其根短硬如细竹根，无节而微甘……《尔雅》所谓白华、野菅是也。"

按：《本草纲目》所云，"菅"当为禾本科植物菅 Themeda gigantea var villosa (Poir) Keng.

菅的根亦可入药，能解表散寒，祛风湿，利小便，适用于风寒感冒，风湿麻木或痹痛、淋病、水肿。

9 梓

南次二经：虖勺之山，其上多梓①。东次二经：馀峨之山，其上多梓。东次三经：孟子之山，其木多梓。中次八经：纶山、大尧之山，其木多梓。中次九经：岷山、隅阳之山、岐山，其木多梓。中次十经：丙山，其木多梓。中次十一经：翼望之山，其下多梓，朝歌之山，其上多梓，瑶碧之山，婴硾之山，其下多梓，卑山，其上多梓。菫理之山、鸡山，其上多美梓。

① 梓：郭璞注《山海经》云："梓，山楸也。"《说文》云："椅，梓也。"《说文解字系传通释》云："梓，今人名腻理曰梓，质白曰楸。"《尔雅》云："椅，梓也。"郭璞注云："梓，楸属。"《毛诗》云："北山有梓""维桑与梓"。《诗·鄘风》："椅桐梓漆。"陆玑《毛诗草木疏》云："梓者，楸之疏理白色而生子者为梓，梓实桐皮曰椅。"朱熹注云："梓，楸之疏白色而生子者，四木皆琴瑟之材也。"《尸子》云："荆有长松文梓。"《史记》云："子胥告其人曰，必树梓吾墓上。"《御览》卷958引《汉武故事》云："中庭生梓树。"

梓的药用，《本草经》云："梓白皮，味苦，寒。主热，去三虫。叶，捣，傅猪疮；饲猪肥大三倍。"《名医别录》云："梓白皮，疗目中疾。"

梓的形态：《四声本草》云："梓树似桐，而叶小，花紫。"《本草图经》云："梓木似桐，而叶小，花紫。"陆玑《诗疏》云："梓者，楸之疏理白色而生子者，为梓。"

梓为紫葳科植物梓树 Catalpa ovata G.Don，按梓与楸树（Catalpa bungei C.A.Mey）是同属异种。郭璞同陆玑注中，言梓而及楸，盖古代所谓梓，往往兼楸而言也。

梓的木材色白而微软，可以制家具、琴底，所谓"桐天梓地"即是。自古以来，梓有良材之称，《书》以"梓树"名篇，《礼》以"梓人"名匠。宅旁种植桑梓，以为养生送死之具，所以"桑梓"又有故乡之称。

梓的皮、木、叶、实均入药用。梓白皮能清热、解毒、杀虫。治时病发热，黄疸，反胃，疮疥，皮肤瘙痒。梓木煎汤，能熏蒸手足痛风。梓叶捣烂敷火烂疮。梓实能利水消浮肿。

10 梅

南次二经：虖勺之山，其上多梅[①]。西山经：石脆之山、天帝之山、翠山，其木多梅。西次二经：厎阳之山，其木多梅。西次三经：符阳之山，其上多梅。北山经：敦薨之山，其上多梅。东次二经：馀峨之山，其上多梅。中次六经：夸父之山，其木多梅。中次八经：纶山，其木多梅。中次十一经：朝歌之山，其上多梅，瑶碧之山，其木多梅。中次十二经：暴山，其木多梅。

① 梅：郝懿行《笺疏》云："案梓梅并见，《尔雅》又'梅，梅'。郭《注》云：'似杏实酢'非也，此《注》得之说见《尔雅》略。又《玉篇》说梅，亦本《尔雅》注而误。王引之曰：'《尔雅》以为梅，梅

疑当作梅'。""枏"在古代有的地方名"梅",后来又称为"楠",所以郭璞注《山海经》云:"枏,大木,叶似桑,今作楠音南,《尔雅》以为枏。"

《庄子》云:"腾猿得杉枏,揽蔓枝而生长其间得便也。"《淮南子》云:"藜藋之生,蛻蛻然,日加数寸,不可以为栌栋楩枏。"《史记·货殖传》云:"江南出枏、梓、姜、桂。"《西京杂记》云:"上林苑枏四株。"《说文》云:"枏,梅也。"《诗·陈风》云:"墓门之梅",《传》云"梅,枏也",《诗·秦风》云"有条有梅",《传》云"梅,枏也",陆玑疏云:"梅树皮叶似豫章,皆谓楠树也,枏亦名梅,后世取梅为酸果之名,而梅之本意废矣。"

明末王船山《诗经稗疏》云:"有条有梅,梅亦有二:一则今之所谓梅,冬开白花,结实酸者。一则《传》所谓枏,今西川所出大木,大数十围者。"

《尔雅》云:"梅,枏。"樊光注云:"荆州曰梅,扬州曰枏,益州曰赤楩。"司马相如《上林赋》云:"楩枏豫章。"左思《蜀都赋》云:"楩枏幽蔼于谷底。"颜思古注《汉书》云:"枏,今所谓楠木是也。"《吴都赋》云:"楠,榴之木。"《群芳谱》云:"枏生南方,故又作楠。"《本草纲目》云:"枏与楠字同,南方之木,故字从南。"

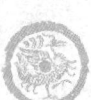

枏木药用:《本草拾遗》云:"枏木枝、叶,味苦、温,无毒。主霍乱,煎汁服之。"《名医别录》云:"楠材微温,主霍乱吐下不止。"

枏的形态:《本草拾遗》云:"木高大,叶如桑,出南方山中。"《本草纲目》云:"叶似豫章,大如牛耳,一头尖,经岁不凋,新陈相换,花黄赤色,实似丁香色青不可食,干甚端伟,高者十余丈,粗者数围,气甚芬芳,纹理细致,性坚,耐居水中,今江南造船皆用之,堪为栋梁。"

疑"枏"为樟科植物楠木 Phoebe nanmu (oliv.) Gamble 一类植物。

11 荆

南次二经：虖勺之山，其下多荆①。西山经：小华之山，其木多荆。东次二经：余峨之山，其木多荆。中次七经：敏山，上有木焉，其状如荆。中次九经：騩山，其木多荆。中次十一经：历石之山，其木多荆。中次十二经：暴山，其木多荆。

① 荆：郝懿行《笺疏》云："案《广雅》云：'楚，荆也'。牡荆、蔓荆也。"《说文》云："荆，楚木。"又云："楚，丛木，一名荆。"《说文解字系传通释》云："荆，楚木也，锴曰，荆州因此为名也，故其国名楚。"又云："楚，丛木也，一名荆，锴曰，荆性亦丛生。"《毛诗》云："交交黄鸟，止于楚""不流束楚""绸缪束楚""言刈其楚"。注云："楚，荆也。"《礼记·考工记》云："凡取干之道士：柘为上……荆次之。"《史记》云："廉颇肉袒负荆。"《老子》曰："师之所处，荆棘生焉。"东方朔《七谏》云："荆棘聚而成林。"《汉书》曰："宫中生荆棘，露沾衣也。"《艺文类聚》卷89引《东观汉记》云："无有交游，门生荆棘。"陆玑《乐府歌》云："三荆欢同株。"《东方草木状》云："荆，宁浦有三种：金荆，可作枕；紫荆，堪作床；白荆，堪作履。与他处牡荆、蔓荆全异。"顾微《广州记》云："抚纳县出金荆。"裴渊《广州记》云："白荆堪为履，紫荆堪为床。"《广雅》云："楚，荆也，牡荆、蔓荆。"按"荆"一般泛指有刺的丛生植物。《春秋繁露》云："军之所处，生以棘楚。"棘楚即有束刺的荆，《本草》所讲的"荆"，是指"牡荆"。

牡荆药用：《名医别录》云："牡荆，除骨间寒热，通利胃气，止咳逆下气。叶，主久痢、霍乱、转筋、血淋、下部疮，湿蛊薄脚，主脚气肿满。"

牡荆的形态：《唐本草》云："牡荆作棰杖荆是也，实细，黄色，茎劲作树，不为蔓生，故称之为牡。"《本草图经》云："牡荆，俗名黄荆，枝茎坚劲作科，不为蔓生，故称牡。叶如箆麻更疎瘦，花红，作穗，实细而黄如麻子。"《本草纲目》云："牡荆，其木心方，其枝对生，一枝五叶或七叶，叶如榆叶，长而尖，有锯齿，五月间开花成穗，红紫色，其子大如胡荽子，而有白膜皮裹之。分青、赤二种，青者为荆，赤者为楛。"

疑《山海经》的"荆"为丛生有刺的植物泛称，而本草所讲的荆为马鞭草科植物牡荆 Vitex cannabifolia sieb. et Zucc. 和蔓荆 Vitex trifolia L.。

12　杞

南次二经：虖勺之山，其下多杞①。西山经：小华之山，其木多杞。东次二经：馀峩之山，其下多杞。中次九经：騩山，其木多苟。中次十一经：历台之山，其木多苟。中次十二经：暴山多苟，又尧山多杞。

① 杞：郭璞注《山海经》云："杞，苟杞也，子赤。"《说文解字系传通释》云："杞，枸杞也，锴按枸杞多生荒域坂岸上，故《春秋左传》曰：我有圃生之杞兮，言非其宜也。"《尔雅》云："杞，枸檵。"郭璞注《尔雅》云："今枸杞也。"《广雅》云："枸乳，苦杞也，根名地骨。"又云："地筋，枸杞也。"《诗》云"言采其苟""集于苞杞"。陆玑《毛诗草木疏》云："杞，其树如樗，一名苦杞，一名地骨，春

生，可作羹茹，微苦。其茎似莓子。秋熟正赤，茎叶及子服之，轻身益气。"《本草经》云："一名杞根，一名枸忌，一名地辅。"《名医别录》云："一名却老，一名仙人杖，一名西王母杖。"《吴普本草》云："一名羊乳。"

枸杞药用：《本草经》云："主五内邪气，热中，消渴，周痹。"《名医别录》云："主风湿，下胸胁气、客热、头痛，补内伤，大劳嘘吸，坚筋骨，强阴，利大小肠，耐寒暑。"

枸杞形态：《本草图经》云："春生苗，叶如石榴叶而软薄，堪食，俗呼为甜菜。其茎干高三、五尺作丛。六月、七月生小红紫花，随结红实，形微长如枣核，其根名地骨。"

按：枸杞为茄科植物枸杞 *Lycium chinense* Mill 或宁夏枸杞 *Lycium barbarum* L.

枸杞的果实名枸杞子，能补肝肾、生精血，适用于肝肾阴虚所致腰膝酸软、头晕目眩、视物昏花。对于慢性肝炎、肝硬变属于阴虚者，用本品有增强机体抗病作用，从而达到保护肝脏不受损害。

枸杞的根皮名地骨皮，有退低烧的功效，适用于虚热和痨热（如结核病的低烧）及肺热喘咳。

杞的另一种解释为"杞柳"。《诗》云"南山有杞""杞棘山木""隰有杞楰"。《诗·郑风》云："无伐我树杞。"陆玑《毛诗草木疏》云："杞，柳属也，生水傍，树如柳，叶粗而白色，木理微赤，故今人以为车毂。今共北淇水旁，鲁国太山汶水边，纯生杞也。"《孟子》云："告子曰，性犹杞柳也。"又云："以人性为仁义，犹以杞柳为桮棬。"赵岐《孟子》注云："杞，柜柳也。"《南史·康绚传》："武帝筑淮堰，堰成其长九里，夹之以堤，并树杞柳。"郑樵《通志略》云："杞柳，亦曰泽柳，可为桮棬者。"《本草图经》云："杞柳，今人取其细条，火逼令柔韧，屈作箱箧，河朔尤多。"

按：杞柳是杨柳科柳属植物红皮柳 *Salix purpurea* L. 一类植物。

此等柳树,材质轻软,不易挫折割裂,其枝条可编制柳箱、笆斗、簸箕、筐等,亦有将不去皮的柳条,编制油篓、水果篮等用器,与《孟子》所说"杞柳为桮桊"义合,亦与《本草图经》所说细条柔韧屈作箱箧义合。由于杞柳能编制用器,所以杞柳在《诗经》时代就被人们栽培了。《诗·郑风》云"无折我树杞",这个"树"字,就是种植的意思。

但陈嵘《中国树木分类学》139页,以"杞柳(孟子)"释为枫杨(*Pterocarya stenoptera* C.DC.)的别名。按:枫杨枝条并不能编制箱、箧,与《孟子》所言"以杞柳为桮桊"义不合。

13 白䓘

南次三经:仑者之山①,有木焉,其状如榖②而赤理,其汁如漆③,其味如饴④,食者不饥,可以释劳,其名曰白䓘⑤,可以血玉⑥。

① 仑者之山:仑者之山在鸡山之东,郝懿行说:"鸡山在云南境内。"

② 其状如榖:榖即楮树,为桑科植物构树。详《南山经》"榖"条注。

③ 其汁如漆:漆为漆树科植物漆树所产生的漆,可以漆物,详《西山经》西次四经"漆"条注①。

④ 其味如饴:《说文》云:"饴,米糵煎也。"《方言》云:"饴谓之㛆,饧谓之𩞁。凡饴谓之饧,自关而东,陈、楚、宋、卫之通语也。"《名医别录》云:"饴(音贻)糖甘味,微温。主补虚乏,止渴,去血。"陶隐居《注》云:"方家用饴糖,乃云胶饴,皆是湿糖如厚蜜

者,建中汤多用之。"《蜀本图经》云:"饴即软糖,北人谓之饧。粳米、粟米、大麻、白术、黄精、枳椇子等,并堪作之。性以糯米作者入药。"孟诜《食疗本草》云:"饧糖补虚,止渴、健脾。"宋代寇宗奭《本草衍义》云:"饴糖即饧是也。今医家用以和药,糯米与粟米作者佳,余不堪用,蜀黍米亦可造,不思食之人少食之,亦使脾胃气和。"

⑤白䓘:郭璞注《山海经》云:"或作皋苏,皋苏一名白䓘,见《广雅》。音羔。"郝懿行《笺疏》云:"案《广雅》云'菒苏,白䓘也',在释草篇,此言木者,虽名为木,其实草也。正如竹之为属,亦草亦木矣。《艺文类聚》引张协《都蔗赋》云'皋苏妙而不逮,何况沙棠与椰实'。皋苏味如饴,故以比甘蔗也,云可以释劳者。《初学记》引王朗《与魏太子书》云:'奉读欢笑以藉饥渴,虽复萱草忘忧,皋苏释劳,无以加也。'"王念孙《广雅疏证》云:"高诱注《淮南·精神训》云:'劳,忧也。'皋苏解忧念,故曰可以释劳……应场《报庞惠恭书》云:'虽萱草树背,皋苏在侧,悒念不遑,只以增毒。'徐陵《玉台新咏序》云:'代彼萱、苏蠲兹愁疾。'"

白䓘是什么草呢?王念孙《广雅疏证》云:"《方言》云:'苏、芥,草也'。白䓘草类,故一名皋苏,特其状如榖而赤理,因又以为木耳。"王氏所说含糊不清,时儿说"白䓘草类",时儿又说"为木"。郝懿行《笺疏》说:"虽名为木,其实草也,正如竹之为属,亦草亦木矣。"

王、郝二氏仅在草、木上推敲,但白䓘究竟是什么植物没有讲清楚。

《说文解字注》云:"菒,葛属也,白华。《南山经》:'其名曰白䓘'。《广雅》曰'菒苏,白䓘也'。按未知即此物与否?"按《说文解字注》谓菒是葛属植物,但葛属植物不甜,则菒当作非葛属植物。

笔者怀疑本条《山海经》一节文中,讲的是两种植物。前段文"有木焉,其状如榖而赤理,其汁如漆"讲的是桑科植物构树(榖);后段"其味如饴,食者不饥,可以释劳,其名曰白䓘,可以血玉"讲的是白蓉。在这两段文之间，可能脱漏"有草焉"三字。若在"其味如饴"的前面，加上"有草焉"三字，即可讲得通了。

前一段文所述，很像构树，构树一名榖，又名楮，是木类。其皮割裂流出白浆和漆树树皮割口流出白浆情况相同，此与《山海经》"其汁如漆"相合。

后一段文所述，即是皋苏。按张协《都蔗赋》所说，皋苏比沙棠、椰实甜，仅次于甘蔗。今日所知，植物甜味能和甘蔗比美的只有甜菜。疑皋苏或为藜科植物甜菜 *Beta Vulgaris* L. 一类植物。甜菜一名恭菜，根为制糖原料。根与种子入药，能疏风清热解毒，止血生肌。

⑥ 可以血玉：郭璞注云："血谓可用染玉作光彩。"此说难以理解，不知古人如何染法。按血干则成绛黑色，并无光彩表现。郝懿行《笺疏》引《大戴礼》云："玉者犹玉，血者犹血。"卢辩注云："血，忧色也。"则"可以血玉"解释为"可以治忧"。

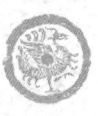

山海经植物药考辨卷二

西山经植物药名考辨

14 松
15 乌韭
16 萆荔
17 枣
18 文茎
19 条(苘麻的一种)
20 条(韭的一种)
21 樱
22 杻(梓的一种)
23 橿
24 乔木
25 㯃
26 竹箭
27 黄雚(香椿的一种)
28 麻
29 盼木(白榆的一种)
30 薰草(罗勒的一种)
31 棫蕤核的一种
32 榖(构树)
33 柞

34 桃枝
35 钩端
36 蕙
37 桔梗
38 骨容
39 杜衡
40 藁茇
41 无条(蛇床的一种)
42 竹
43 檀
44 楮
45 樱木
46 豫章
47 棠(杜梨的一种)
48 崇吾山木
49 枳
50 嘉果
51 丹木
52 榣木

53 沙棠(沙梨的一种)
54 薲草
55 稷
56 茆
57 蕃(莎草的一种)
58 蓑
59 茝草
60 桑
61 榛
62 楛
63 漆
64 药虋(白芷的一种)
65 芎藭
66 柏
67 栎
68 櫰木
69 木瓜
70 丹木(栝楼的一种)
71 瓜

14 松

西山经：钱来之山，其上多松①。西次四经：白于之山，其上多松。北山经：涿光之山、潘侯之山，其上多松。北次二经：诸余之山，其下多松。北次三经：咸山、谒戾之山，其上多松。中次八经：荆山、骄山、大尧之山，其木多松，族周之山，其下多松，堇理之山、从山、婴硬之山，其上多松。大荒西经：有方山者，上有青树，名曰拒格之松。

① 松：《书经·禹贡》："青州厥贡，铅松怪石。"《毛传》云："桧楫松舟""山有乔松。"《吕氏春秋》云："百仞之松，本伤于下，而末槁于上。"《周礼·夏官》云："其利松柏。"《左传》云："松柏之下，其草不殖。"《论语》云："岁寒，然后知松柏之后凋也。"《庄子》云："霜雪既降，吾是以知松柏之茂也。"《史记·龟策传》云："松柏为百木之长。"《本草经》云："松脂，一名松肪，一名青膏。"

松的药用：《本草经》云："松脂，主疽恶疮头疡，白秃、疥瘙风气，安五藏，除热。"《名医别录》云："松实，主风痹寒气；松叶，主风湿疮；松节，主百节久风、风虚、脚痹、疼痛。"

松的形态：《群芳谱》云："松，多节，盘根，樛枝，皮粗厚，望之如鳞，四时常青。"

按：松是松科植物各种松。如：油松树 *Pinus tabuliformis* Carr. 或马尾松 *Pinus massoniana* Lamb. 等一类植物。

油松树木材致密，富于油脂，极能耐久，适用于建筑用材。油松树的节名松节，味苦性温，能祛风燥湿，适用于筋骨、关节风湿痹痛。

15　乌韭

西山经：小华之山，其草有萆荔，状如乌韭[①]。

①乌韭：《本草》的"乌韭"，因生长地方不同而名称各异。生长于石上名乌韭，生长在石墙上名垣衣，生长在屋瓦上名屋游。乌韭、垣衣、屋游三者各有很多别名，有些别名相互通用，极易混淆。三者所指实物不全相同，兹将三者简介如下：

（一）乌韭：郭璞注《山海经》云："乌韭，在屋者曰昔邪，在墙者曰垣衣。"《唐本草》注云："其生石上者曰昔邪，一名乌韭。"又云："此物即石衣也，一曰石苔，又名石发，生岩石阴不见日处，与卷柏相类也。"《本草拾遗》云："石衣即阴湿处山石上苔长者，可四五寸，又名乌韭。"《广雅》云："石发，石衣也。"

由于石衣、石发生在水中者，其名称又不同。如：《尔雅》云"藫，石衣也"，郭璞注云："水苔也，一名石发，江东食之。"《风土记》云："石发，水苔也。"石发和水苔又各有很多同名异物和异物同名。为了避免问题扯远，此处从略。

乌韭药用：《本草经》云："乌韭，味甘、寒，主皮肤往来寒热，利小肠膀胱气。"《名医别录》云："乌韭疗黄胆、金疮、内塞，补中益气，好颜色。"陈藏器《本草拾遗》云："乌韭烧灰沫发令黑。"

乌韭形态：《唐本草》注云："乌韭即石衣也，与卷柏相类也。"陈藏器《本草》云："乌韭，青翠茸茸，似苔而非苔也。"今日蕨类植物陵齿蕨科乌蕨 Stenoloma chusanum 亦名乌韭，生阴湿岩石上，全草可供药用，治烫火伤；民间用作解毒及治黄疸病。但乌蕨的形态和陈藏器《本草》所讲的乌韭形态并不相同，盖古今乌韭同名实异。

（二）垣衣：《广雅》云："昔邪，乌韭也，在屋曰昔邪，在墙曰垣衣。"《名医别录》云："垣衣，一名昔邪，一名乌韭，一名垣嬴，一名天韭，一名鼠韭。"《唐本草》注云："垣衣即古墙北阴青苔衣也，其生石上者名昔邪，一名乌韭，屋上者名屋游。"《酉阳杂俎》引梁简文帝《咏蔷薇诗》云："依檐映昔邪。"

垣衣的药用：《名医别录》云："垣衣，味酸，无毒。主黄胆、心烦、咳逆，血气暴热在肠胃，金疮内塞。久服补中益气长肌，好颜色。"又云："主暴风口噤，金疮。"《日华子》云："垣衣，治卒心病中恶。"

垣衣形态：《唐本草》注云："垣衣即古墙北阴青苔衣也。"《日华子》云："垣衣即是阴湿地被日丽起苔藓是也。"按苔藓是植物界的一个门类的泛称，苔藓植物门分为苔纲和藓纲两纲，全世界约有四万多种，我国苔类约六百种，藓类药一千五百种。

（三）屋游：陶弘景《本草经集注》云："屋游，此瓦屋上青苔衣，剥取煮服之。"《蜀本草图经》云："古瓦屋北青苔衣也。"《名医别录》云："屋游，味甘、寒。主浮热在皮肤往来寒热，利小肠膀胱气，生屋上阴处。"

乌韭除作昔邪、垣衣的名称外，又是麦门冬的异名。《说文解字系传通释》云："草历似乌韭，乌韭即麦门冬。"《太平御览》卷989麦门冬条云："麦门冬，秦名乌韭。"《本草纲目》卷16麦门冬条释名云："麦门冬，秦名乌韭。"按徐锴《系传》所注，本条"乌韭"应释"麦门冬"才对。

16 萆荔

西山经：小华之山①，其草有萆荔②，状如乌韭，而生于石上，亦缘木而生，食之已心痛。

① 小华之山：《山海经》云"小华山在太华山西"，郭璞注云："太华山即西岳华阴山也，今（指晋时）在宏农华阴县西南。"按华阴县即今陕西华阴县。

② 草荔：郭璞注《山海经》云："草荔，香草也。蔽戾两音。"郝懿行《笺疏》云："草荔，《说文》作草藶，《离骚》作薜荔，并古字通。"又云："案《说文》云：'草藶似乌韭。'藶当为历，徐锴《系传》正作历。其以乌韭为麦门冬，谬也。麦门冬叶虽如韭，不名乌韭。《广雅》云：'昔邪，乌韭也。'《本草》云：'乌韭生山谷石上。'《唐本草》苏恭（敬）注，谓之石苔。然则此物盖与今石华相类，苍翠茸茸如华附石，其味清香，故《离骚》：'贯薜荔之落蕊。'王逸《注》云：'薜荔，香草也，缘木而生。'是薜荔即草荔。郭《注》本王逸为说也。"

按：郝氏《笺疏》，薜荔即草荔，对不对呢？笔者认为不对。薜荔又名木莲，《本草纲目》卷18下"木莲"条云："木莲名薜荔、木馒头，音壁利，《山海经》作草（艸）荔。"陈藏器《本草拾遗》云："薜荔夤缘树木，三五十年渐大，枝叶繁茂，叶长二三寸，厚若石韦，生子（实）似莲房，打破有白汁，停久如漆，中有细子，一年一熟。"苏颂《本草图经》"络石"条云："薜荔与此极相类，但茎叶粗大如藤状。"《尔雅翼》云："今薜荔叶厚实而圆，多蔓，好生岩石上，若冈，故云冈薜荔兮为帐也。或夤缘上木，古木之上有绝大者，开花结实，上锐而不平，外青而中瓤，经霜则瓤红而甘，乌鸟所啄，童女亦食之，谓之木馒头，亦曰鬼馒头，其状如饼中馒头也，食之发瘴。"

诸书所讲薜荔的形态，全不像乌韭。《唐本草》注乌韭谓之石苔，薜荔一点也不像石苔。

那么，"草荔"既然不像《本草》所说的薜荔，会不会和《楚辞》所说的"薜荔"相同呢？答案也是否定的。《离骚》云："贯薜荔之落蕊。"王逸《章句》曰："薜荔，香草，缘木而生。蕊，实也。贯香草之实，执持忠信貌也。薜荔虽有实，然所取芳者不于实。"按王逸所注

"薜荔"形态，有蘽，有实，和一般名为木莲的薜荔相同。由于薜荔是藤状，蔓生若冈，故《楚辞》云："冈薜荔兮为帐""被薜荔兮带女萝。"所以《离骚》讲的"薜荔"仍是木莲。

假若《山海经》的"萆荔"就是今日"薜荔"，那么《山海经》"乌韭"就不是像郝氏《笺疏》中所释的"乌韭"。郝氏《笺疏》中引《唐本草》注以乌韭为之"石苔"，"石苔"全不像薜荔，所以《山海经》中的"乌韭"当另是一物。

笔者认为郝氏《笺疏》中所释的"薜荔"和"乌韭"，二者必有一误。

从《山海经》"生于石上，亦缘木而生，食之已心痛"来看，萆荔是像薜荔。但是郝氏《笺疏》释此文又说："案《本草》陶注云：'垣衣主治心烦咳逆。'"

郝氏的意思谓萆荔、薜荔、乌韭、垣衣同为一物，故以《本草》垣衣的"主治心烦咳逆"，来释"萆荔食之已心痛"。其实"薜荔"和"垣衣"的形态相差甚远。

总之，郝氏对萆荔、乌韭的《笺疏》不能自圆其实。

笔者对萆荔、乌韭另作解释如下：

萆荔可能是《本草经》的蠡实。《名医别录》云："蠡实，一名荔实。"《说文》云："荔，似蒲而小，根可为刷。"《广雅》云："马薤，荔也。"《颜氏家训》云："《月令》云'荔挺出'，郑康成《注》云'荔挺，马荔也'。《易统验玄图》云：'荔挺不出，则国多火灾。'"《吴普本草》云："蠡实，一名剧荔华。"司马相如《子虚赋》云："高燥则生葳、析、苞、荔者也。"苏颂《本草图经》云："蠡实，马蔺子也。"《齐民要术》引《广州记》云："东风草，香气似马蔺。"《说文解字系传通释》云："蔺，莞属也，从竹，阄声，臣错按荔也，一名马蔺。"

蠡实亦名荔，又称马蔺。《本草图经》云："马蔺叶似薤而长厚，三月开紫碧花，五月结实作角子如麻大而赤色有棱，根长通黄色，人取以为刷。"所以萆荔可释为荔实（马蔺子）。

关于乌韭，同名异物很多。除上述昔邪、垣衣名乌韭外，麦门冬亦称乌韭。《太平御览》卷 989 麦门冬条云："秦名乌韭。"《说文解字系传通释》云："䇹，雨衣，一曰蓑衣，从竹，卑声，一曰䇹历，似乌韭。巨锴按《春秋左传》齐师遇雨，陈成子衣製杖戈注云："製雨衣，製与䇹声相近。乌韭，即麦门冬。"

按：徐锴《系传》所释，䇹历草能制雨衣，而䇹历像乌韭，乌韭名麦门冬，说明麦门冬有乌韭的异名。换言之，䇹历草的形态像麦门冬，所以本条的乌韭，应释为麦门冬，不能释为垣衣。

再看"萆荔"的"萆"字，《说文》云："萆，雨衣，一曰蓑衣。"又云："椶，栟榈也，可作萆，萆雨衣也。"由此可知，"萆荔"是能够编织雨衣（蓑衣）的草。《山海经》说："萆荔状若乌韭。"麦门冬的异名称乌韭，那也就是说，萆荔形态像麦门冬。现今的马蔺子极像麦门冬，马蔺子又名荔（见《系传》），古名荔实，《本草经》名蠡实。所以，萆荔应是蠡实。从《证类本草》引苏颂《本草图经》说："马蔺叶似薤而长厚"也像麦冬。而今日的马蔺子的形态极像麦冬。此与《山海经》"其草有萆荔，状如乌韭"相合。又《名医别录》云"蠡实（荔实）治心烦满"，亦与《山海经》"食之已心痛"相合。

所以把萆荔释为蠡实（荔实、马蔺子），乌韭释为麦冬全文都能讲得通。如把萆荔释为薜荔、乌韭释为垣衣，则薜荔和垣衣毫无相似之处，根本讲不通。而且薜荔是木本藤生，既不是草，也不能编织雨衣，和《山海经》"其草萆荔"亦不相合。

按：萆荔，似为鸢尾科植物马蔺（荔实）*Iris ensata thunb*（*Iris pallasii Fisch*）马蔺叶味酸咸，治喉痹，痈疽，淋病。马蔺花味咸酸、微苦、凉。清热、解毒、止血、利尿。治喉痹、吐血、衄血、小便不利、淋病、痈疽、疝气。马蔺根味甘，性平，清热、解毒。治喉痹、痈疽、风湿痹痛。马蔺子味甘、平、无毒。清热利湿、解毒、止血。治黄疸、泻痢、吐血、衄血、血崩、白带、喉痹、痈肿。

17 枣

西山经：符禺之山，有木焉，其实如枣①。西次三经：不周之山，爰有嘉果，其叶如枣。东次四经：北号之山，有木焉，其状如杨，赤华，其实如枣而无核，其味酸甘，食之不疟。中次三经：夸山，其上有美枣。

① 枣：《尔雅》云："枣，壶枣。"郭璞注云："今江东呼枣大而锐上者为壶枣。"《尔雅》云："晳，无实枣。"郭璞注云："不着子者。"《尔雅》云："洗，大枣；边，要枣；椅，白枣；杨彻，齐枣；遵，羊枣；煮，填枣；蹶洩，苦枣；楷，酸枣；还味，稔枣。"

枣在古代深受人民重视，它可以当作粮食吃。《诗•豳风》把枣与稻并提，云："八月剥枣，十月获稻。"《夏小正》亦云："八月剥枣。"《周礼•天官》云："馈食之笾，其实枣栗。"《礼记•内则》云："枣栗饴蜜以甘之。"《左传》云："女挚不过榛枣栗。"《孟子》云："曾皙嗜羊枣。"《韩非子》云："疏菜橡果枣栗，足以活民。"《史记•货殖列传》云："安邑千树枣，其人与千户侯等。"司马相如《上林赋》云："樗枣，杨梅。"张衡《南都赋》云"若有园囿，乃有樗枣若榴"（这个樗枣据段玉裁《说文解字注》不是枣，而是一种柿。段氏说："按樗即《尔雅》遵，羊枣也，郭云：'实小而圆紫黑色，今俗为羊矢枣，引孟子曾皙嗜羊枣'。何氏焯曰：'羊枣非枣也，乃柿之小者，初生色黄，熟则黑，似羊矢，其树再接则成柿矣'"）。《名医别录》云："大枣，一名干枣，一名美枣，一名良枣。"何晏《九州论》云："安平有好枣。"

枣的药用：《本草经》云："大枣，补少气、少津液，身中不足，大惊，四肢重，和百药。叶复麻黄，能令出汗。"《名医别录》云："大枣，补中益气，强力，除烦闷，疗心下悬，肠澼。"

枣的形态：《本草纲目》云："枣木赤心有刺，四月生小叶，尖觥光泽。五月开小花，白色微青。南北皆有，惟青、晋所出者，肥大甘美，入药为良。"

按：枣为鼠李科植物枣树 Zigiphus jujuba Mill var inermis（Bunge）Rehd 一类植物。

枣树木材坚韧，致密而质重，为制作器具及雕刻良材。其果实名大枣，味甘、性温，调补脾胃，益气生津，缓解挛急。适用于脾胃虚弱、妇人脏躁症，缓和药物刺激（如甘遂、芫花）。大枣亦有补血作用，并能降低血清胆固醇。

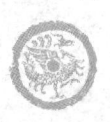

18　文茎

西山经：符禺之山①，其上有木焉，名曰文茎，其实如枣，可以已聋②。

① 符禺之山：《水经》云："渭水又东过华阴县，北注，有符禺之山。"华阴县在陕西省。

② 文茎：郝懿行《笺疏》云："案《艺文类聚》引束晳《发蒙记》云：'甘枣令人不惑'疑因此经下文相涉而误。当云：'甘枣令人不聋。'孟诜《食疗本草》云：'甘枣主耳聋'是也。又《本草经》云：'山茱萸，一名蜀枣。'《别录》云：'主耳聋。'"

郝氏《笺疏》中，根据"主耳聋"提出两种枣，即甘枣、蜀枣

（山茱萸），但未确定何者是文茎。

笔者认为文茎应释为甘枣。《山海经》中对某些相同的植物常冠以"甘"字，如《海外北经》"平丘，爰有甘柤、甘华"；《海外东经》"长差丘，爰有甘果"，《大荒南经》"翠山有甘木"等等。所谓甘枣，乃是泛指枣中味甜而优美者。《礼记·内则》云："枣、栗、饴、蜜以甘之。"枣在古代亦作粮食用的，《诗经》上把"枣"与"稻"并提。《诗·豳风》云："八月剥枣，十月获稻。"《韩非子》云："疏菜、橡果、枣、栗，足以活民。"《史记·货殖列传》云："安邑千树枣，其人与千户侯等。"说明"枣"在古代深为人民所重视。关于枣，另详"枣"条注①。

疑"文茎"为鼠李科植物枣树品种中的一种。

19　条

西山经：符禺之山①，其草多条②，其状如葵而赤，花黄，实如婴儿舌，食之使人不惑。

① 符禺之山：按《水经》云："渭水又东过华阴县，北注，有符禺之山。"华阴在陕西。

② 条：《山海经》言"条"有两处：即"石脆之山，其草多条，其状如韭"和此处。而此处所言"条"，状如葵，故以"葵条"名之。葵的品种很多，本草有菟葵、冬葵、龙葵、蜀葵、黄蜀葵、锦葵等。但冬葵花淡红，龙葵花白、锦葵花淡紫，皆与"葵条"所言"状如葵而赤，花黄"不同。蜀葵花黄，但《本草》说蜀葵久食钝人性灵，与"葵条"食之使人不惑相抵触。按锦葵科植物苘麻，茎青或红紫色，花黄与"葵条"相近，苘麻的种子呈褐色脊形，样子有点像婴儿的舌头，

此与《山海经》"实如婴儿舌"相合。

苘,《说文》云:"荣,枲属。引《诗》:'衣锦荣衣'。或作䔛又作苘,音与顷畎之顷同。"又云:"䘸,枲也。引《诗》:'衣锦䘸衣'示古反。"

《唐本草》云:"苘实,味苦、平、无毒。主赤白冷热痢,散服饮之,吞一枚,破痈肿。"《唐本草》注云:"一作䔛字,人取皮为索者也。"

《蜀本图经》云:"树生高四尺,叶似苎,花黄,实壳如蜀葵,子黑,古方用根,八月采实。"

苏颂《本草图经》云:"苘实,北人种以绩布及打绳索,苗高四五尺,或六七尺,叶似苎而薄,花黄,实带壳如蜀葵中子黑色,九月、十月采实,阴干用。"

疑"苘"条为锦葵科植物苘麻 Abutilon theophrasti Medicus 一类植物。

苘麻全草味苦、平,解毒祛风,治痢疾、中耳炎、耳鸣、耳聋、关节酸痛。苘麻子味苦、平,无毒,治赤白痢、目翳、痈肿、瘰疬。

20 条

西山经:石脆之山①,其草多条②,其状如韭而白华黑实,食之已疥。

① 石脆之山:《水经》云:"渭水又东过郑县,北注,有石脆之山。"按郑县在今陕西华县治。

② 条:按《山海经》讲条有两处,同名异状。《山海经》符禺之

山，其草多条，其状如葵；而此处条状如韭，故以"韭条"名之。郝懿行《笺疏》云："案条草与上文同名异状，又韭亦白华黑实也。"按百合科植物韭菜，亦是白花黑实，其根能治疣疮疥。与《山海经》"其草多条，其状如韭而白华黑实，食之已疥"相合。

疑"韭"条为百合科植物韭 Allium tuberosum Rottler ex sprengel 一类植物，详韭条注①。

21 棪

西山经：石脆之山，天帝之山，翠山，其木多椶①。西次二经：高山，其木多椶。西次三经：符惕之山，其木多椶。西次四经：号山，其木多椶。北山经：敦薨之山，其上多椶，涿光之山，其下多椶。北次三经：高是之山，其木多椶。中次四经：熊耳之山，其下多椶。中次六经：夸父之山，其上多椶。中次十二经：暴山，其木多椶。

① 椶：郭璞注《山海经》云："椶树高三丈许，无枝条，叶大而员，枝生梢头，实皮相裹，上行一皮者为一节，可以为绳，一名栟榈，音马骏之骏。"郝懿行《笺疏》云："案李善注《西京赋》引此《注》作并闾。《广雅》云：'栟榈，椶也。'《说文》云：'椶，栟榈也，可以作萆，萆雨衣也。'《玉篇》云：'椶榈，一名蒲葵。'《类聚》引《广志》曰：'椶，一名并间，叶似车轮，乃在巅下，有皮缠之，附地起，二旬一采，转复上生。'是其形状也。郭《注》枝生梢头，'枝'，《藏经本》作'岐'，二字通"。《证类本草》卷14"椶榈"条引《山海经》曰："石脆之山，其木多椶。"《本草纲目》卷35"椶榈"条引文同《证类本草》。

按：棕是棕榈科植物，约有236属，3400多种，我国有16属，60种，主产于南方。

我国记载棕的文献也很早，《山海经》就是其中之一，其他古书多有记载。《汉书·司马相如传》云："仁频并闾。"张揖注《上林赋》云："并闾，棕也，皮可以为索，今之棕绳也。"李善注《南都赋》亦引张揖的《注》："并闾，棕也，皮可以为索。"扬雄《甘泉赋》云："攒栟榈与茇葀兮。"汉枚乘《七发》云："梧桐并闾，极望成林。"汉许慎《说文》云："棕，栟榈也，可作萆，萆雨衣也。"《说文解字注》云："棕，栟榈也，可作萆，萆，雨衣也。今人园林中，多剥取棕皮以覆屋，雨水渐渍，不为损坏，故可以作萆矣。"又云："栟，栟榈，棕也。"

棕榈的名称很多，各书所记，互不一致。《艺文类聚》卷89引《广志》曰："棕，一名并闾。"《广雅》曰："并闾，棕也。"吴录《地理志》曰："武陵临沅县多并闾木，生山中。"陈藏器《本草拾遗》曰："栟榈，一名棕榈。"《嘉祐本草》作"棕榈。"《玉篇》《广韵》俱云："棕榈一名蒲葵。"托名嵇含《南方草木状》云："蒲葵如栟榈而柔薄，可为葵笠，出龙川。"

棕的药用：《本草拾遗》云："栟榈木皮，味苦，涩，平，无毒。烧作灰，主破血、止血。"《嘉祐本草》云："棕榈子，平，无毒。涩肠，止泻痢、肠风、崩中、带下，及养血。皮，平，无毒。止鼻洪、吐血；破癥，治崩中带下、肠风、赤白痢。入药烧灰用。"

棕的形态：《艺文类聚》引《广雅》云："棕，一名栟榈，叶似车轮，乃在颠下，有皮缠之，附地起，二旬一采，转复上生。"郭璞注《山海经》云："棕树高三丈许，无枝条，叶大而员，枝生梢头，实皮相裹，上行一皮者为一节，可以为绳。"《本草图经》云："六七月生黄、白花，八九月结实，作房和鱼子，黑色。"

盖棕榈杆面上的苞毛缕如马之鬃，故有棕名。

又《广韵》《玉篇》皆释棕榈为蒲葵。蒲葵即棕榈科植物扇叶葵 Livistona chinensis（Jacg）R.Br. 一类植物。

按：椶（棕）为棕榈科植物棕榈（栟榈）*Trachycarpus fortunei* (Hook.f) H.Wendl. 一类植物。其杆面上苞毛，名棕皮，性坚韧而善耐水，可供制绳索、网、地毡、床榻、毛刷及簑笠雨具等。其叶柄基部的棕皮煅炭后名棕皮炭，以陈久者为好，故名陈棕炭。陈棕炭味苦而涩，善于止血，多用于妇科崩漏血出。

22 杻

西山经：英山、大时之山，其木多杻。西次二经：钤山、数历之山，其木多杻。西次四经：申山，其下多杻。中山经：甘枣之山，其上多杻木。中次八经：陆郐之山，其木多杻。中次九经：女儿之山、崐山、岐山、玉山、葛山，其木多杻。中次十经：繁缋之山，涿山、丙山，其木多杻。中次十一经：依轱之山，游戏之山、丰山、鲜山、奥山、几山，其木多杻。中次十二经：风伯之山，即公之山、尧山、真陵之山、阳帝之山，其木多杻。

① 杻：郭璞注《山海经》云："杻，似棣而细叶，一名土橿，音纽。"郝懿行《笺疏》云："案《尔雅》云'杻，檍'，郭注与此同。"《尔雅》云："杻，檍。"郭璞注云："似棣，细叶，叶新生可饲牛，材中车辋，关西呼杻子，一名土橿。"《诗•唐风》："隰有杻。"《说文》："檍作橿，梓属。"《说文解字系传通释》云："檍，梓属，大者可为棺椁，小者可为弓材，从木檍声。锴按《尔雅》：'杻，檍'。《周礼》弓人职取干之道，柘为上，檍次之。"

杻的形态，陆玑《毛诗草木疏》云："隰有杻。杻，檍也。叶似杏而尖白色，皮正赤，为木多曲少直，枝叶茂好可爱，二月中叶疏。华如楝而细，蕊正白，子似杏。盖此树今官园种之，取亿万之义，改名曰万岁。山下人或谓之牛筋，或谓之檍。材可为弓弩干也。"清王元綎《野蚕录》云："杻蚕生杻条上，杻科生类荆，叶似楝，四月开白花成穗。其条可为筐筥。无论老干新枝，皮皆楷皵，俗名肘条，即杻字之讹。按《尔雅》：'杻，檍'。檍，《说文》作檍，云梓属，殆楸之类也。大者可为棺椁，小者可为弓材。按檍、檍古今字。"

从陆玑所疏来看，杻很像椴树科植物椴一类植物。陆玑说杻叶似杏而尖白色，皮正赤，蕊正白，而椴树的叶子如杏而尖，花黄白色，很像杻。辽宁所产的糠椴亦称杻。

疑"杻"或为椴树科植物糠椴 *Tilia mandschurica* Rupr et Maxim 一类植物。

23 橿

西山经：英山，羭次之山，大时之山，其木多橿①。西次二经：钤山，数历之山，其木多橿。西次四经：申山，其木多橿。北山经：涿光之山，其下多橿。中山经。历儿之山，其上多橿。中次八经：陆郐之山，其木多橿。中次九经：女儿之山，其木多橿。中次十一经：丰山、依轱之山、游戏之山、奥山，其木多橿。中次十二经：阳帝之山，其木多橿。

① 橿：郭璞注云："橿木中车材，音姜。"郝懿行《笺疏》云："《说文》云：'橿，枋也，枋木可作车。'"《说文解字系传通释》云："橿，枋也，一曰鉏，柄名。臣锴按檍，一名木橿，此名橿，则类坚致之木也，今俗人尚谓鉏柄为鉏。"又云："枋木可作车。"锴按《字书》云：

"枋，檀木也。"

疑"榿"为山毛榉科植物榿子树 Quercus baronii Skan 一类植物。本木材坚实耐磨，此与郭璞所注"榿木中车材"及徐锴说"榿则坚致之木也，可以制钼柄"，皆义合。又榿子树产河南、山西等省山地，及四川岷江上游，此与《山海经》所说榿出西山经、中山经诸山义合。

24 乔木

西山经：竹山，其上多乔木①。

① 乔木：郭璞注云："枝上竦者为乔木。"郝懿行《笺疏》云："案《尔雅》云：'木上句曰乔。'"《毛诗》曰："南有乔木。"《尔雅》云："句如羽，乔。上句曰乔，如木楸曰乔。"

按：乔木是高大植物的泛称，一般木本植物主干明显而直立，植株一般高大，分枝繁茂，分枝离地面较高处形成树冠者，称为乔木，如松树、杉树等高大树木。

25 篃

西山经：英山，其阳多篃①。中次四经：牡山，其下多竹篃。中次十一经：求山，其木多篃。中次十二经：暴山，其木多篃。

① 篃：郭璞注云："篃，篆属。"又云："今汉中郡出篃竹，厚裏

而长节,根深,筍冬生地中,人掘取食之。音媚。"郝懿行《笺疏》云:"案《玉篇》云:'𥯑竹,长节,深根,筍冬生。'《广雅》云:'箭𥯑,𥯓也。'《广志》作𥯓,见《初学记》《水经注》作媚。"晋戴凯之《竹谱》云:"𥯑,亦箘徒,概节而短……𥯑是箭竹类,一尺数节,叶大如履,可以作篷,亦中作矢,其筍冬生。"《本草纲目》云:"𥯑竹一尺数节,出荆南,小竹如筻。"

按:𥯑竹叶如履,很像箬竹,箬竹叶宽大而长,可以裹粽,衬垫茶叶篓,或供制防雨用品,𥯑似为禾本科植物箬竹 Indocalamus tessel-latus(Munro) Keng f. 一类植物。

26 竹箭

西山经:竹山、英山,其阳多竹箭①。羭次之山、黄山、翠山,其下多竹箭。北次三经:太头之山,其下多竹箭。中次二经:蔓渠之山,其下多竹箭。中次四经:牡山,其下多竹箭。中次六经:夸父之山,其木多竹箭。中次十二经:暴山,其木多竹箭。

① 竹箭:有的书上称箭竹。郭璞注云:"箭,筿也。"郝懿行《笺疏》云:"案《说文》云:'筱,箭属,小竹也'。"《礼记·月令》:"日短至,则伐木取竹箭。"《礼记·礼器》云:"其在人也,如竹箭之有筠也。"《说文》云:"箭,矢竹也。"又云:"筱,箭属,小竹也。"《尚书》云:"杨州厥贡筱,荡。"注云:"筱,箭竹;荡,大竹。"《尔雅》云:"筱,箭。"《家语》云:"南山之竹,不搏自直,斩而为箭,射达犀革。"晋戴凯之《竹谱》云:"箭竹,高者不过一丈,节间三尺,坚

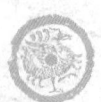

劲中矢，江南诸山皆有之，会稽所生最精好。"《说文解字系传通释》云："箭，矢也，锴曰，《尔雅》有会稽之竹箭，即合箭干也。"《本草纲目》云："竹劲者，可以为戈刀箭矢，谓之矛竹、箭竹。"

按：竹箭即禾本科植物箭竹 Sinarundinaria Nitida（Mitford）Hakai 一类植物。

27　黄雚

西山经：竹山有草焉，其名曰黄雚①，其状如樗，其叶如麻，白华而赤实，其状如赭，浴之已疥，又可以已胕②。

① 黄雚：郝懿行《笺疏》云："案《说文》云'疥，搔也'。此草浴疥，可以去风痒，《本草·别录》云'对庐，主疥，煮洗之，似菴蔄'，即此也。"按郝氏《笺疏》认为本条"黄雚"即是《本草·别录》中的"对庐"。

笔者不同意郝氏之说。按《证类本草》卷30云："对庐，味苦，寒，无毒，主疥，诸久疮不疗，生死肌，除大热，煮洗之，八月采，似菴蔄。"《证类本草》卷6"菴蔄"条，陶隐居注云："状如蒿艾之类。"苏颂《本草图经》注云："菴蔄叶如蒿艾。"据陶、苏所注菴蔄形态，则对庐亦当似艾蒿之类，此与"黄雚其状如樗，其叶如麻，白华而赤实，其状如赭"全不相同。郝氏单凭"治疥"一点来联系为"对庐"是不足信的。

黄雚不是对庐，又是什么呢？
《山海经》说："黄雚，其状如樗。"哪些植物像樗呢？古书记有"櫄、樗、栲、漆，相似如一"，即櫄、栲、漆等树像樗。现在再比较一下，看这三种树，哪一种树的形态和功用像黄䕌。

"栲"，是壳斗科植物苦槠属的俗称，或名栲栗。栲树或栲栗的形态和功用皆不像黄䕌，漆树也不像黄䕌，只有"櫄木"有点像。櫄木即香椿和樗（臭椿）极相似，《本草》常把椿樗合并述之。

椿树的花白色，种子椭圆形有翅，呈暗褐色，种子在翅中心呈圆凸起状，颜色和形状极像代赭石表面的圆凸起，此与《山海经》文"白华而赤实，其状如赭"义合。又椿树叶煮汁能洗疮疥，此与经文"浴之已疥"义合。根据椿树的形态及功用同黄䕌相似，疑黄䕌为楝科植物香椿 Cedrela sinensis A.Juss 一类植物。详见131"櫄木"注①。

② 已胕：郭璞注云："治胕肿也音符。"《素问·水热穴论》云："上下溢于皮肤，故为胕肿。胕肿者，聚水而生病也。"《山海经》单言"胕。"《丹溪心法》云："跗内廉胕痛。"

28 麻

西山经：竹山，有草焉，其叶如麻①。又浮山有草焉，麻叶而方茎。海内经：九丘，有木，其实如麻。

① 麻：古代文献对麻的记载很早。《毛诗》云："丘中有麻。"《楚辞·九歌》云："折疏麻兮瑶华。"《荀子·劝学》篇："蓬生麻中，不扶而直。"

麻亦名枲。《说文》云："麻，枲也。"《尔雅》云："枲，麻。"

麻亦名荣。《毛诗》云"衣锦荣衣"，注云"荣，枲属"（《中国经济植物志》谓"荣即苎麻"）。

麻在古代当作棉衣絮用，《论语·子罕》篇云："衣敝缊袍。"《孔传》云："蕴，枲著也。"《皇侃义疏》云："以碎麻著裹也。"

麻有实者名蕡，《列子·杨朱》篇云："宋国有田夫衣蕴蕡。"高诱注《淮南子》云："蕡，麻之有实者。"《尔雅》云："蕡，枲实。"《齐民要术》引孙炎注云："蕡，麻子也。"《诗·周南·桃夭》云："有蕡其实。"《传》云："蕡，实貌也。"《周官·少牢下篇》云："麦蕡坐设于豆西。"郑注云："蕡，熬枲实也。"《广雅》云："蕡，麻实也。"

麻子亦名苴，又名苞，《诗·豳风》云："九月叔苴。"《传》云："苴，麻子。"《说文》云："苞，枲实也。"《说文解字系传通释》云："枲麻有子，凡禾、麦、黍、麻、朮、豆，皆所贵者。"又云："芓，麻母也，一曰芓即枲，错案。《尔雅》注：'麻盛子者也。'"

麻在古代作纺织物用。《禹贡》云："青州厥贡丝枲。"《诗·陈风》云："东门之池，可以沤纻"（《中国树木分类学》谓纻即苎麻），"不绩其麻。"陆玑《毛诗草木疏》云："纻亦麻也……今南越纻布，皆用此麻。"《诗·卫风》所云"衣锦褧衣"的"褧"，被认为是苘麻，亦作䔬麻。《礼记·内则》云："女子执麻枲。"《盐铁论·散不足》篇云："古者庶人耋老而后衣丝，其余则麻枲而已，故命曰布衣。"布衣指一般群众穿的衣服。《孟子》云："麻缕丝絮，轻重不同，则价相若。"《齐民要术》云："获麻之法，穗（雄大麻花序）勃勃如灰，拔之……勃如灰，便刈。"

麻子在古代当作食物。《礼记》云："仲秋之月，天子食麻如犬。"《尔雅翼》云："以《诗》黍、稷、稻、粱、禾（粟）、麻（麻子）、菽（豆）、麦为八谷。"《毛诗》云："九月叔苴。"郭璞注《尔雅》云："苴，麻之盛子者也。"《礼记》云："苴，麻之有蕡者。"注云："有子之麻为苴，皆谓子尔。"

麻子在古代作烛照明用。《淮南子·说林训》云："蕡烛犕膏。"

麻的药用：《本草经》云："麻蕡，主五劳七伤，利五藏，下血寒气；麻子，主补中益气。"

《名医别录》云："麻蕡，破积、止痹、散脓；麻子，主中风汗出，逐水，利小便，破积血。"又云："苎根，主小儿赤丹；渍苎汁疗渴，安胎。"

麻的形态：《本草纲目》云："大麻，即今火麻，雄者为枲（有花无实），雌者为苴，大科如油麻，叶狭而长，状如益母草，一枝七叶或九叶，五六月开细黄花成穗，随即结实，大如胡荽子，可取油，剥其皮作麻，其楷白而有棱，轻虚可为烛心。"

按：麻的品种很多，有火麻、苎麻、苘麻等。

火麻为桑科植物大麻 Cannabis sativa L. 一类植物，其果仁名火麻仁，有缓泻作用，治习惯性便秘，捣烂煮糊服最佳。

苎麻为荨麻科植物苎麻 Boehmeria nivea (L).Gaud 一类植物。能清热解毒，散瘀止血，适用于血淋、吐血、下血、赤白带下、痈肿、漆疮。

苘麻为锦葵科植物苘麻 Abutilon theophrati Medicus 一类植物，全草能止痢、治关节酸痛，鲜叶捣烂外敷能治肿毒，内服很能利水通淋。

29 盼木

西山经：浮山①**多盼木**②**，枳叶而无伤**③**，木虫居之**④**。**

① 浮山：郝懿行《笺疏》云："此山在今陕西临潼县南。"

② 盼木：郭璞注云："音美目盼兮之盼。"

郝懿行《笺疏》云："案郭既音盼，知经文必不作盼，未审何字之伪。"

笔者疑"盼"为"枌"之伪。《诗·陈风》云："东门之枌。"《传》云："枌，白榆也。"《说文解字注》云："枌，枌榆也。枌榆者，榆之一种，汉初有枌榆社，是也。梗，山枌榆有束（刺）。山枌榆又枌榆之一种也，有束（刺）故名梗榆，即《齐民要术》所谓刺榆者也。"《尔雅》云："榆，白枌。"郭璞注云："榆先生叶，却着荚，皮色白。"盖枌即榆的异名。

榆的药用：《本草经》云："榆皮味甘，平，主大小便不通，利水道，除邪气，久服轻身，不饥。其实尤良，一名零榆。"《名医别录》云："无毒，主肠胃邪热气，消肿，性滑利，疗小儿头疮痂疕。花主小儿痫，小便不利，伤热。"陶隐居云："此即今榆树，剥取皮，刮除上赤皮。性至滑利，初生荚仁，以作糜羹，令人多睡。嵇公所谓：榆，令人瞑也。断谷乃屑其皮，并檀皮服之，令人不饥。"《本草图经》云："榆皮入药，今孕妇滑胎方，多用之。小儿白秃，发不生，捣末苦酒调涂之。"

榆的形态：《本草图经》云："榆，今处处有之，三月生荚仁，古人采以为糜羹，今无复食者，惟用陈老实作酱耳。然榆之类有十数种，叶皆相似，但皮及木理有异耳。白榆先生叶，却着荚，皮白色，剥之刮去上粗皱，中极滑白，即《尔雅》所谓'榆，白枌也'。"

疑"榆"为榆科植物白榆 Ulmus pumila L. 一类植物，白榆亦名枌榆，又名白枌。

③ 枳叶而无伤：郭璞注云："枳，刺针也，能伤人，故名云。"郝懿行《笺疏》云："案《小尔雅》云：'枳，害也。'郭注《方言》云：'《山海经》谓刺为伤也。'本此《广雅》云：'伤，箴也。'此注针当为鍼。"

郭璞所注"枳叶而无伤"，讲的似指刺榆。按榆有很多种，除白榆外，还有刺榆。苏颂《本草图经》云："刺榆有针刺如柘，则古人所茹者，云美滑于白榆。"《诗·唐风》云："山有枢。"陆玑《毛诗草木疏》云："枢，其针刺如柘，其叶如榆，沦为茹，美滑于白榆，榆之类有十种，叶相似，但皮及木理异尔。"《尔雅》云："楰，莖。"郭注云："《诗》曰：'山有苨'，今之刺榆。"《本草拾遗》云："刺榆秋实。"

刺榆有刺，白榆无刺，经文"枌叶而无伤"是说明白榆形态的，谓白榆是枌叶而无伤（刺）。

④ 木虫居之：郭璞注云："在树之中。"

30 薰草

西山经：浮山[①]**有草焉，名薰草**[②]**，麻叶而方茎，赤华而黑实，臭如蘼芜，佩之可以疠。**

① 浮山：郝懿行《笺疏》说："山在今临潼县南。"

② 薰草：薰的同名异物很多，如菌、蕙、燕草、零陵香等皆名薰，而且蕙、零陵香等又各自有同名异物。例如零陵香，就有好几种。唐代陈藏器《本草拾遗》所讲的零陵香形态和《山海经》中的"薰"是一样的，但宋代沈括《梦溪笔谈》所讲的零陵香是今日的灵香草，这些名字互相通用，极易混淆，现在简单地介绍如下。

薰作菌的别名：

《离骚》："杂申椒与菌桂兮。"王逸注云："菌，薰也。叶曰蕙，根曰薰。"西晋刘渊淋注《蜀都赋》云："菌，薰也，叶曰蕙，根曰薰。"《广雅》云："菌，薰也，其叶谓之蕙。"

薰亦名蕙：

郝懿行《笺疏》云："案《广雅》云：'薰草，蕙草也。'托名晋嵇含《南方草木状》云：'蕙草，一名薰草，叶如麻，两两相对，气如蘼芜，可以止疠，出南海。'《名医别录》云'薰草，一名蕙草，生下湿地。'《史记·司马相如传》索隐引《本草》云："薰草，一名蕙草"，又引《广志》云："薰草，绿叶紫花，魏武帝以此烧香"。又云："今东下田有此草，茎叶似麻，其华正紫也。"陶弘景《本草经集注》"薰草"条注引《药录》云"叶如麻，两两相对"，又引《山海经》云："薰草麻叶而方茎，赤花而黑实，气如蘼芜，可以已疠。"

蕙的同名异物，即兰蕙之蕙，详"蕙"条注①。

薰作燕草的别名：

南北朝刘宋沈怀远《南越志》云："燕草，又名薰草。"陶弘景《本草经集注》云："俗人呼鹔草状如茅而香为薰草，人家颇种之。"

薰亦名零陵香：

《证类本草》卷9"零陵香"条引陈藏器《本草拾遗》云："按：薰草即蕙根也，叶如麻，两两相对，此即零陵香。"同书卷30"薰草"条引陈藏器云："薰即蕙根，此即是零陵香，一名燕草。"《本草图经》云："零陵香，今湖、岭诸州皆有之，多生下湿地。叶如麻，两两相对，茎方，气如蘼芜，常以七月中旬开花，至香，古所谓薰草是也。或云：蕙草亦此也。"

零陵香的同名异物：

沈括《梦溪笔谈》云："零陵香，本名蕙，古之兰蕙是也，又名薰，唐人谓之铃铃香，亦谓之铃子香，谓花倒悬枝间如小铃也。至今京师人买零陵香，须择有铃子者。铃子，乃其花也。文士以湖南零陵郡，遂附会名之，后人又收入《本草》，殊不知《本草》正经自有薰草条，又名蕙草，注释甚明。南方处处有，《本草》附会其名，言出零陵郡，亦非也。"

根据以上资料来看，和薰有联系的植物共有四种：（一）是《山海经》所说的"薰"："麻叶而方茎，气如蘼芜"，以"薰"作主名；（二）是"菌"，以"薰"作"菌"的别名；（三）是"燕草"，状如茅而香，以"薰"作"燕草"的别名；（四）是"零陵香"，花倒悬枝间如小铃者，以"薰"作"零陵香"的别名。这四种植物的共同点是都有香味，但能符合《山海经》的"薰"，当指（一）麻叶而方茎，气如蘼芜者。其余三种，皆不是"薰"的正品植物。

至宋代《开宝本草》，把上述四个植物中的（一）（三）（四）混合在一起，统名"零陵香。"《开宝本草》原书已佚，《证类本草》卷9引有《开宝本草》的"零陵香"，兹抄录如下：

"零陵香，味甘、平，无毒。主恶气疰，心腹痛满，下气，令体香，和诸香作汤丸用之，得酒良。生零陵山谷，叶如罗勒。《南越志》名燕草，又名薰草，即香草也。《山海经》云：'薰草，麻叶方茎，气如蘼芜，可以止疠，即零陵香也。'"

其实《开宝本草》所说"零陵香"，是包括《山海经》的"薰草"、《南越志》的"燕草"、沈括所说的"铃子香"，这三个植物都称为"薰草"，也皆名"零陵香"，因此三者的同名异物混乱现象就纠缠不清了。

江苏新医学院编的《中药大辞典》2470页"零陵香"条，讲的植物是报春花科植物灵香草（即沈括所说的铃子香），但在"异名"中，把《山海经》的"薰草"、《南越志》的"燕草"，都当作"灵香草"的别名来看待了。其实《山海经》的"薰草"是麻叶方茎，两两相对，气如蘼芜，和灵香草全不相同，而《南越志》的"燕草"是状如茅而香，也和灵香草不同。所以《山海经》的"薰草"、《南越志》的"燕草"，不能当作"灵香草"的别名。

那么，《山海经》的"薰草"是什么植物呢？

从《山海经》所讲"薰草"的形态"麻叶而方茎，两两相对，气如蘼芜"来看，很像罗勒、九层塔一类植物，这些植物都是麻叶而方茎，气味有点像蘼芜。

疑《山海经》的薰草是唇形科植物罗勒 Ocimum basilicum L. var pilosum（willd）Benth 一类植物。

按：薰草，古代亦作香烧及药用。

《淮南子·说林训》云："腐鼠在坛，烧薰于宫。"《汉书·龚胜传》云："薰以香自烧。"《说文解字系传通释》云："薰，香草，从草熏声。臣错按薰草、蘼芜。又《博物志》云：'东方君子国，薰草华，朝朝生华也'。"王念孙《广雅疏证》卷10上释草："薰草，蕙草也。"子引之

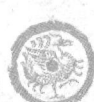

述云:"《左传·僖四年》:'一薰一莸。'杜《注》云:'薰,香草……古者祭则煮之以祼。'《周官·郁人》疏引《王度记》云:'天子以鬯,诸侯以薰,大夫以兰,芷。'"《名医别录》云:"薰草,味甘,平,无毒。主明目,止泪,疗泄精,去臭恶气、伤寒、头痛、上气腰痛。一名蕙草,生下湿地,三月采阴干,脱节者良。"《药性论》云:"薰草亦可单用,味苦,无毒,能治鼻中息肉、鼻齆,主泄精。"

31 棫

西山经:羭次之山,其上多棫^①。

① 棫:棫的同名异物有二:一是白桵,另一是柞。本条棫,按郭璞所注,释为白桵,至于柞,另详柞条。

郭璞注《山海经》云:"棫音域,白桵也。"《尔雅》云:"棫,白桵。"郭樸注云:"白桵,小木,丛生,有刺,实如耳珰,紫赤,可啖。"《说文》云:"桵,白桵,棫也。"《说文解字系传通释》云:"棫,白桵,云山中木也。藂生有刺,实如耳珰,紫赤可啖。"《诗·大雅》云:"芃芃棫朴。"《毛传》云:"棫,白桵。朴,抱木也。"焦循《毛诗补疏》云:"循按薛综《西京赋》注云:'棫,白蕤也,蕤与桵声同。'唐庞懋贤《文昌杂录》云:'关中有白蕤,芃芃丛生'。民家多采作薪,与他木异;其烟直上如线,高五、七丈不绝,此纪其所目验。"《本草纲目》云:"《尔雅》:'棫,白桵'。此即蕤核,其花实蕤下垂,故谓之桵,后人作蕤。柞木亦名棫,而物异。

蕤核药用:《本草经》云:"蕤核,主心腹邪结气,明目,目赤痛伤泪出。"《名医别录》云:"蕤核,主目肿眦烂,齆鼻,破心下结痰,痞气。"

蕤核的形态：《蜀本图经》云："树生叶细似枸杞而狭长，花白，子附茎生，紫赤色，大如五味子，茎多细刺，六月熟。今生雍州（即陕、甘一带）。"

按：棫为蔷薇科植物蕤核（扁核木）Prinsepia uniflara Batal 一类植物。其果仁名蕤仁，能疏风清热，明目退翳，治风热所致目赤肿痛，亦治翳膜遮睛。此处棫亦为柞的别名，即陆玑《草木疏》引《三苍》云："棫即柞也，其材理全白，无赤心者，为白桵，直理易破，可为犊车。"按：《三苍》所云棫是大的木材，与郭璞所注"白桵，小木，丛生，有刺"全不相同，详"柞"条注①。

32 榖

西山经：大时之山，上多榖①。西次四经：阴山、中山，其上多榖。崦嵫之山，其上多丹木，其叶如榖。东次二经：曹夕之山，其下多榖。中山经：霍山，其木多榖。中次四经：箕尾之山多榖。中次五经：首山，其阴多榖，良余之山，其上多榖。升山，其木多榖。中次六经：榖山，其上多榖。中次八经：铜山、衡山、仁举之山、琴古之山，其木多榖。中次十经：涿山，其木多榖。中次十一经：丰山、大支之山、声匈之山、游戏之山，其木多榖。中次十二经：龟山、真陵之山，多榖。南山经：招摇之山，有木焉，其状如榖。南次三经：仑者之山，有木焉。其状如榖。

① 榖：郭璞注《山海经》云："榖，楮也，皮作纸。璨曰：榖，亦曰构。名榖者，以其实如榖也。"郝懿行《笺疏》云："案陶弘景注

《本草经》云：榖即今构树是也。榖、构古同声，故榖亦名构，或曰：'叶有瓣曰楮，无曰构'非也，见陆玑《诗疏》。"

《管子·地员》篇云："五位之士，其槐其楝，其柞其榖。"

《诗·小雅·鹤鸣》云："其下维榖"，《传》云："榖，恶木也。"陆佃《埤雅》云："榖，恶木也，而取名于榖者，榖善也，恶木谓之榖，则甘草谓之大苦之类也。"

陆玑《毛诗草木疏》云："榖，幽州人谓之榖桑，或曰楮桑，荆、扬、交广谓之榖，中州人谓之楮。殷中宗时，桑、榖共生是也。今江南人绩其皮以为布，又捣以为纸，谓之榖皮纸，长数寸，洁白光辉。其裹甚好，其叶初生，可以为茹。"斐渊《广州记》曰："蛮夷取榖皮熟捣为揭裹布，铺以拟氈。然则虽恶木，用亦博矣。"

《广雅》云："榖，楮也。"《韩非子·喻老》篇云："宋人有为其君，以象为楮叶者，三年而成。"晋崔豹《古今注》云："桑实为葚，楮实为任。"

北魏贾思勰《齐民要术》云："楮宜涧谷间种之，地欲极良。秋上楮子熟时，多收净、淘、曝令燥。"《名医别录》云："楮实，一名榖实。"陶弘景注云："此即今榖（音构）树也……南人呼榖，亦为楮纸。"段成式《酉阳杂俎》云："构、榖，田久废必生构，叶有瓣曰楮，无瓣曰构。"《日华子》云："皮斑者是楮，皮白者是榖。"宋代郑樵《通志略》云："楮亦谓之榖，其实入药，其皮造纸，济世之用也。桑、榖共生者即此也。"

榖的药用：《名医别录》云："楮实味甘、寒，无毒。主阴痿水肿，益气，充肌肤，明目。主小儿身热，食不生肌，可作浴汤，又主恶疮生肉。树皮主逐水利小便。茎主瘾疹痒，单煮洗浴。皮间白质疗疣。"

榖的形态：《本草图经》云："榖有二种：一种皮有斑花纹，谓之斑榖，今人用为冠者；一种皮无花纹，枝叶大相类，其叶似葡萄叶，作瓣而有子者为佳。其实初夏生，如弹丸，青绿色，至六七月渐深红色,乃成熟。"

陆玑《诗疏》云:"江南人,绩其皮以为布,又捣以为纸,谓之榖皮纸,其叶初生,可以为茹。"

按:榖即楮树,为桑科植物构树 Broussonetia papyrifera (L.) Vent一类植物。树皮汁能治疣,树皮能造纸,旧日的桑皮纸即由此树皮所制成。树叶可以喂猪。其果实味甘性寒,滋肾、清肝、明目。治虚劳,目昏,目翳,水气浮肿。由于榖树用处多,又出于南方,而《山海经》对"榖"记录的次数皆比其他植物次数多,这也提示《山海经》的作者是南方人,对南方情况很熟悉。

33 柞

西山经:大时之山,多柞①。西次四经:申山,其上多柞。中次五经:首山,其阴多柞,良余之山,其上多柞。升山,其木多柞。中次八经:铜山、衡山、仁举之山、琴鼓之山,其木多柞。中次十经:涿山,其木多柞。中次十一经:丰山、大支之山,其木多柞。中次十二经:龟山、真陵之山多柞。

① 柞:柞的同名异物有二:一是柞木(凿子树),一是柞栎(麻栎)。本条"柞",释为"柞木。"至于"柞栎",另详"栎"条。

《说文》云:"柞,木也,增络反。"《诗经》云:"维柞之枝,其叶蓬蓬。"又云:"陟彼高冈,析其作薪。"《诗·大雅》云:"瑟彼柞棫""柞棫拨矣。"陆玑《毛诗草木疏》云:"《三仓》云'棫即柞也,其材理全白无赤心者为白桵'。直理易破,可为犊牛车轴,又可为矛、戟、锑。"《御览》卷958引周处《风土记》云:"柞宫,舜所耕,多作柞树。"郑樵《通志略》云："柞木曰棫、曰栩、曰杼。"《本草纲目》卷36柞木条云："此木坚韧，可为凿柄，故俗名凿子木。"

柞木药用：陈藏器《本草拾遗》云："柞木皮，味苦、平，无毒。治黄胆病，皮烧末，服方寸匕。"《本草纲目》云："柞木皮，治鼠瘘、难产、崔生，利窍。叶主肿毒、痈疽。"

柞木形态：《本草纲目》云："柞木高者丈余，叶小而有细齿，光滑而韧，木及叶丫皆有针刺，经冬不凋，五月开碎白花，不实，心理皆白色，俗名凿子木。"

按：柞木为大风子科植物柞木 *Xylosma congestum* Merr 一类植物。

另有柞栎亦作柞木。《诗·秦风》云"山有苞栎"，陆玑疏云："秦人呼柞栎为栎，河内人呼木蓼为栎，此秦诗也，宜从其方土之言，柞栎是也。"郝懿行《尔雅义疏》云："今东齐人通谓栎为柞，或曰樸枦，亦曰樜椤，皆苞栎之声相转耳。"《尔雅》云"栩，杼"，郭璞注云："柞树。"陈启源《毛诗稽古编》云："唐之苞栩，秦之苞栎，皆有柞栎之名。"王元綎《野蚕录》云："红柞叶尖而长，无歧缺，锐如针，实与栎相似，木皮作红，故名红柞，一名栩。"《艺文类聚》卷89引《诗疏》云："栩，今柞，壳为斗。"按"壳为斗""红柞实与栎相似"，此与李时珍所说"柞木五月开碎白花，不实"全不相同，李时珍所说的柞木，应是山毛榉科植物麻栎 *Quercus acutissima* Carr 一类植物。详67"栎"条注①。

34 桃枝

西山经：嶓冢之山，其上多桃枝①。中次八经：纶山、骄山，其木多桃枝，又龙山，其草多桃枝。中次九经：高梁之山，虢山，其木多桃枝。

① 桃枝：《尔雅》云："桃枝，四寸有节。"郭璞注云："今桃枝节间，相去多四寸。"《玉篇》云："笃箴，桃枝竹。"《魏志》云："倭国有桃枝竹。"裴氏《广州记》云："广州有桃枝竹。"《竹谱》云："桃枝竹，皮滑而黄，可以为席。"《周官》云"司几筵加次席"，郑注云："次席，桃枝席。"《御览》引《东观汉记》云："车皆以桃枝细簟。"又引魏武帝与杨彪书云："今赐足下银角桃枝一枚。"左思《蜀都赋》云"灵寿，桃枝"，刘逵注云："桃枝，竹属，可以为杖。"

桃枝竹药用：《本草拾遗》云："桃竹笋，味苦，有小毒。主六畜疮中蛆，捣碎纳之，蛆尽出。"

桃枝竹形态：《本草拾遗》云："桃竹丛生，丑类非一。"《本草纲目》卷27桃竹笋条云："桃枝竹出川广中，皮滑而主，犀纹瘦骨，四寸有节，可以为席。"

疑"桃枝竹"为禾本科植物刚竹 *Phyllostachys reticulate* Koch 一类植物，其杆坚硬，有"钢铁头"之称。初出土时色稍红而有斑花，故又名"鬼角竹"。此与《拾遗》所云"丑类非一"和《本草纲目》所说"犀纹"等话皆相符。

35 钩端

西山经：嶓冢之山，其上多钩端①。中次八经：骄山，其木多钩端，龙山，其草多钩端。中次九经：高梁之山，其木多钩端。

① 钩端：《广韵》云："钩端，竹名，出南岭。"《广雅》云："钩端，桃枝也。"详34"桃枝"条注①。

36 蕙

西山经：天帝之山，其下多蕙①。又嶓冢之山，有草焉，其叶如蕙。西次二经：中皇之山，其下多蕙。中次五经：升山，其草多蕙。《艺文类聚》卷 81 引《山海经》云："外山之下，其草蕙。"

① 蕙：蕙的同名异物有三：（一）蕙作为菌的别名；（二）蕙作为薰的别名；（三）蕙指兰蕙。本条蕙，按郭璞所注，释为兰蕙。

（一）兰蕙：郭璞注《山海经》云："蕙，香草，兰属也。或以蕙为薰叶失之。音惠。"《离骚》云："余既滋兰之九畹兮，又树蕙之百亩。"《九歌》云："蕙肴蒸兮兰藉，奠桂酒兮椒浆。"《九章》云："悲回风之摇蕙兮。"《招魂》云："光风转蕙氾崇兰。"汉代东方朔《七谏》云："联蕙藏以为佩兮，过鲍肆而失香。"刘向《九叹》云："怀兰蕙与蘅芷兮，行中野而散失。"

上述文句，都是汉及汉以前的，在这些词句中，兰、蕙都是并提的。

兰蕙亦可入药用：《证类本草》卷 30 载《名医别录》药"蕙实"条引陈藏器云："五月收，味辛香，明目。正应是兰蕙之蕙。"按陈藏器所云，《名医别录》的"蕙实"即兰蕙。《名医别录》云："蕙实，味辛，主明目，补中。根茎中涕，疗伤寒寒热，出汗，中风，面肿，消渴，热中，逐水。生鲁山平泽。"宋代吴仁杰《离骚草木疏》卷 1 "蕙"条，亦引《本草》"蕙实"为说。

按：郭璞所注，疑本条"蕙"或为兰科植物蕙兰 *Cymbidium faberi* Rolfe 一类植物。

（二）蕙作菌的别名：《离骚》云："菌，蕙也，叶曰蕙，根曰薰。"

刘逵注《蜀都赋》云："菌，薰也，叶曰蕙，根曰薰。"《广雅》云："菌，薰也，其叶谓之蕙。"《九怀》云："菌阁兮蕙楼。"

（三）蕙作薰的别名，郝懿行《笺疏》云："案《广雅》云：'菌，薰也，其叶谓之蕙'。本《离骚》王逸《注》为说也。《广雅》又云：'薰草，蕙草也'。故《南方草木状》云'蕙草，一名薰草'，是蕙即薰也。《草木状》又云：'叶如麻，两两相对，气如蘼芜，可以止疠，出南海。'与上文浮山薰草，名义相合。是张揖、嵇含，并以蕙、薰为一草也，但不以蕙为薰叶耳。郭氏不从《离骚》注，故云失之。"从郝氏《笺疏》中可以看出，蕙即薰的别名。《名医别录》云："薰草，一名蕙草。"关于薰草，详"薰草"条注①。

37　桔梗

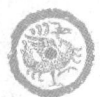

西山经：嶓冢山有草焉，其本如桔梗①。

① 桔梗：郝懿行《笺疏》云："案《广雅》云：'犂如，桔梗也'，《本草》作'利如'。《太平御览》引《吴普本草》云：'一名卢如，叶如荠苨，茎如笔管，紫赤'。《庄子·徐无鬼》篇释文引司马彪云：'桔梗，治心腹血瘀痕癖'。"

《管子·地员》篇："五位之士，群药安生，姜与桔梗。"《庄子·徐无鬼》篇云："药也，其实堇也。桔梗也，鸡壅也，豕零也，是时为帝者也。"《战国策·齐策》云："今求柴胡、桔梗于沮泽，则累世不得一也。"《说文》云"桔，直木也"，注云："桔，桔梗，药名。"《尔雅》云："蒡，隐荵。"陶弘景注《本草》云："桔梗，叶名隐荵。"《广雅》云："梨如，桔梗也。"《名医别录》云："桔梗，一名利如，一名房图，一名白药，一名梗草，一名荠苨。"《吴普本草》云："桔梗，一名符扈，一名卢如。"

桔梗药用：《本草经》云："桔梗，叶辛微温，主胸胁痛如刀刺，腹满，肠鸣幽幽，惊恐，悸气。"《名医别录》云："桔梗，苦，有小毒。主五藏肠胃，补血气，除寒热风痹，温中，消谷，疗喉咽痛，下蛊毒。"司马彪注《庄子》云："桔梗，治心腹血瘀瘕痹。"

桔梗形态：《本草经》云："桔梗，根如小指大，黄白色，春生苗，茎高尺余，叶似杏叶而长椭，四叶相对而生，嫩时亦可煮食之，夏开花紫碧色，颇似牵牛子花，秋后结子，叶名隐忍，其根有心，无心者乃荠苨也。"

按：桔梗为桔梗科植物桔梗 Platycodon grandiflorus（Jacq）A.DC. 一类植物。桔梗有止咳祛痰作用，运用于外感咳嗽、音哑、肺痈、咳吐腥臭痰，并能引药达上焦。对阴虚火旺咳嗽者慎用。

38 䔀蓉

西山经：嶓冢之山①，有草焉，其叶如蕙②，其本③如桔梗④，黑华而不实，名曰䔀蓉⑤，食之使人无子。

① 嶓冢之山：郝懿行说："山在今甘肃秦州西南六十里。"
② 蕙：蕙的同名异物有三：一、菌的别名称蕙；二、薰的别名称蕙；三、兰蕙之蕙。本条"蕙"，按郭璞所注，释为兰蕙之蕙。郭璞注《山海经》云："蕙，香草，兰属也。或以蕙为薰叶矢之，音蕙。"《离骚》云："余既滋兰之九畹兮，又树蕙之百亩。"《九歌》云："蕙肴蒸兮兰籍，奠桂酒兮椒浆。"《九章》云："悲回风之摇蕙兮。"《招魂》云："光风转蕙氾崇兮。"汉代东方朔《七谏》云："联蕙芷以为佩兮，

过鲍肆而失香。"刘向《九欢》云:"怀兰蕙与蘅芷兮,行中野而失散。"
在上述词句中,兰蕙都是并提的。《证类本草》卷30载《名医别录》"蕙实"引陈藏器云:"五月收,味辛香,明目,正应是兰蕙之蕙。"

③ 本:即根的意思。

④ 桔梗:即桔梗科植物桔梗,有止咳祛痰功用。

⑤ 菁蓉:郭璞注《山海经》云:"《尔雅·释草》曰:'荣而不实,谓之菁,音骨。'"郝懿行《笺疏》云:"案郭引《尔雅》脱'英'字。《玉篇》《广韵》并有'菁'。菁蓉从草,皆后人所加也。《管子·地员》篇说:'木属有胥容'。胥古字作胥,与胥形近易混,疑胥容即胥容也,但草木区别,疑未敢定焉。"

39 杜衡

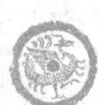

西山经:天帝之山①**,有草焉,其状如葵**②**,其臭如蘼芜**③**,名曰杜衡**④**,可以走马**⑤**,食之已瘿**⑥**。**

① 天帝之山:《山海经》云:"天帝之山在嶓冢之山西。"郝懿行说:"嶓冢之山在今甘肃秦州西南。"

② 葵:《说文》云:"葵,菜也。"《离骚》曰:"蓼虫不能从乎葵菜。"《诗·豳风》云:"七月烹葵及菽。"《士虞礼记》云:"若薇有滑,夏用冬葵。"《尔雅翼》云:"葵为百菜之王,味尤甘滑。"按冬葵性滑,作菜食,疑《山海经》所讲的葵,似指冬葵而言。冬葵为锦葵科植物冬葵 Malva Verticillata L. 一类植物。

③ 蘼芜:郭璞注《山海经》云:"蘼芜,香草。"《尔雅》云:"蕲茞,蘼芜。"郭注《尔雅》云:"香草,叶小如萎状。"《管子》曰:"五沃之土生蘼芜。"《楚辞·九歌》曰:"苑蘼芜与菌若兮""秋兰兮蘼

芜。"《淮南子·汜论训》云："夫乱人者,蛇床之与蘪芜也。"《淮南子·说林训》云："蛇床似蘪芜而不能芳。"高诱注云："蛇床臭,蘪芜香。"司马相如《上林赋》云："被以江离,揉以蘪。"《本草经》云："蘪芜,一名芎䓖。"《唐本草》云："蘪芜有二种,一种似芹叶,一种如蛇床,香气相似。"《蜀本草图经》云："蛇床似小叶芎䓖,花白。"《本草纲目》云："嫩苗未结根则,则为蘪芜,既结根乃为芎䓖,大叶似芹者为江离,叶细似蛇床者为蘪芜。"按文献所记,蘪芜为川芎的苗叶,川芎是伞形科植物川芎 Ligusticum wallichii Franch 一类植物。

④杜衡：杜衡同名异物有二：一是杜衡,二是杜若的别名。此外,在唐代以"及己"作杜衡,宋代以"细辛"当杜衡。

（一）杜衡：郭璞注《山海经》云："杜衡,香草也。"郝懿行《笺疏》云："案《尔雅》云：'杜,土卤'。郭璞注云：'杜衡也,似葵而香'。《广雅》云：'楚衡,杜衡也'。《文选》注引《范子计然》云：'秦衡出于陇西天水'。《史记·司马相如传·索隐》引张辑云：'衡,杜衡,生天帝之山'。"

按：杜衡,古书记载较早,除《山海经》外,《楚辞》亦记载有的。《楚辞·离骚》云："畦留夷与揭车兮,杂杜衡与芳芷。"王逸注云："杜衡、芳芷,皆香草也。"《七谏》云："捐药芷与杜衡兮。"《史记·司马相如传·索隐》引《博物志》云："杜衡,一名土杏,其根一似细辛,叶如葵。"《本草纲目》云："杜衡,又名土卤、马蹄香、杜葵、土细辛。"

杜衡的药用：《山海经》云："杜衡可以走马,食之已瘿。"《名医别录》云："杜衡,味辛、温,无毒,主风寒咳逆,香人衣体。"《药性论》云："杜衡能止气奔喘促,消痰饮,破流血,主项间瘤瘿之疾。"

杜衡的形态：《尔雅》云："杜,土卤。"郭璞注云："杜衡也,似葵而香。"陶弘景《本草经集注》云："杜衡根叶都似细辛,惟气小异尔。"《唐本草》注云："杜衡叶似葵,形如马蹄,故俗名马蹄香,生山之阴水泽下湿地,根似细辛、白前等。"苏颂《本草图经》云："杜衡,春初于宿根上生苗，叶似马蹄形状，高二三寸，茎如麦藁粗细，每窠上有五、七叶，或八九叶，别无枝蔓。又于叶茎间罅内芦头上贴地生紫花，其花似见不见，閤结实如豆大，窠内有碎子似天仙子，苗叶俱青，经霜即枯，其根成窠，有似饦（饭）帚密闹细，长四五寸，微黄白花，味辛。江淮俗呼为马蹄香。"

按：杜衡为马兜铃科植物杜衡 Asarum forbesii Maxim 一类植物。

杜衡味辛，性温，无毒。散风寒，消痰行水，活血，平喘，止痛。治风寒感冒，痰饮喘咳，水肿，风湿，跌打损伤，头疼，龋齿痛，疝气腹痛。

（二）杜衡作杜若的别名：《本草经》云："杜若，一名杜衡。"陶弘景《本草经集注》云："《楚辞》云：'山中人兮芳杜若。'此者一名杜衡，今复别有杜衡不相似。"苏颂《本草图经》云："杜若，一名杜衡，而中品自有杜衡条。杜衡《尔雅》所谓土卤者，杜若《广雅》所谓楚衡者也。"按《本草图经》所说，杜衡、楚衡、杜若等名称互不相通。

（三）唐代以"及己"代杜衡用：《唐本草》注云："杜衡根似细辛、白前等。今俗以及己代之。谬矣。及己独茎，茎端四叶，叶间白花，殊无芳气，有毒，服之令人吐。惟疗疮疥，不可乱杜衡也。"《本草纲目》云："古方吐药，往往用杜衡者，非杜衡也，乃及己也。及己似细辛而有毒，吐人。昔人多以及己当杜衡，杜衡当细辛，故尔错误也。"

（四）宋代以杜衡代"细辛"用：苏颂《本草图经》云："细辛，其根细，其味极辛，故名之曰细辛，今人多以杜衡当之。"《本草衍义》云："杜衡用根，似细辛，但根色白，叶如马蹄之下，市者往往乱细辛……将杜衡与细辛相对，便见真伪，况细辛惟出华州者良，杜衡其色黄白，拳局而脆，干则作团。"沈括《梦溪笔谈》云："东方南方所用细辛，皆杜衡也。又谓之马蹄香。色黄白，拳局而脆，干则作团，非细辛也。细辛出华山，极细而直，深紫色，味极辛，嚼之习习如生椒，其辛更甚于椒，故《本草》云'细辛水渍令直'，是以杜衡伪为之也。"

⑤ 可以走马：郭璞注云："带之令人便马，或曰马得之而健走。"

⑥ 瘿：《说文》云："瘿，颈瘤也。"《淮南子·墬形训》云："险阻气多瘿。"按"瘿"是缺碘引起的甲状腺肿。晋张华《博物志》云："山居之民多瘿。"可能因某些山区缺乏碘所致。

40 藁茇

西山经：皋涂之山有草焉，其状如藁茇①**。中次三经：青要之山，有草焉，其本如藁本。**

① 藁茇：郭璞注《山海经》云："藁茇，香草。"郝懿行《笺疏》云："案藁茇即藁本也，本、茇声近义同，故此经言藁茇。《中山经》青要之山言藁本，郭氏注《上林赋》云'藁本，藁茇也'，明为一物。《广雅》云：'山茝，蔚香，藁本也。'"

按：本、茇都有"根"的意思。《玉篇》云："茇，草木根。"又如本条文中"其木如藁本"，这两个"本"字，都指根而言。

藁本别名很多，《本草经》云："藁本，一名鬼卿，一名地新。"《名医别录》云："藁本，一名微茎。"《广雅》云："山茝，蔚香，藁本也。"

藁本味芳香，古代作香草用的。所以藁本和白芷都是并提的。《管子·地员》篇云："五沃之土，五臭畴生，莲与蘼芜、藁本、白芷。"《荀子·大略》篇云："兰、茝、藁本"。《汉书·司马相如传》录司马相《赋》有"藁本。"颜师古注云："藁本，草类白芷，根似芎䓖。"

《名医别录》云:"藁本,可作沐药,面脂。"

藁本的药用:《本草经》云:"藁本,味辛,温。主妇人疝瘕,阴中寒肿痛,腹中急,除风头痛,长肌肤,悦颜色。"《名医别录》云:"藁本,辟雾露,润泽,疗风邪軃曳,金创。实主风流四肢。"《药性论》云:"藁本能治一百六十种恶风,鬼疰流入腰痛冷,能化小便通血,去风头黚皰。"《日华子本草》云:"藁本治痫疾,并皮肤疵皯、酒齇、粉刺。"

藁本形态:藁本很像芎䓖。《淮南子·汜论训》云:"夫乱人者,芎䓖之与藁本也,蛇床之与蘪芜也。"陶弘景《本草经集注》云:"藁本,俗中皆用芎䓖根须,其形气乃相类,而《桐君录》说'芎䓖苗似藁本'。论说花实皆不同,所生处又异。"《唐本草》注云:"藁本茎、叶、根、味,与芎䓖小别,以其根上苗下似藁根,故名藁本,今出宕州者佳。"苏颂《本草图经》云:"藁本叶似白芷,香又似芎䓖。但芎䓖似水芹而大,藁本叶细耳,根上苗下似禾藁,故以名之。五月有白花,七八月结子,根紫色,正月、二月采根暴干,带日成。"

按:藁本为伞形科植物藁本 Ligusticum sinensis Oliv. 一类植物。味辛、温。散风寒。治外感风寒感冒头痛,尤治头顶痛最效,对于偏头痛、身痛也有缓解作用。

41 无条

西山经:皋涂之山①,有草焉,其状如藁茇②,其叶如葵而赤背,名曰无条③,可以毒鼠。

① 皋涂之山:《山海经》云:"皋涂之山在嶓冢之山西南。"郝懿行云:"嶓冢之山,在今甘肃秦州西南。"

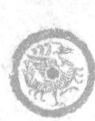

② 藁茇：郭璞注《上林赋》云："藁本，藁茇也。"《名医别录》云："藁本，一名微茎，可作沐药、面脂。"陶弘景《本草经集注》云："《桐君药录》云'芎䓖苗似藁本'。"《唐本草》注云："藁本茎、叶、根、味与芎䓖小别，以其根上苗下似藁根，故名藁本。"按藁本是伞形科植物藁本，详"藁本"条注①。

③ 无条：《山海经》中讲"无条"的，有两处，一处是："西山经：皋涂之山，有草焉，其状如藁茇，其叶如葵而赤背，名曰无条，可以毒鼠"；另一处是："中次七经：苦山有草焉，员叶而无茎，赤华而不实，名曰无条，服之不瘿。"

可以毒鼠的"无条"是什么植物呢？郝懿行《笺疏》云："案《本草·别录》云'逐折，杀鼠'，盖即此。"

笔者认为郝氏说的不对。《证类本草》卷30"逐折"条云："逐折杀鼠，益气，明目，一名百合，厚实，生木间，茎黄，七月实黑如大豆。"按《证类本草》所讲"逐折"的形态，全不像"可以毒鼠"的"无条"。

"可以毒鼠"的"无条"是什么植物呢？从《山海经》所讲的"无条"，其形状像藁本，但像藁本的植物很多。《本草纲目》说当归、芎䓖、水芹、胡萝卜、蛇床等都似藁本，但这些植物大都无毒，只有蛇床子有小毒，能够杀虫，疑"可以毒鼠"的"无条"，或为蛇床子。

蛇床子的形态是像藁本的，《淮南子·氾论训》云："夫乱人者，芎䓖之与藁本也；蛇床之与蘼芜也，此皆相似。"又《淮南子·说林训》云："蛇床似蘼芜而不能芳。"

蛇床的异名很多。《尔雅》云："盱，虺床。"郭璞注云："蛇床也，一名马床，见《广雅》。"《广雅》云："蚳粟，马床，蛇床也。"《吴普本草》云："虺床，一名蛇珠。"《本草经》云："蛇床，一名蛇米。"《名医别录》云："蛇床，一名蛇粟，一名虺床，一名思益，一名绳毒，一名枣棘，一名墙蘼。"

蛇床的药用：《本草经》云："蛇床子，味苦、平，主妇人阴中肿痛，男子阴痿湿痒，除痹气，利关节，癫痫、恶疮。"《名医别录》云："蛇床子，湿中下气，令妇人子藏热，男子阴强。"《药性论》云："蛇床子有小毒，治男子女人虚湿痹毒风痛痛，去男子腰痛，浴男女阴，去风冷。主大风身痒，煎汤浴之差，疗齿痛，及小儿惊痫。"

蛇床形态：陶弘景《本草经集注》云："蛇床花、叶正似蘼芜。"《蜀本草图经》云："蛇床似小叶芎䓖，花白，子如黍粟，黄白色，生下湿地。"苏颂《本草图经》云："蛇床，三月生苗，高二三尺，叶青碎作丛似蒿枝，每枝上有花头百余结同一窠，似马芹类，四五月开白花，又似散水子，黄褐色如黍米，至轻虚，五月采实阴干。"

疑"无"条为伞形科植物蛇床 Cnidium monnieri（L）Cuss 一类植物。

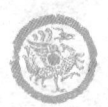

42 竹

西次二经：高二，其草多竹①。北次三经：京山多竹，虫尾之山，轩辕之山，其下多竹。中山经：渠猪之山，其上多竹。中次六经：长石之山有谷焉，名曰共谷，其中多竹。中次八经：荆山、大尧之山，师每之山，其草多竹。中次十一经：从山，其下多竹。中次十二经：夫夫之山，其草多竹。

① 竹：郝懿行《笺疏》云："案之为物，亦草亦木，故此经或称木，或称草。"《说文》云："竹，冬生草也。"《说文解字系传通释》云："锴曰：冬生者，冬不死。箁箬，竹皮箨之属。"《毛诗》云："如竹苞矣""籊籊竹竿，以钓于淇。"《韩诗外传》："凤凰食帝竹实。"《礼记·考工记》云："凡取干之道七：柘为上……竹为下。"《吕氏春秋》

曰："黄帝伶伦为律，伦取竹，断两节间而吹之。"《淮南子》云："竹以水生。"《史记·货殖列传》云："渭川千亩竹，其人与千户侯等。"《汉书》云："高祖为亭长，乃以竹皮为冠。"《文士传》云："蔡邕为椽竹可为箭。"《三辅黄图》云："以竹为宫，天子居中。"《三辅旧事》云："宣将军有青竹由。"《博物志》云："以涕挥竹，竹尽斑。"盛弘之《荆州记》云："风吹此竹，如箎管之音。"

竹的药用：《本草经》云："竹叶，主咳逆上气，溢筋急，恶疡，杀小虫。根，作汤，益气，止渴，补虚，下气。汁，主风痉。"《名医别录》云："竹叶，除烦热，风痓，喉痹，呕吐，竹沥，疗暴中风，风痹，胸中火热，止烦闷。皮茹，主呕哕，温气，寒热吐血，崩中，溢筋。"

竹的形态：《本草经》云："竹类甚多，谨按《竹谱》箽竹坚而促节，体圆而质劲，皮白如霜，大者宜刺船，细者可为笛。"《本草纲目》云："竹皆土中苞笋，各以时而出，旬日落箨而成竹也，茎有节，节有枝，枝有节，节有叶。六十年一花，花结实，其竹则枯。"

按：竹为禾本科植物中亚竹科各种竹类的统称，常见有箭竹、方竹、毛竹、箬竹等。

43 檀

西次二经：鸟危之山，其阴多檀[①]。众兽之山，其下多檀，莱山，其木多檀。西次四经：白于之山，其下多檀。中次八经：景山，灌山、师每之山，其木多檀。中次九经：崃山，其木多檀。中次十经：复州之山，丙山，其木多檀。中次十一经：几山多檀。中次十二经：风伯之山、即公之山、尧山，其木多檀。

①檀：郭璞注云："檀中车材。"《诗·魏风》云："坎坎伐檀兮。"《诗·郑风》："无折我树檀。"陆玑《诗疏》云："上山斫檀，掸檖先殚。"《淮南子》云："十月，官司马，其树檀。"《论衡》云："树檀以五月生叶。"郭璞注《尔雅》："魄，榽橀；魄，大木，细叶，似檀。"晋《广要传》云："檀，疆韧之木。"

檀的药用：《本草拾遗》云："檀树，取其皮和榆皮为粉食之，可以断谷（亦可救荒断食）。又有一种檀，极主疮疥，杀虫，有小毒。"

檀的形态：陆玑《诗疏》云："妥有树檀；檀木，皮正青滑泽，与系迷相似。"《本草拾遗》云："檀，似秦皮。又有一种叶如檀，高五六尺，生高原，花四月开，色正紫，亦名檀，根如葛。"《救荒本草》云："檀树高一二丈，叶似槐叶而长大，味苦。"

按：古代书上及本草所讲的"檀"，似是豆科植物各种檀，如黄檀 *Dalbergia hupeana* Hance 等一类植物。

檀木坚密，耐受冲撞，各种器具柄、手车心轴多用此木制之，此与郭璞所注"檀中车材"义合。其根名檀根，有小毒，外用杀虫治疥疮。

由于檀木坚实有用，可制生产工具，所以在《诗经》时代，檀木就已为人们所栽培了。所以《诗·小雅》云："乐彼之园，爰有树檀。"《诗·郑风》云："无折我树檀。"这个"树"字，即种植的意思。

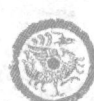

44 楮

西次二经：鸟危之山，其阴多楮①，众兽之山，其下多楮，莱山，其木多楮。**西次四经**：鸟山，其上多楮。**中次六经**：廆山，其木多楮。**中次十二经**：风伯之山、夫夫之山、阳帝之山、柴桑之山，其木多楮。

① 楮：详32"穀"条注①。

45 櫻木

西次二经：底阳之山，其木多櫻①。

① 櫻：郭璞注《山海经》云："櫻，似松有刺，细理。音即。"《说文解字系传通释》云："櫻，细理木也，从木，髮声。锴按《字书》櫻木似松。张衡《南都赋》亦言之。"按松树皆无刺，唯有沙木高大似松，其叶呈线状披针形，老时坚硬似刺。安徽、江西等地，称杉木名刺杉。疑櫻木或为杉木。《南方草木状》云："杉，一名柀煔。"《尔雅》云："柀，煔。"郭璞注云："煔似松，生江南，可以为船，作桂，埋之不腐。"《尔雅翼》云："煔木类松而劲直，叶附枝生，若刺针。"《说文解字注》云："柀，煔也，即今之杉木也，煔与杉为正俗字。"《说文解字系传通释》云："樧，木也。锴曰：即今杉字。"

杉的药用：《名医别录》云："杉材微温，无毒。主疗漆疮。"《唐本草》注云："杉材木，水煮汁，浸捋脚气肿满。服之疗心腹胀痛，去恶风。"

杉的形态：《本草图经》云："杉木类松而劲直，叶附枝生若刺。"《本草衍义》云："杉干端直，大抵如松，冬不凋。"《群芳谱》云："杉类松，而干端直，大者数围，高十余丈，文理条直，叶粗厚微扁，附枝生有刺，至冬不凋。"

按：櫻为杉科植物杉木 Cunninghamia sinensis R.Br. 一类植物。杉木是我国特有林木，木理通直色白，耐久，有香气，不为白蚁所蛀，适合建筑用材。

杉木味辛微温，能辟秽，散湿毒，降逆，止痛，适用于漆疮、风湿毒疮、脚气、心腹胀痛。其皮亦治漆疮、烫伤、水肿，其叶捣汁擦，治天疱疮、烧伤。杉木节酒浸，治骨节疼痛。

46　豫章

西次二经：底阳之山，其木多豫章①。中次九经：蛇山、玉山，其木多豫章。

① 豫章：郭璞注《山海经》云："豫章，大木似楸，叶冬夏青，生七年而后复可知也。"郝懿行《笺疏》云："案《尔雅》云：'榆，无疵'。郭注云：'榆，梗属，似豫章'。《子虚赋》云：'楩、枏、豫章。'颜师古注云：'豫即枕木，章即樟木，二木生至七年，乃可分别。'《后汉书·玉符传》注云：'豫章，即樟木也。'《淮南子·修务训》云'楩、柚，豫章之生也，七年而后知'，是郭注所本，注'复'字衍。"《说文解字系传通释》云："古谓木材之实者为章，故曰豫章之材。《史记·货殖列传》曰'木，千章'"，《御览》卷975引《庄子》云："腾猿得豫章，揽蔓而生长其间。"《尸子》云："土积则生楩、枏、豫章。"《群芳谱》云："豫章乃二木名，一名乌樟，一名枕樟，又名钓樟。"

豫章的药用：《名医别录》云："钓章根皮，主金疮止血。"陈藏器云："樟材，味辛，温，无毒。主恶气、中恶、心腹痛、鬼疰、霍乱、腹胀、宿食不消、常吐酸臭水，酒煮服之。亦作汤浴，治脚气，除疥瘙风痒。作履除脚气。"

豫章的形态：陆玑《草木疏》云："豫章，叶大如牛耳，一头尖，

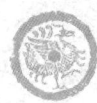

赤心，花赤黄，子青不可食。"《唐本草》注云："钓樟*生郴州山谷，树高丈余，叶似柟（音南）叶面尖长，背有赤毛若枇杷叶。"《群芳谱》云："豫樟，树高丈余，小叶似柟而尖长，背有黄赤茸毛，四时不凋，夏开细花，结小子，肌理细腻有纹，故名樟。"

按：豫章为樟科植物樟树 Cinnamomum camphora（L.）Presl一类植物。

樟树气香，能避虫害，用以制木箱、书箱、标本厨等，其枝干、叶、根可供蒸制樟脑及樟脑油。樟脑有局部刺激作用，能改善局部血液循环，用以配制冻疮膏，擦冻疮很佳，配成酒剂，外擦扭挫伤瘀滞胆痛。

【附】

钓樟：《唐本草》注文中的钓樟，是樟科山胡椒属植物钓樟 Lindera umbellata Thunb一类植物。钓樟的名称最早见录于《名医别录》。陈嵘《中国树木分类学》355页标注"钓樟"的出典为《本草纲目》，可能有误。

47 棠

西次二经：中皇之山，其下多棠。西次三经：昆仑之丘，有木焉，其状如棠①。西次四经：中曲之山，有木焉，其状如棠。中次三经：蔉山，有木焉，其状如棠。中次九经：岷山，其木多棠。

① 棠：郭璞注《山海经》云："棠，棃也。"郝懿行《笺疏》云："案棠有赤、白，见《尔雅》，皆今杜棃也。"《说文解字系传通释》云：

"牡曰棠，牝曰杜。"又云："杜，甘棠也。"《尔雅》云："杜，甘棠也。"又云："杜，赤棠；白者棠。"樊光注云："赤者为杜，白者为棠。"《诗·唐风》云："有杕之杜。"《传》云："杜，赤棠是也。"《诗·召南》云："蔽芾甘棠。"《毛传》："甘棠，杜也。"陆玑《毛诗草木疏》云："甘棠，今棠梨，一名杜梨。赤棠与白棠同耳。但子有赤、白、美、恶，子白色为白棠。甘棠子少酢滑美，赤棠子涩而酢无味。俗语云：'涩如杜'是也。赤棠木理韧，亦可以作弓干。"《离骚》曰："甘棠苦于丰草。"《西京杂记》云："上林苑有棠梨宫，在甘泉苑垣外云阳县南三十里。"《齐民要术》云："梨核每颗十余粒，种之惟一二子生梨，余皆生杜。然接梨者必用之。"晋孙楚《杕杜赋》云："家弟以虞氏梨赋见示，余谓岂以梨有用为贵，杜无用为贱。"陈启源《毛诗稽古编》云："甘棠即杜，树似梨而小，子霜后可食。"盖棠即野梨。

棠的药用：《本草纲目》云："棠梨，烧食，止滑痢。枝叶主霍乱吐泻不止，转筋腹痛。取一握同木瓜二两，煎汁细呷之。"

棠的形态：《本草纲目》云："棠梨，野梨也，树似梨而小，叶似苍术叶，亦有团者，三义者，叶边皆有锯齿。二月开白花，结实如小楝子大，霜后可食，其树接梨甚嘉。有甘、酢、赤白两种，按陆玑《诗疏》云：'白棠，甘棠也'。"

按：棠为蔷薇科植物杜（杜梨）*Pyrus betulifolia* Bunge 一类植物。杜梨果实近小球形，比正常梨小，味酸，通常用以养苗，以为其他梨树的接木，正如《本草纲目》所云"其树接梨甚嘉"。按接梨技术，早在北魏（公元5世纪末）贾思勰《齐民要术》中已有详细记载。《西京杂记》记载汉武建元三年（公元前138年）开上林苑（果园），苑中除种植果树外，还建筑有各种宫殿，其中有一个宫殿以棠梨名之，有人认为这个棠梨可能是棠和梨的接种。

48　崇吾山木①

西次三经：崇吾之山，有木焉，员叶而白柎②，赤华而黑理，其实如枳③，食之宜子孙④。

① 崇吾山木：《山海经》原文中无此名，为了研究方便，暂用此名。

② 白柎：郭璞注《山海经》云："今江东人呼草木子房为柎，音府。一曰：柎，华下鄂，音丈夫字，或作柎，音符。"郝懿行《笺疏》云："案经文柎当为柎，故郭音府。其音符者，乃从木旁，传写谬误，遂不复可别，今正之。一曰：柎，华下鄂者，本《诗》郑笺云：'鄂不韡韡，承华曰鄂'。不读为柎，柎，鄂足也，不柎同。《释文》云：'柎亦作跗'，是郭义所本也。"

按：郭璞所注"柎，华下鄂"，鄂即花鄂，位于花的外轮，在花芽期起保护作用。

③ 其实如枳：郝懿行《笺疏》云："案《说文》云'枳木似橘'，《考工记》云'橘逾淮而北为枳'。"按橘原生南方，古人移植北方，驯化而不成，故有"橘逾淮而北为枳"的说法。陈藏器《本草拾遗》云："旧云江南为橘，江北为枳，今江南俱有枳、橘，江北有枳无橘，此自是种别，非关变也。"

今日所用的枳，是芸香科植物枸橘、酸橙、香圆等果实，其幼果名枳实，将近成熟的果实名枳壳。枳实、枳壳作用大体相同，唯枳壳的作用比较缓和，治胸胁胀痛，产后子宫脱垂，久泻脱肛，呕逆咳嗽等。

④ 食之宜子孙：郝懿行《笺疏》云："案《周书·王会》篇云'康民以桴苡，桴苡者，其实如李，食之宜子'。《说文》引《书》作

'芣苢'，《系传》引《韩诗》亦云'芣苢，木名，实如李'。陶注《本草》'车前子'亦引《韩诗》言芣苢是木，似李，食其实，宜子孙，与《周书》合。是知芣苢有草有木。《周书》所说是木类，疑即此。"

《说文解字系传通释》云："芣苢，一名㠯，其实如李，令人宜子。"《韩诗》云："芣苢，木名，实似李。"

此条《山海经》文，所讲的木，原无名称，仅讲了一点形态和功用。从其功用"食之宜子孙"来看，该木有点像《诗经》所说的"木桴苡"。

桴苡的果实如李，李是蔷薇科植物李树 Prunus salicina Lindl. 一类植物。

49 枳

西次三经：崇吾之山，有木焉，其实如枳[①]**。北山经：北岳之山，多枳。**

[①] 枳：《说文》云："枳木似橘。"《说文解字系传通释》云："枳木，即药家枳壳也，古云，枳棘非鸾凤所栖。潘岳《闲居赋》曰：芬枳树离。"《周礼·考工记》云："橘逾淮而北为枳。"《列子·汤问》篇："吴楚之国，有大木焉，其名为柚……渡淮而北，化为枳焉。"《晏子春秋·内篇杂下》："橘生淮南为橘，生于淮北为枳。"《淮南·原道训》："橘树江北，则化为枳。"《博物志》云："橘渡江北化为枳。"陈藏器《本草拾遗》云："旧云江南为橘，江北为枳，今江南俱有枳、橘，江北有枳无橘，此自是种别，非关变也。"（按橘原生于南方，古人移植北方驯化而不成，故有"橘逾淮而北为枳"之说）《四民月令》

云："九月九日收枳实。"《后汉书·仇览传》云："枳棘非鸾凤所栖。"冯衍《显志赋》云："捷六枳而为篱兮。"

枳的药用：《本草经》云："枳实，主大风在皮肤中如麻豆苦痒，除寒热结，止痢，长肌肉，利五藏。"《名医别录》云："枳实，除胸胁痰癖，逐停水，破结实，消胀满，心下急，痞痛、逆气、胁风痛，安胃气，止溏泄，明目。"

枳的形态：《本草图经》云："枳如橘而小，高亦五七尺，叶如枨，多刺，春生白花，至秋成实，九月、十月采。"

按：枳，指芸香科植物的枸橘 Poncirus trifoliata (L) Raf. 一类植物。

本树民间多栽为篱垣，正如潘岳《闲居赋》说："芳枳树篱。"亦可用作柑橘类及金柑之接木。

枸橘的幼果名枳实，将近成熟的果实名枳壳。

枳实能行气，破积滞，宽肠胃，治饮食积滞，胃肠膨满，泄泻下痢，胃下垂等症。

枳壳作用同枳实，但枳壳药力较和缓，治胸胁胀痛，产后子宫脱垂，久泻脱肛、呕逆咳嗽。

商品的枳实、枳壳，除枸橘的果实外，芸香科植物酸橙 Citrus aurantium L 或香圆 Citrus wilsonii Tanaka 等一类植物的果实亦作枳实、枳壳用。

50 嘉果

西次三经： 不周之山，爰有嘉果[①]，其实如桃，其叶如枣，黄华而赤柎，食之不劳。

《太平御览》卷 964 引《山海经》云："嘉果，其实如桃李，其华赤，食之不饥。"

① 嘉果：今本《山海经》所言嘉果，和《御览》所言嘉果不同。

今本《山海经》所言嘉果，"实如桃，叶如枣，黄华（花），赤柎（鄂），食之不劳（忧）"，当非桃树一类植物。桃花为淡红色，不是"黄华（花）"，古人并以淡红色桃花形容人美，《艺文类聚》卷86引《文选》云："南国有佳人，容华若桃李。"

《御览》所言嘉果，很像桃树一类植物。虽言"其实如桃李"，但不是李，因为花白色，不是"其华赤"，所以《御览》所言的嘉果，似是蔷薇科植物桃树 Amygdalus persica（L）Batsch 一类植物的果实。详81"桃"条注①。

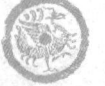

51 丹木

西次三经：峚（音密）山，其上多丹木①，圆叶而赤茎，黄华而赤实，其味如饴，食之不饥。

① 丹木：《山海经》讲"丹木"有两处，除本条外，西次四经有个"丹木"，实大如瓜，食之已瘅。

本条"丹木"的形态，是叶圆、茎赤，其味如饴。

饴即饴糖。《名医别录》云："饴糖，味甘，微温，主补虚乏，止渴、去血。"陶弘景《本草经集注》云："方家用饴糖，乃云胶饴，皆是湿糖如厚蜜者。"《蜀本草图经》云："饴糖即软糖也，北人谓之饧，粳米、粟米、大麻、白术、黄精、枳椇子等，并堪作之，惟以糯米作者入药。《本草衍义》云："饴糖即饧是也，多食动脾风，今医家用以和药，糯与粟米作者佳。"

像饴糖一样有甜味的植物，有甜菜、甘蔗、甘草。甜菜没有茎，与丹木茎赤不相合。甘蔗茎暗紫或青，但叶长而不圆，和丹木叶圆亦不相合，唯有甘草有点像丹木。郭璞注《尔雅》云："甘草，叶似荷，茎赤。"荷叶是圆的，寇宗奭《本草衍义》云："甘草枝叶悉如槐。"按槐叶亦呈圆形。从甘草叶圆、味甜、表皮呈红褐色，同丹木圆叶而赤茎，其味如饴相比较，倒是有点像的。

疑"丹木"或为豆科植物甘草 *Glycyrrhiza uralensis* Fisch 一类植物。

甘草在《诗经》时代已有记载，《诗·唐风》云："采苓采苓，首阳之巅。"苏颂《本草图经》云："蘦与苓通用。首阳之山在河东（指今日山西，在黄河东）蒲坂县，乃今甘草所生处。"《尔雅》云："蘦，大苦。"释曰："蘦，一名大黄。"郭璞注云："甘草也，蔓延生叶似荷，青黄，茎赤有节，节有枝相当。"《名医别录》云："甘草，一名蜜甘，一名美草，一名蜜草，一名蕗草。"

甘草药用：《淮南子》云："甘草生肌肉。"《本草经》云："甘草，味甘、平，主五藏六府寒热邪气，坚筋骨，长肌肉，倍力，金疮肿，解毒。"《名医别录》云："甘草温中下气，烦满短气，伤藏咳嗽，止渴，通经脉，利血气，解百药毒。"

甘草形态：沈括《梦溪笔谈》云："甘草枝叶悉如槐，高五六尺，但叶端微涩，而糙涩，似有白毛，实作角生，如相思角，四五角作一本生，熟则角拆；子如小扁豆，齿齿不破。"苏颂《本草图经》云："甘草，春生青苗，高一二尺，叶如槐叶，七月开花似柰，冬结实作角子如毕豆，根长者三四尺，粗细不定，皮赤，上有横梁，梁下皆细根也。"

今日所用的甘草为豆科植物甘草 *Glycyrrhiza uralensis* Fisch，味甘、平，泻火解毒，润肺止咳，补脾缓中，调和诸药。生用泻火，炙用温中。治脾胃虚弱，疮疡肿毒，咳嗽或喘息，缓和药物烈性。甘草梢治小便涩痛，甘草节治痈疽毒肿。甘草忌芫花、大戟、甘遂、海藻。

52 榣木

西次三经：槐江之山，其阴多榣木[①]之有若。

① 榣木：郭璞注云：“榣木，大木也，言其上复生若木，大木之奇灵者为若，见《尸子》。《国语》曰：‘榣木不生花也’。”韦昭注《国语·晋语》云：“榣木，大木也。”《山海经》大荒西经有榣山，郭璞注云：“此山多榣木。”《玉篇》云：“榣，木名，又通作瑶。”《楚辞·哀时命》云：“击瑶木之橝枝。”王逸注云：“言已既登昆仑，复欲引玉树之枝。”《说文》云：“櫾，昆仑河隅之长木也。”《穆天子传》云：“天子乃钓于河，以观姑櫾之木。”郭注云：“姑櫾，大木也。”

郭璞《榣木赞》云：“榣惟灵树，爰生若木，重根增驾，流光旁烛，食之灵化，菜名仙录。”

按：“榣”“櫾”字形相似，所名的木，都说是大木、长木。而“櫾”字的简写是“柚”，疑“櫾木”即“柚木”。柚木是马鞭草科柚木属植物柚木 *Tectona grandis* L. 一类植物，这种柚木高达 45 米以上，直径大者达 2.4 米，和古书上所讲的长木、大木义合。

但柚木原产于泰国、缅甸，在《山海经》时代，我国西南部是否也有这种树，不详。

53 沙棠

西次三经：昆仑之丘，有木焉，其状如棠①，华黄，赤实，其味如李②而无核，名曰沙棠③，可以御水，食之使人不溺④。

① 棠：郭璞注《山海经》云："棠，梨也。"郝懿行《笺疏》云："案棠有赤、白，见《尔雅》，皆今杜梨也。"《尔雅》云："杜，甘棠也。"又云："杜，赤棠，白者棠。"《诗·召南》云："蔽芾甘棠。"《毛传》云："甘棠，杜也。"陆玑《毛诗草木疏》云"甘棠，今棠梨，一名杜梨"，余详见"棠"条注①。

② 李：《尔雅》云："休，无实李；痤，接虑李；驳，赤李。"《毛诗》云："投我以木李，报之以琼玖。"
按：李是蔷薇科李树 Prunus salicina Lindl 一类植物。

③ 沙棠：《艺文类聚》卷 87 云："晋张协《都蔗赋》曰'皋苏妙而不逮，何况沙棠与椰实'。"又云："沙棠，如棠，味如李，无核。《吕氏春秋》果之美者，沙棠之实。"高诱注《吕氏春秋·本味》篇云："沙棠，木名也。"《汉书·司马相如传》云："沙棠，栎、槠。"《本草纲目》卷引"沙棠果"条："沙棠，今岭外宁乡泷水罗浮山中皆有之，木状如棠，黄花，赤实，其味如李而无核，食之却水病。"

按：沙棠是梨属植物 Pyrus.SP.《本草纲目》所讲的"沙棠果"，是像"沙梨"。沙梨的花偏黄色，果实通常为赤褐色，与"黄花""赤实"义合。疑沙棠果为蔷薇科植物沙梨 Pyrus pyrifolia (Burm.f.) Nakai 一类植物。

④ 可以御水，食之使人不溺：郭璞注云："言体浮轻也，沙棠为木，不可得沉。"又云："沙棠刻以为舟，汎彼沧海，以遨以游。"

54　蓱草

西山经：昆仑之丘，有草焉，名曰蓱草^①，其状如葵，其味如葱，食之已劳。

①蓱：蓱即古"蘋"字。蘋，有时写成萍、荓，现在简写成"苹"。这个简体字"苹"，在古书上是一种蒿的名称，例《诗·小雅》云"呦呦鹿鸣，食野之苹"，此苹乃蒿属。

关于"萍、荓"，古书多指浮萍。《说文》云："萍无根，浮水而生，但有小须，垂水中而已。"《楚辞》曰："窃伤兮浮萍无根。"《淮南子》云："萍植根于水，木植根于地。"《世说》云："杨花入水为浮萍。"《月令》云："季春，谷雨之日，萍始生。"因为这种草生于水中，无根而浮，常与水平，故名浮萍。

关于"蘋"，古书所指，似无定物，可能由于同名异物的关系，兹将各书所讲的"蘋"介绍如下：

以萍之大者为蘋。《毛诗》云："余以采蘋。"《毛传》曰："蘋，大萍也，蓱、蘋古今字。"陆玑《毛诗草木疏》云："蘋，今水上浮萍是也，其粗大者谓之蘋，小者曰萍，季春始生，可糁蒸以为茹，又可用苦酒淹以就酒。"《说文解字注》云"蓱，大萍也"，又云："苹、荓，其大者蘋。"《尔雅》云："萍、荓，其大者蘋。"郭璞注云："水中浮萍，江东谓之薸。"邢昺《尔雅疏》引舍人曰："萍，水上小浮萍，一名荓，江东谓之薸，大者名蘋。"郑樵《昆虫草木略》云："萍，浮萍也，今谓之薸，其大者蘋，即萍类而大者。"

以菁为蘋：郑樵《昆虫草木略》云："按萍属不可食，蘋必菁类，

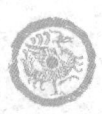

叶亦圆，浮水上如萍也。"

以苹菜为蘋：陈藏器《本草拾遗》云："蘋叶圆，阔寸许，叶下有一点如水沫，一名苹菜。"《本草图经》注同此。

以芹菜为蘋。周处《风土记》云："萍，蘋，芹菜之别名。"

以田字草为蘋：《尔雅翼》云："蘋叶正四方，中拆如十字，根生水底，叶敷水上，不若小浮萍之无根而漂浮也。"《本草纲目》卷十九云："蘋乃四叶菜，叶浮水面，根连水底，其茎细于菁、荇，其叶大如指顶，面青背紫，有细纹，四叶合成，中拆十字。"《植物名实图考》云："水萍，《本经》中品，《尔雅》：萍、蓱，其大者蘋。《吴普本草》始别出，蘋即俗呼田字草。"又云："蘋，四叶合成一叶，如田字形。或以其开小白花，因呼曰蘋。或为生水中者为白蘋，生陆地者为青蘋，水生者可茹云。"

古人认为浮萍是不能吃的，而蘋能够当菜吃的。《左传》云："蘋、蘩、蕴、藻之菜。"《吕氏春秋》云："菜之美者，有昆仑之蘋。"《诗缉》云："蘋可茹，萍不可茹。"郑樵云："按萍属不可食。"

那么，《山海经》的蓡草是什么呢？郭璞注《山海经》引《吕氏春秋》曰："菜者美者，昆仑之蘋。"郝懿行《笺疏》云："案《文选》注陆玑《拟古诗十二首》引此经文引《字书》曰：'蓡亦蘋字也'。"又云："案郭引《本味》篇文也。高诱注云：'蘋，大蘋，水藻也'。"

按：郭璞、郝懿行所注，《山海经》的"蓡草"即"蘋"。按《本草纲目》卷十九所释这个"蘋"为田字草，并引《山海经》云："食之已劳。"田字草为蘋科植物蘋 *Marsilea quadrifolia* L 一类植物。

田字草是水田中的有害杂草，全草亦可入药，有清热解毒、利水消肿作用，外用治疮肿、毒蛇咬伤。

但是，《本草纲目》将陈藏器《本草拾遗》的"苹菜"和"田字草"并为一条，同列在"蘋"的标题中。而《本草拾遗》所讲"苹菜"的形态："蘋叶圆，阔寸许，叶下有一点，如水沫，一名苹菜。"全不像"田字草。"田字草的形态："其叶大如指顶……四叶合成，中拆十字。"

另外，田字草没有气味，和《山海经》"蘋草，其状如葵，其味如葱"也不相符。

在上述蘋的各种同名异物中，大都是没有气味的，只有周处《风土记》"蘋，芹菜之别名"，这个同名异类"芹菜"是有气味的，而且气味有点像葱，疑《山海经》的蘋草，或为芹菜一类植物。

55 稷

西次三经：糈用稷米①。海内经：西南黑水之间，有都广之野，爰有膏稷。

① 稷：稷和黍是同一物的两个品种。隋陆法言《广韵》云："稷，五谷之总名，一曰黍属。"《本草纲目》云："稷与黍，一类二种也；黏者为黍，不黏者为稷。"胡先骕《经济植物学》云："河北人之区黍、稷，谓黍秆生而有毛，稷秆无毛；黍穗聚，而稷穗散。"

稷的别名有穄、粢、粱、明粢、穈、黄米。

《唐本草》云："本草有稷不载穄，稷，穄也。"玄应《一切经音义》引秦李斯《苍颉》篇云："穄，大黍也，似黍而不黏，关西谓之糜。"《说文》云："稷，粢也，五谷之长。"又云："粢，稷也，或作齍。"《说文解字系传通释》云："稷，即穄，一名粱，字亦作齍，楚人谓之稷，关中谓之糜，呼其米为黄米。"《玉篇》云："黍、稷在器曰齍。"《广韵》云："齍，祭饭也。"《曲礼》云："稷曰明粢。"《尔雅》云："粢，稷也。"《群芳谱》云："稷，一名穄，一名粱。"

古代稷、粟不分，前汉犍为舍人注《尔雅》云："粱，一名稷。稷，粟也。"又云："今江东呼粟为稷。"《汉书·宣帝纪》云："元康四年（公元前62年），嘉谷玄稷。"服虔注云："玄稷，黑粟也。"三国魏人孙炎注《尔雅》云："稷，粟也。"晋代郭璞注《尔雅》云："粢，稷也，今江东呼粟为粢。"《穆天子传》云："腹稷三十车。"郭璞注云："稷，粟也。"

稷和黍皆为古代人民主要粮食，甲骨文就有黍、稷的记载。于省吾《商代的谷类作物》一文，谓殷代甲骨文黍的出现，凡百余见。齍（稷）的出现，凡三十余见。《诗经》中记载黍、稷亦很多。《诗·豳风》云："九月筑场圃，十月纳禾稼；黍稷重穋，禾麻菽麦。"《毛传》曰："后熟曰重，先熟曰穋。"《诗经》云："彼黍离离，彼稷之苗。"由此可见，黍、稷在殷代已被人们作为粮食吃了，到了《诗经》时代，并能把野生的黍、稷驯化为人工种植，得到先种、后种、先熟、后熟等不同品种的概念，这也说明我们祖先勤劳与智慧。

稷的药用：《名医别录》："稷米，味甘，无毒。主益气，补不足。"

稷的形态：《本草图经》引《广雅解》云："稷如黍黑色。稷有二种，一黄白，一紫黑，其紫黑者名芑，有毛，北人呼为乌禾是也。"《本草纲目》云："稷黍之苗，似粟而低小，有毛，结子成枝而殊散，其粒如粟而光滑，三月下种，五六月可收，亦有七八月收者，其色有赤、白、黄、黑数种，黑者禾稍高，今俗通呼为黍子，不复乎稷矣。"

按：稷为禾本科植物黍 *Panicum miliaceum* L. 一类植物的种子之不黏者，散穗，秆上无毛。若种子黏，聚穗，秆上有毛，称为黍。

56 茚

西次四经：阴山，其草多茚①。

① 茚：郭璞注《山海经》云："茚，兔葵也。"《诗·鲁颂》云：

"薄采其茆。"《传》云："茆，凫葵也。"《周礼·醢人》云："朝事之豆，其实茆菹。"郑玄注云："茆，凫葵也。"《说文》云："茆，凫葵也。"《说文解字系传通释》云："蓴，鸟葵。"徐锴曰：《本草注》云："江南人名猪莼，堪食。"又云："菹，酢菜也。锴曰：以米粒和酢以渍菜也。《周礼》醢人掌七菹：韭菹、菁菹、茆菹、葵菹、芹菹、箈菹、笋菹，《齐民要术》有酢浆者菜为菹也。"又云："茆，凫葵，从草，卯声。《诗》曰：言采其茆。"《广雅》云："蓴，茆，凫葵。"

但陆玑《诗疏》和本草著作把茆、凫葵释为二物。

（一）茆：陆玑疏云："茆，南人谓之莼菜，或谓之水葵。"《广韵》云："莼，水葵也。"《本草纲目》云："莼字本作莼。"

（二）凫葵：《唐本草》云："凫葵，即荇菜也，一名接余。"《开宝本草》云："荇，即荇菜也。"陆玑疏云："荇，一名接余。"

以后《本草纲目》《植物名实图考长编》皆把茆、凫葵分别立为两条，茆一名菁，一名莼，凫葵又名荇菜。

莼的药用：《名医别录》云："莼，味甘、寒，无毒，主消渴，热痹。"陶弘景云："莼性冷补，下气，杂鳢鱼作羹，亦逐水而性滑。"《唐本草》注云："莼久食大宜人，合鲋鱼为羹食之，在胃气弱不下食。"《晋书》云："张翰每临秋风，思鲈鱼莼羹以下气。"

莼的形态：陆玑《诗疏》云："茆与荇菜相似，叶大如手，赤圆，有肥者著手中滑不得停，茎大如匕柄，叶可以生食，又可煮，滑美，南人谓之莼菜。"《齐民要术》云："莼，水深则茎肥而叶少，水浅则茎瘦而叶多，其性逐水而滑，故谓之莼菜。"

按：茆即菁，为睡莲科植物莼菜 Brasenia schreberi J.F.Gmel. 一类植物。莼菜有清热、利水、消肿、解毒作用，适用于热痢、黄疸、痈肿、疔疮等，但药力不大。

至于凫葵，是龙胆科植物荇菜 Nymphoides peltatum （Gmel.）O.Kuntze 一类植物。

57　蕃

西次四经：阴山，其草多蕃①。

① 蕃：郭璞注《山海经》云："蕃，青蕃，似莎而大。"郝懿行《笺疏》云："蘋，青蘋，似莎者。《子虚赋》云：'薛莎青蘋'，是蕃依字当为蘋。李善注《南都赋》引此郭注正作蘋。云：'蘋，青蘋，似莎而大'。高诱注《淮南子·览冥训》云：'蘋，状如葴，葴如葭也，莎草名也'。"

按：郝氏《笺疏》，蕃即蘋，《淮南子·览冥训》云："路无莎蘋。"高诱注蘋即莎草名也。

莎草异名很多，如薃、蒿、侯莎、台、夫须，地毛、雀头香。

《广雅》云："地毛，莎随也。"《说文》云："蘋，青蘋似莎者。"《说文解字系传通释》云："蘋，青蘋，似莎者。《上林赋》薛莎青蘋。"《楚辞·招隐士》云："青莎杂树兮，蘋草靃靡。"《尔雅》云："薃，侯莎，其实缇。"《夏小正》云："正月缇缟。"《传》云："缟也者，莎随也；缇也者，其实也。"《诗·小雅》云："南山有台。"陆玑《毛诗草木疏》云："台，夫须，旧说：夫须，莎草也，可为蓑笠，都人士云：台笠缁撮。或云：台草有皮坚细滑致，可为簦笠，似御雨是也，南山多有。"《尔雅》云："台，夫须。"郭璞注云："台可以为御雨笠。"舍人云："台，一名夫须。"《名医别录》云："莎草，一名薃，一名侯莎，其实名缇。"《唐本草》云："此草根名香附子，一名雀头香。"

莎草药用：《名医别录》云："莎草根味甘，微寒，无毒，主除胸中热，充皮毛，久服利人益气，长须眉。"《唐本草》云："此草根大下气,除胸腹中热。"苏颂《本草图经》云:"其药疗膀胱间连胁下时有气妨,皮肤瘙痒瘾疹,常有忧愁。"

莎草形态:《唐本草》注云:"莎草茎叶都似三棱,根若附子,周身多毛,交州者最胜,大都如枣。"苏颂《本草图经》云:"莎草苗叶如薤,而瘦,根如筋斗大。"

疑"蓲"为莎草科莎草 Cyperus rotundus L. 一类植物。其根茎名香附,味辛微苦,理气解郁,调经止痛。治气郁所致各种气痛、胁痛、胃痛、月经痛。

58 蓑

三危之山,有兽,其豪如被蓑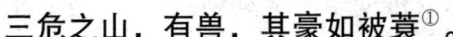。

① 蓑:郭璞注《山海经》云:"蓑,被雨草衣。"《埤雅》云:"台,夫须。夫须,莎草也。可以为笠,亦可以为蓑。"《尔雅翼》云:"台者,莎草,可以为雨衣,今人谓之蓑衣。"《国语·齐语》曰:"今夫农时,雨既至,脱衣就功,首戴茅蒲,身衣被襏。"韦昭曰:"茅蒲,簦笠也。"又曰:"被襏,衰薜衣也。"《篆文》云:"台,一名山莎。"《名医别录》云:"莎草,一名薃,一名侯莎,其实名缇。"

按:《埤雅》所注,蓑即莎草,莎草是莎草科香附子 Cyperus rotundus L. 一类植物,详57"蓲"条注。

但今日的蓑草乃是禾本科植物拟金茅 Eulaliopsis binata (Retz) C.E.Hubb 一类植物。

59　茈草

西次四经：劳山多茈草①。北山经：敦薨之山，其下多茈草。北次三经：咸山多茈草。中次九经：隅阳之山，其草多茈。

① 茈草：郭璞注《山海经》云："一名茈蒀，中染紫也。"郝懿行《笺疏》云："茈草即紫草。《尔雅》云'藐，茈草'。《广雅》云'茈戾，茈草也'，是郭所本。"

按：茈、紫，古字通用。郭璞注《南次二经》"洵水其中多茈蠃"云："紫色螺也。"司马彪注《上林赋》曰："茈姜，紫色之姜。"茈草即紫草。

茈的异名有藐、蒀、缤、苅、蘩等。《说文解字注》云："茈，茈草也。"又云："藐，茈草，从草，須声，莫觉切。"《尔雅》云："藐，茈草。"《广雅》云："茈蒀，茈草也。"《说文解字系传通释》云："蒀草，可以染留黄。锴曰：'史仪制多言绿缤，即此草所染也。'"郑注《周礼·周官掌染草》云："染草，茅蒐，橐芦，豕首，紫苅之属。"《疏》云："紫苅，即紫蒀也。"《字说》说："缤，紫也，缤以蒀染。"《说文》云："蒀，草也，可以染留黄，其染录者，谓之录蒀，梁紫者，谓之紫戾。"《汉书百官公卿表》云："金玺蘩绶。"晋灼注云："蘩，草名，出琅琊平昌县。似艾，可以染录，因此为绶名，此录蒀也。"

郭璞注《尔雅》云："茈草，可以染绛，一名茈戾。"《本草经》云："紫草，一名紫丹，一名紫芙。"《吴普本草》云："紫草，一名地血。"《本草纲目》云："紫草，一名鸦衔草。"

紫草药用：《本草经》云："紫草，味苦，寒，主心腹邪气，五瘅，补中益气，利九窍，通水道。"《名医别录》云："紫草，无毒，疗腹肿胀满痛，以合膏疗小儿疮及面皯。"《药性论》云："紫草治恶疮瘑癣。"

紫草形态：《唐本草》注云："紫草，苗似兰香，茎赤节青，花紫白色而实白。"苏颂《本草图经》云："紫草，人家园圃中或种莳，其根所以染紫也，苗似兰香，茎赤节青，二月有花，紫白色，秋实白，三月采根阴干。"陶弘景《本草经集注》引《博物志》云："平氏阳山紫草特好，魏国以染色殊黑。"《齐民要术》云："种紫草，宜黄白软良之地，青沙地亦善。"《本草纲目》云："紫草花紫根紫，可以染紫……其根头有白毛如茸。"以上所记与现今商品紫草相同。《植物名实图考》云："湘中瑶岗及黔滇山中野生甚繁，根长粗黑紫，初生铺地，叶尖长浓密，白毛长分许，四面生叶，叶亦有毛，夏开红筒子花。"根据附图核对，与今日云南所产滇紫草 *Onosma paniculatum* Bur. et Franch 相符。

按：此草为紫草科植物 *Lithospermum erythrorhizon* Sieb. et Zucc. 一类植物，味苦、寒，解毒、透疹，治婴儿麻疹、痘疹三四日，将出未出，疹隐隐色红，大便秘结，用紫草能帮助透疹。紫草亦可防麻疹，并能治湿疹及女阴炎。

60　桑

西次四经：鸟山，其上多桑①。东山经：姑儿之山，其下多桑，岳山，其上多桑。中次二经：煇诸之山，其上多桑。中次六经：榖山，其下多桑。中次九经：隅阳之山，其木多桑。中次八经：大尧之山，其木多桑。中次十一经：鸡山、宣山、衡山，其上多桑；雅山，其上多美桑；又丰山，其木多桑。中次十二经：夫夫之山即公之山、柴桑之山，其木多桑。

① 桑：《说文》云："桑，蚕所食叶木。"《尔雅》云："女桑，桋桑。"郭璞注云："今俗呼桑树，小而条长者为女桑树。"《尔雅》又云："桑辫有椹。"郭璞注云"辫，半也"（因桑树花雌雄异株，或雌雄同株而异枝，能结桑椹只有半数，说明我们祖先在两千两百年前，已认识植物性别了）。

由于桑能养蚕吐丝，提供衣物原料，所以在《诗经》时代就有种桑、养蚕、蚕丝制造、染丝、制衣等记载。

种桑：《诗·郑风》云："无折我树桑。"这个"树"，意即人工种植。《诗·魏风》云："十亩之间兮，桑者闲闲兮。"《礼记·月令》："季春之月，无伐桑柘。"《孟子》云："五亩之宅，树之以桑。"

采桑养蚕：《诗·豳风》："蚕月条桑""猗彼女桑""爰求柔桑"。《尚书大传》云："天子诸侯必有公桑蚕室，就川而为之。"《礼记》云："妇出采桑。"《夏小正》云："三月摄桑。"《离骚》云："路室女之方桑。"《列子》云："道见桑妇。"

蚕丝制造：《诗·大雅》云："妇无公事，休其蚕织。"

染丝：《诗·豳风》云："载玄载黄，我朱孔阳，为公子裳。"

桑在古代，除桑叶饲蚕外，其果实可食，其木可制弓。

《诗经》："食我桑椹。"《毛传》云："椹，桑实也。"《礼记》云："桑弧蓬矢。"

桑的药用：《本草经》云："桑根白皮，主伤中五劳六极、羸瘦、崩中、脉绝。桑叶，主除寒热出汗。桑耳黑者主女子漏下赤白汁血病癥瘕积聚、阴痛、阴阳寒热无子。"《名医别录》云："桑根白皮，去肺中水气、唾血、热渴、水肿、腹满、胪胀，利水道，去寸白，可以缝金创。桑叶汁解蜈蚣毒，桑耳疗月水不调。"

桑的形态：《本草纲目》云："桑有数种，有白桑，叶大如掌而厚，鸡桑叶花而薄。子桑先椹而后叶，山桑叶尖而长，以子种者，不若压条分者。桑生黄衣，谓之金桑，其木必将槁矣。桑以构接，则桑大。"

按：桑为桑科植物桑 Morus alba L. 一类植物。

桑树木质黄色而坚实致密，可供制器具及乐器雕刻等。桑叶自古以来，就是养蚕的重要饲料。新鲜桑叶含的白色乳汁，能解蜈蚣毒。经霜后的老桑叶，能解热、祛痰、止咳，可治外感风热、感冒发烧、咳嗽。老桑叶配黑芝麻为丸，治肝肾阴亏头眩、头痛、目花。桑枝能祛风、通络、解热、止痛，适用于风湿痹痛。桑皮的纤维可供造纸。桑树根的白皮，能利水，清肺热，适用于面目四肢浮肿，及肺热咳喘。桑树的果实名桑椹，熬膏内服，能润肠治大便燥结，兼有补血之功。

61　榛

西次四经：上申之山多榛①。北山经：潘侯之山，其下多榛。

① 榛：郭璞注《山海经》云："榛子似栗而小，味美。《诗》云'榛楛济济'，臻音。"郝懿行《笺疏》云："榛枯，见陆玑《诗疏》。《广雅》云'亲，栗也'。"

《说文》云："榛，莘也。"又云："亲果，实如小栗，榛木也。"《广雅》云："木聚生曰榛。"王逸注《楚辞·招魂》云："榛，积聚之貌。"《庄子·徐无鬼》篇云："逃于深榛。"《淮南子·原道训》云："隐于榛溥之中。"《御览》卷959引《文选》云："彼榛枯之勿剪。"《毛诗》云"山有榛""止于榛""其子在榛""榛枯济济"。

榛很像栗，古书上榛、栗多并提。《诗·鄘风》云："树之榛栗。"朱熹注云："榛、栗二木，其实榛小栗大，皆可供笾实。"《周礼·笾人》云："馈食之笾，其实榛、栗。"郑注《礼记》云："榛似栗而小，关中鄜坊甚多。"《曲礼·内则》云："妇人之挚，椇榛脯，修枣栗。"《左传·庄公二十四年》云:"女贽不过榛栗枣修,以告虔也。"左思《蜀都赋》云:"榛栗罅发。"《西京杂记》云:"上林苑有榛栗。"

榛的药用:《开宝本草》云:"榛子,味甘,平,无毒。主益气力,宽肠胃,令人不饥,健行。"

榛的形态:陆玑《诗疏》云:"榛,栗属。有两种:其一种大小枝皮叶皆如栗,其子小,形似橡子,味亦如栗,所谓树之榛栗者也;其一种枝叶如木蓼,生高丈余,作胡桃味。"《开宝本草》云:"榛生辽东山谷,树高丈许,子如小栗,军行食之当粮,中土亦有。"陆佃《埤雅》云:"榛似梓,实如小栗。"《尔雅翼》云:"榛枝茎如木蓼,叶如牛李色,高丈余,子如小栗。"

《本草图经》云:"桂阳有榛而丛生,实大如杏子,中人皮子形色,与栗无异也。"

《本草纲目》云:"榛树低小如荆,丛生。冬末开花如栎花,成条下垂,长二三寸。二月生叶,如初生樱桃叶。实如栎,下壮上锐,生青熟褐,其壳厚而坚,其仁白而圆,大如杏仁。"

《昌平州志》云:"榛出北山黄花镇者良。"《黄花镇记》云:"黄花镇有礼鼠,冬聚榛实于穴中。"

按:榛为桦木科植物榛 Corylus heterophylla Fisch ex Bess 一类植物。榛的木质致密,不易挫折,直干可作手杖及伞柄。果实名榛子,能食用,亦可榨油,药物用作开胃、明目。

62 楛

西次四经:上申之山多楛[①]。北山经:潘侯之山,其下多楛。

① 楛:郭璞注《山海经》云"楛木可以为箭,《诗》云:'榛楛济

济',怙音。"郝懿行《笺疏》云:"按榛楛见陆玑《诗疏》。《说文》云'楛,木也'。陆玑《疏》云'形似荆而赤,茎似蓍'。"《说文解字系传通释》云:"楛,木也,按《周礼》楛可为矢,周武王克商,肃慎氏来献楛矢。"《尚书·贡禹》云:"惟箘簬楛""荆州贡楛。"注云:"楛,中矢干,出云梦之泽。"《诗·大雅》云:"榛楛济济。"陆玑《毛诗草木疏》云:"楛,其形似荆而赤,叶似蓍。上党(山西长治一带)人篾织以为斗、筥、箱器,又揉(屈)以为钗。"《太平御览》卷959引《文选》曰:"彼榛楛之勿剪。"《尔雅翼》云:"楛,堪为矢,其茎似荆而赤,其叶如蓍。"

《本草纲目》云:"牡荆有青、赤二种,青者为荆,赤者为楛,嫩条皆可为笞箠。古者贫妇以荆为钗,即此二木也。"

按:《本草纲目》所说,牡荆赤者为楛。马鞭草科植物有黄荆与牡荆,都是落叶灌木。牡荆的老茎圆形褐色,与《本草纲目》所云"牡荆赤者为楛"义合。

疑"楛"或为马鞭草科植物牡荆 Vitex cannabifolia Sieb. et Zucc. 一类植物,详"荆"条注①。

63 漆

西次四经:号山,其木多漆①,刚山多涺木②,英鞮之山,上多漆木。北山经:虢山,其上多漆。北次三经:京山多漆木。东山经:姑儿之山,其上多漆。中次四经:熊耳之山,其上多漆。中次十一经:翼望之山,其下多漆。

①漆:郭璞注《山海经》云:"漆树似樗也。"郝懿行《笺疏》

云："案俗语云'橿樗栲漆，相似如一'，见《尔雅》注及《诗•释文》。"《说文》云："漆，本作柒。木汁，可以鬃物。"《说文解字系传通释》云："柒，木汁，可以鬃物，象木形，漆如水滴而下。《周礼》曰：柒林之征是也，鬃即以柒物之名也。"《诗•秦风》云："阪有漆，隰有栗。"《诗•唐风》云："山有漆，隰有栗。"《诗•鄘风》云："椅桐梓漆。"朱熹注云："漆，木之液黏黑，可饰器物，四木皆琴瑟之材也。"《左传》云："卫文公从居楚邱，树榛栗椅桐梓漆。"《周礼•夏官》云："豫州，其利林漆丝枲。"《庄子》云："漆可用，故割之。"《淮南子》云："蟹见漆而不干。"《史记•货殖列传》云："陈夏千亩漆，其人与千户侯等。"《后汉书•樊宏传》云："欲作器物，先种梓漆。"《魏志•华佗传》云："佗授以漆叶青粘散，云服之去三虫。"

漆的药用：《本草经》云："干漆，主绝伤，补中，续筋骨。主风寒湿痹。生漆去长虫。"《名医别录》云："漆，疗咳嗽，消瘀血，痞结、腰痛、女子疝瘕，利小肠，去蛔虫。"陶弘景云："畏漆人乃致死，外气亦能使身肉疮肿。仙方用蟹消为水。"

漆的形态：《本草图经》云："木高三二丈，皮白，叶似椿，花似槐，子若牛李。"崔豹《古今注》云："以刚斧砍其皮开，以竹管承之，汁滴，则成漆。"郭璞注《山海经》云："漆树似樗也。"

按：漆为漆科植物漆树 Rhus verniciﬂuum Stocks 一类植物。生漆干涸即成干漆，干漆炒至烟尽可供药用，能破瘀通经，消癥，杀虫，用于瘀血阻滞的闭经和癥瘕。孕妇、体虚、对漆过敏者忌用。

② 柒七：郝懿行《山海经•笺疏》云："案柒，木名也。《广韵》以柒为漆名，俗字，又以代纪数之七字并非。"

64　药蘼

西次四经：号山，其草多药蘼①。中次九经：崃山，其草多药。

① 药蘼：郭璞注《山海经》云："药，白芷，别名蘼，香草也。芎䓖，一名江蓠。药音乌较反。"郝懿行《笺疏》云："案王逸注《楚辞·九歌》云：'药，白芷'也。《广雅》云'白芷，其叶谓之药'，是郭所本也。《说文》云：'茞，蘼也，楚谓之蓠，晋谓之蘼，齐谓之茝'。是茝、蘼即江蓠也。"

宋代吴二杰《离骚草木疏》卷一"茝"条云："《山海经》'号山，草多药蘼''崃山，草多药'。郭璞《注》：'药即蘼'。"又云："而药与药蘼，女有详略耳。如：茝，一名芪茝。茗，一名陵召也。"

今本《山海经》郭璞所注不同。对"崃山，其草多药"注云："药即蘼。"对"号山，其草多药蘼"注云："药，白芷别名。蘼，香草也。"前者"药、蘼"注为一物，后者"药、蘼"注为二物，所以郝懿行《笺疏》讥郭璞所注前后矛盾。

药与蘼是什么东西呢？药与蘼都是白芷的异名，芷古字作茝。

药即白芷：《楚辞·九歌》云："辛夷楣兮药房。"《九怀》云："芷间兮药房。"王逸《注》云："药，白芷也。"《淮南子·修务训》云："身若秋药被风。"高诱《注》云："药，白芷，香草也。"《广雅》云："白芷，其叶谓之药。"《本草图经》云："白芷，楚人谓之药。"

芷（茝）即蘼：《埤苍》曰："齐茝，一曰蘼。"《说文解字系传通释》云："蘼，楚谓之蓠，晋谓之蘼，齐谓之茝。锴按《本草》白芷一名蘺,一名芳香,一名苣,一名莞,一名符离,一名泽芬,叶一名蒿麻,可作脂及为浴汤,故内则云'遣之茝兰,则受而献诸舅姑'。蘺,欣消反。"

《说文解字》:"茝,蘺也,楚谓之离,晋谓之蘺,齐谓之茝。"段玉裁《注》云:"茝,《本草经》谓之白芷,茝、芷同字。"

白芷古作香草,多与香草并提。《楚辞·离骚》云:"扈江离与辟芷兮。"王逸《注》云"江离、芷皆香草也",又云:"岂维纫夫蕙茝。"王逸《注》云"蕙、茝皆香草也",又云:"杂杜衡与芳芷兮。"王逸《注》云:"杜衡、芳芷皆草香也。"《七谏》云:"捐药芷与杜衡兮。"

《九草·悲回风》云:"兰、芷幽而独芳。"《九章·湘夫人》云:"沅有茝兮,沣有兰。"《九章·思美人》云:"擥大薄之芳茝兮""擥木根以结茝兮。"《荀子》云:"兰槐之根是为芷。"注云:"苗名兰槐,根名芷。"《史记·礼书》云:"椒兰芬芷,所以养鼻也。"《淮南子·人间训》云:"申椒杜茝,美人所怀服。"

白芷药用:《本草经》云:"白芷,味辛,温。主女人漏下赤白,血闭,阴肿,寒热,风头侵目泪出,长肌肤,润泽可作面脂。"《名医别录》云:"白芷,疗风邪久渴,吐呕,两胁满,风痛,头眩,目痒,可作膏药面脂,润颜色。"

白芷形态:《范子计然》云:"白芷出齐郡,以春取黄泽者善也。"《本草图经》云:"白芷生河东(山西境内)川谷下泽,今所在有之,吴地尤多。根长尺余,白色,粗细不等,枝干去地五寸以上,春生叶相对,婆婆紫色,阔三指,花白微黄,入伏后结子,立秋后苗枯。"

按:药蘺为伞形科植物白芷,现今常用的白芷有四种,即杭白芷、兴安白芷、川白芷、滇白芷。《本草图经》所讲的白芷,谓吴地尤多,叶阔三指,很像杭白芷 *Angelica taiwaniana* Boiss 一类植物。

白芷,味辛、温,有发汗、祛风、止痛之功。适用于感冒头痛,眉棱骨痛,鼻渊(鼻窦炎)引起头胀痛。用于疮疡能排脓,亦可治牙痛及蛇咬伤。

65 芎䓖

西次四经：号山，其草多芎䓖[①]**。北次三经：绣山，其草多芎䓖。中次十二经：洞庭之山，其草多芎䓖。**

① 芎䓖：郭璞注《山海经》云："芎䓖，一名江蓠。"郝懿行《笺疏》云："《尔雅·释文》引《本草》曰'蘼芜，一名江蓠，芎䓖苗也'。是芎䓖、江蓠又为一物。《说文》云'芎䓖，香草也'，案芎䓖即鞠䓖，《左传》谓之山鞠䓖。"芎本作营。《说文解字注》云："营，营䓖，香草也，《左传》作鞠䓖。"按《左传》楚人谓萧人曰："有麦曲乎？有山鞠䓖乎？河鱼腹疾奈何？二物皆御湿，故以谕之。"《离骚草木疏》引刘向《九叹》云："莞、芎弃于泽州。"

芎䓖的苗名蘼芜，一名江蓠。

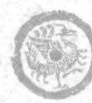

《本草图经》云："蘼芜，芎䓖苗也。"《说文》云："江蓠，蘼芜也。"《淮南子·氾论训》云："夫乱人者，若芎䓖之与藁本，蛇床之与蘼芜。"《尔雅翼》云："芎䓖之苗叶为蘼芜，其叶盖似蛇床而香，故云蛇床乱蘼芜。"司马相如《子虚赋》云："芎䓖、菖蒲、江蓠、蘼芜。"《上林赋》云："被以江蓠，揉以蘼芜。"《史记·司马相如传》索隐引郭璞注《子虚·上林赋》云："芎䓖，今历阳呼为江蓠。"颜师古注《汉书·司马相如传》云："蘼芜，一名江离。"《博物志》云："芎䓖，苗曰江离，根曰芎䓖。"

按：芎䓖有同名异物，一名指芎䓖，一指石发。

《太平御览》卷990药部"芎䓖"条云："《山海经》注曰：'号山，洞庭之山，其草多芎䓖'。郭璞注曰'芎䓖，一名江离'。《吴录地志》

曰：'临海县有江离草，生海水中，正青，如乱发，干献之，亦盐芷，有汁名为濡酪，《楚辞》所云：'江离'是也。"《史记·司马相如传》索隐引《吴录》曰："临海县水中生江离，正青，似乱发，即《离骚》所云者是也。"颜师古注《汉书》引张勃云："江离出临海县海水中，正青，似乱发。"《益部方物记》云："芎䓖，叶为蘼芜，《楚辞》谓江离者。"

在这几种书中，一说江离是芎䓖，一说江离是石发，同一个《楚辞》的江离，就有两种不同的说法，谁对呢？应以《益部方物记》为是。谢翱《楚辞芳草谱》云："江离之草，屈原幼时所先采，盖自其初度，则固已扈江离辟芷矣。张勃云：'江离出临海县海水中，正青，似乱发'。《楚辞》之于江离，畦而种之，则非水物。"

芎䓖古代作香草用，多与香草并列。

《名医别录》云："芎䓖，一名胡芎，一名香果，其叶名蘼芜。"《管子·地员》篇云："五沃之土，五臭畴生，莲与蘼芜、藁本、白芷。"《尔雅翼》云："魏武帝以徽芜芷衣中。"

芎䓖药用：《本草经》云："芎䓖味辛，温。主中风入脑，头痛、寒痹，筋挛缓急，金疮，妇人血闭，无子。"《名医别录》云："芎䓖无毒。主除脑中冷动，面上游风去来，目泪出，多涕唾，忽忽如醉，诸寒冷气，心腹坚痛，中恶，卒急肿痛，温中内寒。"《本草衍义》云："芎䓖，头面风不可缺也。"

芎䓖不可久服，沈括云："予一族子，旧服芎䓖，医郑叔熊见之云'芎䓖不可久服，多令人暴死'，后族子果无疾而卒。又朝士张子通之妻病脑风，服芎䓖甚久，亦一日暴亡。"

芎䓖形态：《吴普本草》云："芎䓖叶细香，青黑文，赤如藁本，冬夏丛生，五月花赤，七月实黑，茎端两叶，三月采根，有节如马衔。"《唐本草》注当归云："一似大叶芎䓖，一似细叶芎䓖。"《蜀本草图经》："芎䓖苗似芹、胡荽、蛇床辈，丛生，花白，今出秦州者为善。"

陶弘景《本草经集注》云："芎䓖叶似蛇床而香，节大茎细，状如马衔，谓之马衔芎䓖。"

按：芎䓖是伞形科植物川芎 Ligusticum wallichii Franch. 一类植物，味辛，性温。能活血、祛风、止痛，适用于各种头痛，如感冒头痛、血瘀头痛（但忌用于高血压头痛和血虚头痛）。凡由血瘀所致痛经、肢体痛、麻木、瘫痪等，在相应的方中，均可酌加川芎。

66 柏

西次四经：白于之山①，其上多柏，土山多柏。北山经：涿光之山，丹熏之山，潘侯之山，其上多柏。北次二经：诸徐之山，其下多柏。北次三经：咸山，谒戾之山，其上多柏。中次七经：讲山，其上多柏。中次八经：荆山、骄山、大尧之山、玉山、师每之山，其木多柏。中次十一经：翼望之山，其上多柏，皮山，其木多柏，前山、族箄之山、堇理之山，其山多柏，从山、婴䃌之山、奥山，其上多柏。海内西经：开明北有柏树。海外南经：三株树，生赤水，其为树如柏②。

① 白于之山：郝懿行《笺疏》云："案山在今甘肃安化县。"
② 柏：《尚书·逸》篇："东社惟柏。"《尚书·禹贡》云："荆州贡杶、干、栝、柏。"《毛诗》："新甫之柏""汎彼柏舟。"《礼记·杂记》云："畅臼以椈，杵以柏。"《尔雅》云："柏，椈。"《论语》云："殷人以柏。"《孙卿子》云："柏经冬而不凋。"《东方朔传》云："柏者，鬼之廷也。"《汉书·武帝纪》云："元鼎二年（公元前115年）春起柏梁台。"《文选》云："射食柏而香。"

《晋宫阁名》云："华林园，柏三株。"

柏的药用：《本经》云："柏实，主惊悸，安五藏，益气，除风湿痹。久服令人润泽美色。"《别录》云："柏实，疗恍惚虚损，吸吸历节，腰中重痛，益血止汗。柏叶，主吐血、衄血、痢血、崩中赤白，轻身益气，令人耐寒暑，祛湿痹，生肌。"

柏的形态：《群芳谱》云："柏树耸直，皮薄，肌腻，三月开细琐花，结实成球状，如小铃多瓣，九月熟，霜后瓣裂，中有子，大如麦。"

按：柏为柏科植物各种柏，如柏木 Cupressus funebris Endl.，侧柏 Biota orientalis (L) Endl 等一类植物。

侧柏的叶及果实均可入药。

侧柏叶味苦、涩，微寒，能清热凉血、止血，适用于热症并发各种出血，并有消炎止咳作用，可用于慢性支气管炎。

侧柏的果实名柏实，亦名柏子仁。能养心安神，润肠通便。适用于血虚心悸不寐，及老年、产后阴虚肠燥便闭。

67　栎

西次四经：白于之山，其下多栎①。中次九经：勾栎之山，其木多栎。

① 栎：郭璞注《山海经》云："栎即柞。"郝懿行《笺疏》云："案栎见《尔雅》。"《周礼·地官》云："山林，其植宜皂物。"郑注云："柞、栗之属。"《诗·秦风》云："山有苞栎。"陆玑《毛诗草木疏》云："苞栎，秦人谓柞栎为栎，河内人谓木蓼为栎。"郑樵《诗笺》云："柞，栎也。"《淮南子·时则训》云："十二月其树栎。"高诱注云：

"栎，可以为车毂。"司马相如《上林赋》云："沙棠栎槠。"应劭注云："栎，采木也。"《史记·李斯传》云："采椽不斫。"《集解》引徐广注云："采，一名栎，亦名枥。"《尔雅》云："栎，其实梂。"郭注云："其梂彙自裹。"孙炎注云："栎似樗之木也，梂盛实之房也。"

栎木药用：《本草拾遗》云："栎木皮，味苦、平，无毒。根皮主恶疮中风犯毒露者，取煎汁洗疮，当令脓血尽止，亦治痢。"《日华子》云："栎树平，无毒。治水痢，消瘰疬，除恶疮。"

栎的形态：《本草图经》云："栎木，高二三丈，三四月开黄花，八九月结实，其实为皂斗。"《本草纲目》云："栎有二种：一种不结实者，其名曰棫，其木心赤；一种结实者名栩，其实为橡，其叶如槠叶，而文理皆斜，四五月开花如栗花，黄色，结实如荔枝核而有尖，其蒂有斗，包其半截，其仁如老莲肉，山人俭岁，采以为饭。"《本草衍义》云："栎叶如栗叶，其壳虽可染皂，若曾经雨水者，其色即淡。槲亦有壳，但小，而不及栎也。"

这三个本草著作所讲的栎，都不相同。《本草图经》所讲的栎，其果实当年熟，而一般栎树果实异年熟。《本草纲目》所讲的栎，其叶如槠叶，按槠叶平滑、革质、全缘。《本草衍义》所讲的栎，其叶如栗叶，按栗叶边有锯齿。由此可见，三种本草所讲的栎，并非同一种植物。

按：山毛榉科植物石栎属有 100 多种，麻栎属有 200 多种。它们的果实为坚果，都有总苞（即壳斗）。壳斗可以染皂，种子脱涩后可食。它们的名称在古书上所见的有：栎、柞、柞栎、棫、柠、栩、橡、槲、栲、槠、椆、朴梈、槲檄、采、枥等。每个名称所指具体植物，各书都不一致。有时同一个名字指几个不同的植物，有时同一个植物又有几个不同的名字。因此《山海经》的栎所指具体植物是什么，很难肯定。从郭璞所注栎即柞，或是麻栎 *Quercus acutissima* Carr 一类植物。

麻栎木材能耐摩擦，昔日农民用制砻齿（昔日以砻使稻脱壳为

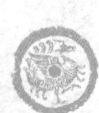

米），亦为培养香菌的材料。此树能放养柞蚕，故有柞树之称。

68　櫰木

西次四经：中曲之山，有木焉，其状如棠①，而员叶赤实，实大如木瓜②，名曰櫰木③，食之多力。

① 棠：郭璞注云："棠，梨也。"《尔雅》云："杜，甘棠也。"又云："杜，赤棠。"《本草纲目》卷30云："棠梨，野梨也。"疑棠为蔷薇科植物杜梨 Pyrus betulifolia Beg 一类植物。

② 木瓜：《尔雅》云："楙木，木瓜也。"诗云："投我以木瓜，报之以琼琚。"

按：木瓜是蔷薇科植物木瓜 Chaenomeles sinensis（Tnouin）Koehne 一类植物。中医用治筋脉拘急，腰膝湿痹酸痛。详"木瓜"条注①。

③ 櫰木：郝懿行《笺疏》云："案《尔雅》云：'櫰，槐大叶而黑'。非此也。櫰，通作槐，又通作褢。《广雅》云'褢，续断也'，《本草·别录》云：'续断，一名接骨，一名槐'。陶《注》云：'有接骨树'，颜师古注《急就》篇云'续断即今所呼续骨木'。据诸书所说，接骨木即此经櫰木欤。"

郝氏在《笺疏》中讲到三个植物，即槐、续断、接骨木，最后确定"接骨木"是此经櫰木。

说《尔雅》"櫰，槐大叶而黑"不是《山海经》"櫰木"是对的。因为《尔雅》的"槐"，指豆科植物槐树，槐树果实为荚果，不像木瓜，与《山海经》"实大如木瓜"不合。

《广雅》"褢，续断也"和《本草·别录》云："续断一名接骨，一名槐",皆指《本草经》的"续断"。《本草经》的"续断",即今日山萝卜科植物川续断。《本草经》说"续断久服益气力",此与《山海经》的"食之多力"相合。但川续断的果实是瘦果椭圆楔形,长 3～5 毫米,与《山海经》文"实大如木瓜"全不相符,则《本草经》的"续断",当非《山海经》的"櫰木"。

至于颜师古所注《急就》篇"续断,一名接骨木,即今所呼续骨木也",按颜氏为唐代人,颜氏所云"即今"当指唐代而言。《唐本草》除载《本草经》的"续断"外,尚新添当时应用的"接骨木"。《唐本草》云:"接骨木,味甘、苦,平,无毒。主折伤,续筋骨,除风痒龋齿,可作浴汤。"《唐本草》又注云:"叶如陆英,花亦相似,但作树高一二丈许,一名木蒴藋。"苏颂《本草图经》云:"接骨木高一二丈许,花、叶都类陆英、水芹辈,故一名木蒴藋。"

按:接骨木即今忍冬科植物接骨木 Sambucus williamsii Hance 一类植物,但接骨木的果实是有细皱纹核果,极小,直径约一分五厘,《山海经》所云"实如木瓜"全不相同,所以郝氏以"接骨木"为《山海经》的"櫰木"似难成立。

《山海经》"櫰木"既不是槐树、续断、接骨木,那么"櫰木"是什么植物呢?

从《山海经》所云:"赤实,实大如木瓜"来看,櫰木有点像山楂,山楂是红色,与"赤实"义合。木瓜果实都呈黄色,与"赤实"不相符。又山楂的果实形状似棠梨,此与"其状如棠"相合。

从功用上来看,山楂能健胃助消化,增加饭量,饭量大,力气也大,此与"食之多力"义合。

根据这几个理由,疑"櫰木"是山楂。

关于山楂,古籍早有记载。《尔雅》云:"朹,檕梅。"注云:"朹音求,树如梅,其子大如指头,赤色,似小柰,可食。"《唐本草》云:"赤爪实,一名羊梂,一名鼠查。"《本草纲目》云:"赤爪,棠梂,山楂,一物也。"

山楂药用：《唐本草》云："赤爪木，味苦寒，无毒。主水痢，风头、身痒。"又云："实，味酸冷，无毒。汁服，主水痢，沐头及洗身上疮痒。"《本草拾遗》云："煮汁洗漆疮效。"

山楂形态：《唐本草》注云："赤爪木，小树生，高五六尺，叶似香荽，子似虚掌爪，大如小林檎，赤色，出山南、申安、随等州。"《本草纲目》云："树高数尺，叶有五尖，桠间有刺。三月开五出小白花，实有赤、黄二色，肥者如小林檎，小者如指头，九月乃熟。"

疑"樱木"为蔷薇科植物山楂 Crataegus pinnatifida Bge Vav major N.E.Br 一类植物。

山楂味酸、甘、微温。消食积，散瘀滞，治肉食积滞，产后腹痛，恶露不尽。

69　木瓜

西次四经：中曲之山，有木焉，其状如棠而员叶赤实，实大如木瓜[①]。

[①] 木瓜：郭璞注《山海经》云："木瓜如小瓜。"郝懿行《笺疏》云："案楙，木瓜，见《尔雅》。"《诗·卫风》云："投我以木瓜，报之以琼琚。"毛公曰："木瓜，楙木也，可食之木。"陆玑《毛诗草木疏》云："楙，瓜叶似柰叶，实如小瓜着粉者。"《尔雅》云："楙，木瓜。"郭璞注云："实如小瓜，酢可食。"《说文》云："楙，木盛也。"《艺文类聚》卷87引《广志》曰："木瓜子可藏，枝为杖，号一尺百二十节。"宋代何承天《木瓜赋》曰："方朝华而繁实，比沙棠而有耀。"《齐民要术》云："木瓜种子及栽皆得，压枝亦生。"《水经》注云："鱼腹县地多木瓜树，有实大如瓯，白黄，实甚芬香。《尔雅》之所谓楙

也。"《淮南万毕术》："木瓜烧灰散池，可以毒鱼。"《三国·典略》云："齐孝昭北伐至天池，以木瓜灰毒鱼。"《晋宫阁名》："华林园，木瓜五株。"

木瓜药用：《名医别录》云："木瓜实，主湿痹脚气，霍乱大吐下，转筋不止，其枝亦可煮用。"《本草拾遗》云："木瓜，下冷气，强筋骨，消食，止水，痢后渴不止，作饮服之。"

木瓜形态：《本草经》云："木瓜，其木状若柰，花生于春末，而深红色，其实大者如瓜，小者如拳。"《本草纲目》云："木瓜可种可接，可以枝压。其叶光而厚，其实如小瓜而有鼻，津润味不木者为木瓜。圆小如木瓜，味木而酢涩者，为木桃。似木瓜而无鼻，大于木桃，味涩者为木李，亦曰木梨，即榠樝。"

按：木瓜为蔷薇科植物木瓜 Chaenomeles sinensis（Thouin）Koehne 商名光皮木瓜。

另有蔷薇科植物贴梗海棠 Chaenomeles lagenaria（Loisel）Koidz 一类植物的果实，商名"皱皮木瓜"。木瓜能祛湿舒筋，止吐泻。可用于腹痛吐泻，由吐泻过度引起小腿腓肠肌痉挛（旧称霍乱转筋），木瓜亦有缓解肌肉痉挛的作用。对于慢性风湿性关节疼痛，木瓜也有一定的疗效。木瓜的树材，古代用以制弓，《礼记·考工记》云："凡取干之道七：柘为上……木瓜次之。"

70　丹木

西次四经：崦嵫之山，其上多丹木①，其叶如榖②，其实大如瓜，赤符（柎）而黑理，食之已瘅（疸）③，可以御火。

① 丹木：《山海经》有两个丹木，即西次三经崇（音密）山有丹木；西次四经崦嵫山有丹木。两个丹木名同实异，前者味如饴，食之不饥；后者实大如瓜，食之已瘅。

② 穀：详见"穀"条注①。

③ 食之已瘅："瘅"音胆，通疸，即黄疸病。《素问•玉机真藏论》："肝传之脾，病名曰脾风，发瘅，腹中热，烦心，发黄。"

从"实大如木瓜，实之已瘅"来看，本条丹木，很像"栝楼"。栝楼的果实圆而大，状如瓜，古《本草》说栝楼治黄疸。《证类本草》卷8引《名医别录》云："栝楼除八疸身面黄，一名天瓜，实名黄瓜。"栝楼早在《诗经》时代已有记载，《诗•东山》云："果蓏之实，亦施于宇。"《毛传》云："果蓏，栝楼也。"《尔雅》云："果蓏之实，栝楼。"释曰："果蓏之草，其实名栝楼。"郭注云："今齐人谓之天瓜。"《本草经》云："栝楼，一名地楼。"《名医别录》云："栝楼，一名果蓏，一名天瓜，一名泽姑。"

栝楼药用：《本草经》云："栝楼根味苦，寒。主消渴，身热，烦满，大热，补虚安中，续绝伤。"《名医别录》云："除肠胃中痼热，八胆身面黄，唇干口燥，短气，通月水，止小便利。"

栝楼形态：《本草图经》云："栝楼，实名黄瓜，根亦名白药，皮黄肉白，三四月生苗，引藤蔓。叶如甜瓜叶，作叉，有细毛。七月开花，似葫芦花，浅黄色。实在花下，大如拳，生青，至九月熟，赤黄色，其实有正圆者，有锐而长者，功用皆同。"

疑"丹木"或是葫芦科植物栝楼 *Trichosanthes kirilowii* Maxim 一类植物。

栝楼，一名瓜蒌，果壳名瓜蒌皮，种子名瓜蒌仁，全果实名全瓜蒌，瓜蒌的根名天花粉。

瓜蒌皮开胸散结，清热化痰，用于热痰咳嗽，胸痹及结胸，乳痈初起。

瓜蒌仁润肺涤痰，润肠通便。治肺热痰咳。

瓜蒌根清热生津，解毒消肿，用于热证津伤口渴，热结痈肿疮疡，并能坠胎。

71　瓜

西次四经：崦嵫之山，其上多丹木，其实大如瓜[①]。中次六经：阳华之山，其草多苦辛，其实如瓜。

[①] 瓜：《诗·大雅》："绵绵瓜瓞。"《尔雅》云"瓜曰华之"，又云："瓞瓝。"孙炎注云："瓞，小瓜，子如瓝。"《说文》云："䪥，小瓜，瓞也。"《广雅》云："水芝，瓜也。"《礼》曰："仲冬行秋令，则天雨汁，瓜瓠不成。"《夏小正》云："八月剥瓜。"《左传》云："瓜时而往，及瓜而代。"《论语》云："吾岂匏瓜也哉。"《孔小家语》云："曾子芸瓜，而误斩其根，曾皙怒，大杖击其背。"《庄子》曰："朽瓜化为鱼，物之变。"《艺文类聚》卷87引《古文奇字》曰："秦始皇密令人种瓜于骊山。"《吴越春秋》曰："吴王夫差，为越所败，遁而去，得自生之瓜食之。"《贾谊书》曰："梁楚边亭皆种瓜。"《续汉书》曰："安帝时（107—125年）有瓜异本（根）共生，时以为嘉瓜。"《说文解字系传通释》云："锴曰：诗曰中田有庐，疆场有瓜，瓜亦果贵者。"晋嵇含《瓜赋》曰："世之三芝，瓜处一焉。"

按：瓜，是葫芦科植物果实的通称，多肉多汁，供生食或蔬菜用之。

山海经植物药考辨卷三

北山经植物药名考辨

72 机木
73 华草
74 桐
75 椐
76 樗
77 韭
78 䪥
79 葱
80 葵
81 桃
82 李
83 柘
84 枳棘

85 刚木
86 赤柳
87 柳
88 三桑
89 百果树
90 藷藇
91 秦椒
92 丹林
93 栒
94 芍药
95 条（柚的一种）
96 藻
97 茝（白芷的一种）

72　机木

北山经：单狐之山，多机木[①]。中次八经：大尧之山，其木多机。中次十一经：袟篙之山，其上多机。

[①] 机木：郭璞注《山海经》云："机木似榆，可烧以粪稻田，出蜀中，音饥。"郝懿行《笺疏》云："案《说文》云'机，木也'，段氏玉裁《注》云'盖即桤木也，今成都桤木树读若岂，平声'。扬雄《蜀都赋》曰：'春机杨柳'，机、桤古今字，桤见杜《诗》。"徐锴《说文解字系传通释》云："机，木也，从木，几声。臣锴按《山海经》单狐之山多机木，注曰：'似榆，可烧以粪稻田，出蜀中，音饥。'"

疑"机木"即桤木。

桤木的药用：《开宝本草》云："桤木皮，平肝，清火，利气，治鼻衄、崩漏、风火赤目。"

桤木的形态：《益部方物略记》云："民家树桤，不三年，材可倍常。"四川省种植桤木很多，在成都田陇河岸到处皆有，借以拥固埂堤，防止坍塌，并为薪炭重要来源，俗有"要紫烧，栽桤好"之谚。

按：机木即桦木科植物桤木 Alnus cremastogyne Burkill 一类植物。木高大达 30 米，形似赤杨，木材坚韧，可制农具及建筑材料。桤木枝梢，有清热降火，止血止泻，适用于吐血、衄血、水泻、痢疾、黄水疮。

【附】

今本《山海经》无"杭"字，只有"机木"。"机"与"杭"字相似，有人视今本《山海经》"机木"为"杭木"，同《尔雅》"杭·系梅"相联系，并解释为蔷薇科植物山楂 Crataegus pinnatifida Bge，但依据徐锴《说文解字系传通释》所引《山海经》"单狐山多机木"的"机"字来看，今本《山海经》"机木"的"机"字是对的，并非"杋"字之误。辛树帜《我国果树历史的研究》（1962年农业出版社出版，第44页）在"杋·系梅"标题下注云："郭注《山海经》亦云：'杋，可烧粪田。'"按《说文解字系传通释》所引郭注为"机，可烧粪田"，非"杋"字，而且徐锴在"机"释文中注明"音饥。"

73 华草

北山经：单狐之山，其上多华草①。

① 华草：郝懿行《笺疏》云："案华草，未详，《尔雅》虽云：'葭，一名华'，而非山上之草。《吕氏春秋·别类》篇云'夫草有莘有藟'。《太平御览》994卷引莘作华，然则华草岂是与《吕氏春秋》说此草云'独食之则杀人，合而食之则益寿'。此经不言，未知其审，存以俟考。"

按：郝氏所疏，"华"可能是"莘"字之误。华字繁体字作"華"，"華"与"莘"字相近，抄时易讹错，疑华草即莘草。

《证类本草》卷30引《名医别录》云："莘草，味甘，无毒，主盛伤痹肿。生山泽，如蒲黄，叶如芥。"

74 桐

北山经：虢山，其下多桐①。东次三经：孟子之山，其木多桐。中次四经：柄山，有木焉，其叶如桐。中次五经：条谷之山，其木多桐。

① 桐：郭璞注《山海经》云："桐，梧桐也。"郝懿行《笺疏》云："桐，见《尔雅》。"《尔雅》云："荣，桐木。"郭璞注云："即梧桐也。"《尔雅》云："榇，梧。"郭注云："今梧桐。"《尚书·禹贡》："峰阳孤桐"，注云："峰山之阳，孤（特）生桐，中琴瑟。"《礼记·月令》："季春之月，桐始华。"《诗·大雅》："梧桐生矣。"《诗·鄘风》："椅、桐、梓、漆。"陆玑疏云："桐有青桐、白桐、赤桐。白桐宜为琴瑟。"朱熹注云："桐，梧桐也，四木皆琴瑟之材也。"《管子》曰："五沃之土，其木宜桐。"《庄子》："鸳鸲非梧桐不止。"《孟子》云："拱把之桐梓。"《淮南子》曰："桐不可以为弩。"《淮南万毕术》云："桐木成云。"《艺文类聚》卷88引苏子曰："人生一也，若晓露之讬桐叶。"枚乘《七发》云："龙门之桐，高百尺而无枝。"张协《七命》云："寒山之桐，出自太冥。"《御览》卷956引《新论》曰："神农、黄帝削桐为琴。"《后汉书·蔡邕传》云："吴人烧桐，邕闻火裂声，知为良木，请裁为琴，其尾犹焦，故名焦尾琴。"嵇叔夜《琴赋》云："惟椅桐之所生。"

桐的药用：《本草经》云："桐叶，主恶蚀疮，着阴。皮，主五痔，杀三虫。主，主傅猪疮。"《名医别录》云："桐皮，疗贲独气病。"

桐的形态：《本草纲目》云："白桐即泡桐，叶大径尺，最易生长，皮色粗白，其本轻虚不虫蛀，二月花，如牵牛花而白，结实大如巨枣，长寸余,壳内有子片,轻虚如榆荚,葵实之状,老则壳裂,随风飘扬。"

按:陆玑《诗疏》桐分青桐、白桐。白桐即玄参科泡桐属植物泡桐 *Paulownia fortunei* (Seem) Hemsl,亦名椅桐;青桐即梧桐科植物梧桐 *Firmiana simplex* (L) W.F.wight。

梧桐木材色白而质轻软,适于制作箱匣及乐器如琵琶、琴瑟,木材内含有黏液,昔日多作制泡花,用以浸汁涂头发,梳时使头发光亮美观。叶可以灭蛆,亦可治白带,并有催产作用。种子可以榨油,树皮纤维可以作为造纸及织物绳索的原料。

泡桐生长快,木质轻软,有不易传热的特性,古人用以制书箱,藏书画,历久不败色,亦可制乐器。

桐木片煮汁,熏下身肿。桐叶治痈疽,疗疮,创伤出血。桐皮治痔疮,淋病,跌扑损伤。桐花能治痄腮(腮腺炎)。桐果能祛痰、止咳平喘,治慢性支气管炎。

【附】

《中药大辞典》1457"泡桐木皮",原植物为紫葳科植物灰楸 *Catalpa fargesii* Bur.,和玄参科植物泡桐是两种不同的植物。

75 椐

北山经:虢山,其下多椐①。中次十经:虎尾之山、楮山,其木多椐。中次十一经:虎首之山多椐。又丑阳之山,其上多椐。中次十二经:龟山,多椐。

① 椐:郭璞注《山海经》云:"椐,樻也,木肿节,中杖。椐音

祛。"郝懿行《笺疏》云:"椐,见《尔雅》。郭注椐与此注同。"《尔雅》云:"椐,樻。"《说文》云:"椐,樻也。"《诗》云:"其柽其椐。"陆玑《毛诗草木疏》云:"椐,樻,节中肿,似扶老,今灵寿是也。今人以为马鞭及杖。"《说文解字系传通释》云:"栁,楑,椐木也。锴按《尔雅》楑,柜柳,注曰未详,或曰似柳,皮可查饮。"《广韵》云:"椐,灵寿木名。"详253"灵寿木"条注①。

76 樗

北山经:丹熏之山,灌题之山,其上多樗。中次六经:橐山,中次八经:岐山,中次九经:熊山,其木多樗①。东山经:狱山,其下多樗。西山经:竹山,中次四经:柄山,中次七经:浮戏之山,有木焉,其状如樗。

① 樗:《说文》云:"柖(樗)木,出橐山。"《诗经》:"采荼薪樗。"陆玑《诗疏》云:"樗树及皮皆似漆,青色耳,其叶臭。"《庄子》云:"吾有大木,人谓之樗,其本(根)擁肿,不中绳墨;小枝曲拳,不中规矩,立于途,匠者不观。"又云:"樗,散材也。"《尔雅》云:"㯳由,樗茧。"郭氏疏云:"樗,即臭椿。"

樗的药用:《唐本草》云:"椿木叶味苦,有毒,主洗疮疥风疽,水煮叶汁用之,皮主甘䗌;樗木根叶尤良。"《证类本草》卷14引《陈藏器本草》云:"樗木,味苦,有小毒,皮主赤白久痢,口鼻中疳虫,增疥䗌……下血。"

樗的形态:《本草图经》云:"樗木疏而气臭,膳夫亦能熬去其气。北人呼樗为山椿,江东人呼为虎目。叶脱处有痕,如樗蒲子,又如眼目,故得此名,其木最为无用。"《本草纲目》云:"樗木皮粗肌虚而白,其叶臭恶,歉年人或采食。栲木即樗之生山中者,木亦虚大,梓人亦或用,然爪之如腐朽,故古人以为不材之木,不似椿木坚实。"

按:樗木是臭椿,椿木是香椿,二者功用相同,《唐本草》把二者合并叙之,历代本草皆沿袭《唐本草》之旧,其实二者为两种不同科属的植物。

椿木为楝科植物香椿 Toona Sinensis (A.Juss) Roem. 樗木为苦木科植物臭椿 Ailanthus altissima (Mill) Swingle。

商品多将椿木皮、樗木皮统称为"椿白皮"或"椿根皮"。目前使用较广者为樗白皮,仅在贵州、四川、湖北、陕西等地单独使用椿白皮,或椿皮、樗皮兼用。

樗根皮,味苦涩,性寒,能清热燥湿,涩肠、止血。治久泻,久痢,肠风便血,崩漏,带下,遗精,白浊。

樗树亦可养蚕,山东烟台有专植之以饲养樗蚕。胡渭《禹贡锥指》云:"今青州、济南、兖州等处皆有茧绸,其蚕乃人放椿(樗椿)树上,食叶作茧丝不甚坚韧。"

77 韭

北山经:丹熏之山,其草多韭①,边春之山多韭,北单之山多韭。中次九经:崍山,其草多韭。中次十一经:视山,其上多韭,鸡山,其草多韭。南山经:招摇之山,有草焉,其状如韭。西山经:石脆之山,其草多条,其状如韭。

① 韭:郭注《山海经》云:"皆山菜,《尔雅》有其名。"郝懿行《笺疏》云:"《尔雅》云'蒮,山韭'。"《说文》云:"韭,菜名,一种

而久者，故谓之韭。"《尔雅》云："藿，山韭。"《诗·豳风》："四之日献羔祭韭。"《史记·货殖列传》云："千畦姜、韭，其人与千户侯等。"《汉书·龚遂传》云："种一畦韭。"《周官》："醢人朝事之豆，其实菁菹。"郑《注》云："菁菹，韭菹。"《众经音义》引《三仓》云："韭之英曰菁。"《广雅》云："韭，其华谓之菁。"《南都赋》云："秋韭冬菁。"

韭的药用：《证类本草》卷28引《名医别录》云："韭，味辛、温，主安五脏，除胃中热，利病人，可久食，子主梦泄精，溺白；根主养发。"《本草拾遗》云："韭，温中，下气，补虚，调和藏府，令人能食，益阳，止洩血脓，腹冷痛，并煮食之。"又云："韭叶及根，生捣绞汁服，解药毒，疗狂狗咬人欲发者。亦杀诸蛇、虺、蝎，恶虫毒。"

韭的形态：《图经本草》云："圃人种莳，一岁而三四割之，其根不伤，至冬壅培之，先春而复生。"《齐民要术》引《广志》曰："弱韭长一尺。"又引崔实《四民月令》云："七月藏韭菁。"

按：韭是百合科植物韭菜 *Allium tuberosum* Rottle ex Sprenge，其子味辛、甘，性温，能温肾固精，适用于肾阳虚梦遗，夜尿多，妇女白带。

78 薤

北山经：丹熏之山，其草多薤①。中次九经：崃山，其草多薤。

① 薤：郭璞注《山海经》云："皆山菜，《尔雅》有其名。"郝懿

行《笺疏》云："案《尔雅》：'蒁，山藠'。"《本草纲目》云："薤，本文作韰，韭类也，故字从韭，从叡，音概，谐声也。"《说文》云："韰，菜也，叶似韭，生山中者名蒁。"《尔雅》云："蒁，山藠。"郭璞注云："今山中多有此菜，如人家所种者。"《尔雅》又云："藠，鸿荟。"郭璞注云："即藠菜也。"《疏》云："藠叶，似韭之菜也，一名鸿荟，《本草》谓之菜芝是也。"罗愿《尔雅翼》云："物莫美于芝，故薤为菜芝。"《礼记·内则》云："脂用葱，膏用薤。"又云："切葱、薤，实诸醯以柔之。"《汉书·龚遂传》云："种百本藠。"崔寔《四民月令》云："正月可种藠、韭、芥，七月别种藠矣。"《齐民要术》云："藠宜白软良地，三转乃佳。"

薤的药用：《本草经》云："薤，味辛、温。主金疮，败疮，轻身，不饥，耐老。"《名医别录》云："薤，味苦，无毒，归于骨，菜芝也。除寒热，去水气，温中散结，利病人诸疮，中风寒水肿，以涂之。"陈藏器《本草拾遗》云："薤，调中，主久痢不差，腹内常恶。"

薤的形态：陶弘景《本草经集注》云："葱薤异物，而今共条。《本经》既无韭，以其同类故也。"《唐本草》云："薤乃韭类，叶不似葱，今云同类，不识所以然。薤有赤、白二种，白者补而美，赤者主金疮及风。"《本草图经》云："薤似韭而叶阔多白无实，人家种者有赤、白二种，皆春分莳之，至冬而叶枯，《尔雅》云'藠，鸿荟'，又云'蒁，山藠'。山薤茎叶亦与家薤相类，而根长，叶差大仅若鹿葱，体性亦与家薤同。"

按：薤为百合科植物薤白（小根蒜）Allium macrostemon Bunge. 一类植物。

薤，味辛，温，行气止痛。治胸痹痛（类似冠状动脉硬化性心脏病），及胃肠湿滞、泻痢。

79 葱

北山经：边春之山多葱①。北单之山多葱。西次三经：昆仑之丘，有草焉，其味如葱。

① 葱：郭璞注《山海经》云："山葱名茖，大叶。"郝懿行《笺疏》云："案茖，山葱，见《尔雅》。山上多葱，疑即葱岭。《水经》云'河水南入葱岭山'。《注》云'郭义恭《广志》云：休循国居葱岭，其山多大葱'。"《说文》云："葱生山中者名茖。"《尔雅》云："茖，山葱。"《礼记》云："脍，春用葱胎，亦用葱薤。"《内则》云："切葱、薤，实诸醯以柔之。"《管子》云："齐威公五年，北征山戎，出冬葱与戎菽，布之天下也。"《汉书·龚遂传》云："种五十本葱。"《说文解字注》云："葱生山中者名茖，细茎大叶者是也。"崔寔《四民月令》云："二月别小葱，六月别大葱，七月可种大、小葱，夏葱曰小，冬葱曰大。"《齐民要术》引《广志》曰："葱有冬、春二种，有胡葱、木葱、山葱。"又云："晋令曰有紫葱。"《尔雅翼》云："葱本（根）白而末黄，青色尤美。"

葱的药用：《本草经》云："葱实，味辛，温。主明目，补中不足。其茎可作汤，主伤寒寒热，出汗中风，面目肿。《名医别录》云："葱无毒。葱白，平。主伤寒骨肉痛，喉痹不通，安胎，归目，除肝邪气，安中，利五脏，益目睛，杀百药毒。葱根，主伤寒头痛。葱汁，平，温，止溺血，解藜芦毒。"《食疗本草》云："葱根主疮中有水风肿痛者。"《日华子》云："葱治天行时疾头痛热狂。"

葱的形态：《蜀本草图经》云："葱有冬葱、汉葱、胡葱、茖葱，凡四种：冬葱，夏衰冬盛，茎叶俱软美，山南江左有之；汉葱，冬枯，其茎实硬而味薄；胡葱，茎叶粗短，根若金灯，能疗肿毒；茖葱，生于山谷。"

苏颂《本草图经》云："葱有数种：入药用山葱、胡葱，食品用冻葱、汉葱。山葱生山中，细茎火叶，食之香，美于常葱，一名茖葱，《尔雅》所谓'茖，山葱'是也。胡葱类食葱，而根茎皆细白。又云茎叶微短，如金灯者是也。冻葱冬夏常有，但分茎栽莳，而无子，气味最佳，亦入药用，一名冬葱。又有一种楼葱，亦冬葱类也，江南人呼龙角葱，言其苗有八角故云尔，淮楚间多种之。汉葱茎实硬而味薄，冬即叶枯。"

按：葱为百合科植物葱 Allium fistulosum L. 一类植物，味辛，性温，发汗解表，利尿，健胃，适用于感冒发热初起，头痛，鼻塞，恶寒无汗等表实证。

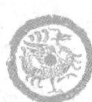

80　葵

北山经：边春之山，多葵①。西山经：符禺之山，其草多条，其状如葵；天帝之山，有草焉，其状如葵；皋涂之山，有草，其叶如葵。西次三经：昆仑之丘，有草焉，其状如葵。中次七经：堵山，有木焉，方茎而葵状。中次七经：少陉之山，有草焉，其状如葵。中次九经：高梁之山，有草焉，其状如葵。

① 葵：《诗·豳风》云："七月烹葵及菽。"《离骚》曰："蓼虫不能从乎葵菜。"《说文》云："葵，菜也。"《士虞礼记》云："若薇有滑，夏用冬葵。"《尔雅翼》云："葵为百菜之主，味尤甘滑。"

葵的品种很多，上文所讲的葵性滑，能作菜，似指冬葵而言。《唐本》注云："冬葵即常食者葵根也，《左传》能卫其足者是也。"

葵的药用：《本草经》云："冬葵子主五癃，利小便。"《名医别录》云："冬葵根主恶疮，疗淋，利小便，解蜀椒毒；叶为百菜主，其心伤人。"

葵的形态：《本草图经》云："冬葵，其子秋种葵，覆养经冬，至春作子者，谓之冬葵子。苗叶作菜茹，更甘美。"

按：葵为锦葵科植物锦葵 *Malva sylveti* L. 或冬葵 *Malva Verticillata* L. 一类植物。冬葵的根、叶、子均能入药用。根能清热解毒，通淋利窍，适用于淋病、白带、小便不利，亦治消渴、虫螫伤。叶能清热、利水、滑肠，适用于丹毒，热毒下痢、黄疸、二便不通，子能下乳，利水滑肠，适用于乳汁少，乳房肿痛，二便不畅，淋病。

81 桃

北山经：边春之山，多桃①。东次三经：岐山、孟子之山，其木多桃。中次六经：夸父之山，其北有林焉，名曰桃林。中次八经：灵山，其木多桃。中次十一经：卑山，其上多桃，又丰山，其木多羊桃，状如桃。西次三经：不周之山，有嘉果，其实如桃。

① 桃：郭璞注《山海经》云："山桃、榹桃，子小，不解核也。"郝懿行《笺疏》云："案榹桃见《尔雅》，郭注与此同。"又云："案《初学记》引《汉武故事》云'王母种梅桃，三千岁一着子'，盖此之类。"《说文》云："桃，桃果也。"《尔雅》云："旄，冬桃。"郭注云："子，冬熟。"《尔雅》又云："榹桃、山桃。"郭注云："实如桃而小，

不解核。"《毛诗》云"华如桃李""园有桃""桃之夭夭""投我以木桃"。《礼记·月令》云："仲春之月，桃花始。"《夏小正》云："六月煮桃。"《韩子》曰："故尝啖我以余桃。"《孙卿子》云："桃、李蓓蕠于一时。"《汉书》云："汉惠帝五年（公元前190年）十月桃花。"张衡《南都赋》云："若其园圃，乃有侯桃、梨、栗。"侯桃即《尔雅》之榹、山桃。

桃的药用：《本草经》云："桃仁，主瘀血，血闭，癥瘕邪气，杀小虫。桃花，杀疰恶鬼，令人好颜色。"《名医别录》云："桃仁，止咳逆上气，消心下坚，除卒暴击血，破癥瘕，通月水，止心腹痛。桃茎白皮，除邪鬼中恶，腹痛，去胃中热。桃叶除尸虫，出疮中虫。"

桃的形态：《本草图经》云："桃生太山，京东、陕西出者，尤大而美，大都侍果，多是圃人以他木接根上栽之，遂至肥美。"《曲洧旧闻》云："冬桃，密县有一种冬桃，夏花秋实，八九间桃自开，其核坠地而复合，肉生满其中，至冬而熟。"《侯鲭录》云："桃实经冬不落者，俗谓之桃奴。"王子年《拾遗记》云："汉明帝时（公元58—75年），常山献巨核桃，霜下始花，隆暑方熟。"《本草纲目》云："桃品甚多，易于栽种，且早结实，五年宜以刀劙其皮，出其脂液，则多延数年。"

按：桃为蔷薇科植物桃树 Prunus persica（L）Batsh 一类植物。桃树是经济价值很高的果树，在《诗经》时代就已经有人种植了，所以《诗·魏风》有："园有桃，其实之殽"的诗句，这个"园"，就是种植桃树的果园。

桃子不仅能吃，而且桃子种仁（桃仁）是很重要的中药，桃仁能破血行瘀，润肠通便，治闭经、痛经，下腹胀满，行经不畅，夹有瘀块，血色紫黑，亦治跌打损伤，肠燥便秘，肠痈，肺痈等症。

82 李

北山经：边春之山，多李①。西次三经：昆仑之丘，有木焉，其实如李而无核。东次三经：岐山，其木多李，又孟子之山多李。中次八经：灵山，其木多李。中次十一经：卑山，其上多李。

① 李：郝懿行《笺疏》云："《初学记》28卷引此《经》云'边春之山多李，里人常采之'。《太平御览》968卷引亦同，疑本郭注，今脱去之。"《说文解字系传通释》云："李，果也，臣锴按颛顼之后，有逃难于伊侯之虚，得李实而食，遂以为姓。"《尔雅》云："休，无实李，一名赵李。痤，接虑李，今之麦李。驳，赤李，子赤。"

李树原本是野生的，到《诗经》时代，李树和麦子一样，皆被人们所栽培了。《诗·王风》云："丘中有李，丘中有麦。"《诗·小雅》云："北山有李。"《诗·大雅》云："投我以桃，报之以李。"《管子》云："五沃之土宜梅李。"东方朔云："博劳飞集李树。"《列子》云："食桃李葩。"《世说》云："树在道边而多子，此必苦李。"又云："王安丰有好李，恐人得种，常钻其核。"《盐铁论》云："夫李、梅实多者，来年为之衰。"

王逸《荔枝赋》："房陵缥李。"《御览》卷968引左思《齐都赋》："露桃霜李。"《西溪丛语》引潘岳《闲居赋》云："房陵朱仲之李。"《荆州记》云："房陵县有朱仲者家，有好李，代所希有。"

李的药用：《名医别录》云："李核仁，主僵仆跻，瘀血、骨痛。根皮，主消渴，止心烦逆、奔气。实味苦，除痼调中。"《孟子》云：

"陈仲子，居于陵，三日不食，耳目无闻见，井上有李，蠐食实者过半，陈仲子匍匐往食之，三咽而后耳有闻，目有见也。"

李的形态：《本草衍义》云："李，其大者高乃丈。"《齐民要术》云："李性耐久，树得三十年老，虽枝枯，而子亦不细。"《本草纲目》云："李，绿叶白花，树能耐久，其种近百。"

按：李为蔷薇科植物李 Prunus salicina Lindl. 一类植物。李的果实名李子，有清肝、涤热、生津、利水的作用，能治虚劳低烧、消渴、腹水，果实内核中种子名李核仁，能活血，润肠，利水。治跌打瘀血疼痛，大便闭结，水气肿满，痰饮咳嗽，虫蝎螫痛。李树叶治小儿发热、惊痫、水肿、金疮。李树根，能清热解毒，治丹毒、痢疾、淋病、牙痛、消渴。李树根的皮，能清热下气，治消渴心烦，奔豚气逆，带下，齿痛。李树干上分泌的胶质名李树胶，能除目翳、消肿、止痛。

83 柘

北山经：灌题之山，其上多柘[①]。北次三经：发鸠之山，其上多柘木。东山经：姑儿之山，其下多柘。中次七经：讲山多柘。中次八经：若山、鲵山、师每之山，琴古之山，其木多柘。中次九经：崃山，勾檷之山，其木多柘。中次十经：楮山多柘。

[①] 柘：郭璞注《山海经》云："柘中弓材。"《玉篇》云："柘作樜。"《说文》云："樜木出发鸠之山。"《汉书·音义》云："樜以樜，叶冬不落。"《尚书·禹贡》云："厥贡干、栝、柏。"孔安国《传》云："干，柘干也。"《礼记·考工记》云："弓人（造制弓箭的人）取材，以柘为上。"《齐民要术》云："柘十五年任为弓材，二十年作犊车材；柘叶饲蚕，丝可作琴弦，清鸣响彻，胜于凡丝。"高诱注《淮南子·原

道训》云："乌号柘桑，其材坚劲。"《四民月令》云："柘染色黄赤。"《相感志》云："柘木，以酒醋调矿灰涂之，一宿则作间道乌木文。"

柘的药用：《嘉祐本草》云："柘木味甘，温，无毒。主补虚劳，取白皮及东行根白皮，煮汁酿酒，主风虚耳聋，补劳损虚羸，腰肾冷。木，主妇人崩中血结，及主疟疾，兼堪染黄。"

柘的形态：《本草衍义》云："柘木，里有纹，亦可旋为器。叶饲蚕曰柘蚕。叶硬，然不及桑叶。"《救荒本草》云："柘树，其木坚劲，皮纹细密，上多白点，枝条多有刺，叶比桑叶甚小而厚，皮颇黄淡，叶梢皆三义，亦堪饲蚕。"《本草纲目》云："柘，喜丛生，干疏而直，叶丰而厚，团而有尖。其实状如桑子而圆粒如椒，名佳子。其木染黄赤色，谓之柘黄。"

按：柘为桑科植物柘树 Cudrania tricuspidata（carr）Bur 一类植物。柘树叶可饲蚕，自古以来，就是桑柘并称。柘树木材名柘木，能治妇人崩中血结，疟疾。柘树皮能涩精止血，治遗精、咯血、吐血。柘树叶煎洗治湿疹疖子。柘树果实，能清热凉血，舒筋活络，治跌打损伤。柘树上寄生木耳名柘耳，能治肺痈、咳痰脓血腥臭。

84 枳棘

北山经：北狱之山，多枳棘[①]。

① 枳棘：《韩非子·外储说》云："树枳棘，成而刺人。"刘向《九欢》云："树枳棘与薪柴。"《后汉书》云："我有枳棘，岑君伐之。"又云："枳棘非鸾凤所栖。"

疑"枳棘"即芸香科植物枸橘，这种植物具有刺状绿色扁形小枝，古书上又称枸橘为枳，故有枳棘之名。余详"枸橘"条注①。

85　刚木

北山经：北狱之山，多刚木①。

① 刚木：泛指刚硬坚韧的树木。郭璞注云："刚木，檀柘之属者，檀中车材，柘中弓材。"郝懿行《笺疏》云："案郭注《中山经》云'楢，刚木也，中车材'。此《经》云枳棘，刚木，郭云：'檀柘之属者，檀中车材，柘中弓材也'。"

86　赤柳①

北山经：湖灌之山，有木焉，其叶如柳而赤理。

① 赤柳：原书无此名，为了研究方便，暂拟此名。郝懿行《笺疏》云："案柳有一种赤者，名赤柳。《晋书·地理志》云'丹阳，丹阳山多赤柳'。"

按：河南省有一种河柳，亦名红心柳，其幼枝为赤色，初夏枝梢的新叶亦呈赤色，疑赤柳或即红皮柳一类植物。

赤柳疑为杨柳科柳属植物红皮柳 *Salix purpurea* L. 一类植物。

87 柳

北次二经：湖灌之山，有木焉，其叶如柳而赤理。中山经：鼓钟之山，有草焉，其叶如柳。中次六经：廆山，其木多柳①。中次九经：熊山，其木多柳。中次十二经：风伯之山，即公之山、尧山、真陵之山、柴桑之山、荣余之山，其木多柳。海外北经：平丘，爰有杨柳。海外东经：嗟丘，爰有杨柳。

① 柳：《说文》："柳，小杨。"《尔雅》云："柽，泽柳。"《诗·齐风》云："折柳樊圃。"《诗·小雅》云"菀彼柳斯""杨柳依依"。《大戴礼》："正月柳梯。"《四民月令》："三月三日及上除日，采柳絮愈疮。"《论语》云："钻燧改火，春取柳、榆木。"《战国策》云："楚有养由基者，去柳叶百步而射之，百发百中。"《管子》云："五沃之土，其木宜柳。"《汉书·五行志》云："昭帝时，上林苑种柳。"枚乘《忘忧馆柳赋》云："于嗟细柳，流乱轻丝。"魏文帝《柳赋序》云："建安五年（公元200年），余年二七，始植斯柳，迄今十五载矣。"《本草经》曰："柳花一名柳絮。"

柳的药用：《本草经》云："柳华，主风水，黄疸。叶，主马疥疮。实，主溃痈，逐脓血。"《名医别录》云："柳华，主痂疥、恶疮、金疮。叶，疗心腹内血，止痛。子汁疗渴。"

柳的形态：陶弘景云："柳，即今水杨柳也，花熟随风，状如飞雪。"《唐本草》注云："柳与水杨全不相似，水杨叶圆阔而赤，枝条短硬。柳叶狭长青绿，枝条长软。"

按：柳为杨柳科柳属植物的泛称，柳属植物有很多种，常见的有垂柳（水柳）*Salix babylonica* L. 旱柳 *Salix matsudana* Koidz。

本草所讲的柳，多指垂柳一类植物。柳树种植于河畔，可防止土砂崩溃；木材轻软，昔日用以烧炭供制火药。柳树皮含柳酸及单宁，可供工业用或药用。

【附】

《中药大辞典》529 页"水杨柳"条，注明原植物为"水柳 *Homonoia riparia* Lour."。此乃是大戟科植物的水柳，与本文所讲的杨柳科植物水柳是两回事。

88　三桑

北次二经：洹山，三桑①生之，其树皆无枝，其高百仞。海外北经：跂踵国，三桑无枝，在欧丝②东，其木长百仞无枝③。大荒北经：竹南，有三桑无枝。

《艺文类聚》卷 88 引《山海经》曰："东北海外，赤水在圆丘南，有三桑，无枝，皆高百仞。"

① 三桑：疑为神话植物。
② 欧丝：《山海经·海外北经》云："欧丝之野，在大踵东，一女子跪据树欧丝。"郭璞注云："言噉（吃的意思）桑而吐丝，盖蚕类也。"

大约在远古的时候，人们谋生很不容易，解决穿与吃的问题，是极其困难的。在穿的方面，能提供丝的蚕与桑，受到人民崇拜。人们为了歌颂蚕与桑能造福人类，所以把蚕与桑加以偶像化或神化，所谓"三桑""欧丝"，可能都是由于这个缘故，这也反映了蚕与桑对人民贡献是很大的。

③ 其木长百仞无枝：郭璞注《山海经》云："言皆长百仞也。"郝懿行《笺疏》云："案《海外北经》云'三桑无枝，在欧丝东，其木长百仞'，即此。"又云："北次二经云：洹山，三桑生之，其树皆无枝，其高百仞即此。"

89　百果树

北次二经：洹山，其上百果树①生之。海外东经：两山夹丘，上有树木，一曰嗟丘，一曰百果所生。

① 百果树：是一种想象中的果树，它可以结各种各样的果实。人们不费力气种植，可以吃到这些果实，这也是一种天真烂漫的幻想。这种幻想反映在《山海经》时代，可能因社会动荡不安，人们生活发生困难而引起的。

90　藷萸

北次三经：景山，北望少泽，其上多草藷萸①。中次五经：升山，其草多藷萸。中次六经：阳华之山，其草多藷萸。中次十二经：尧山多藷萸。

① 藷萸：郭璞注《山海经》云："根似羊蹄，可食，曙豫二音。今江南单呼为藷，音储，语有轻重耳。"郝懿行《笺疏》云："案《广

雅》云：'藷藇，署预也'。《本草》云：'薯蓣，一名山芋'，皆即今之山药也。此言草藷藇，别于木藷藇也，木藷藇见《中次十一经》'兔床之山'。"

《淮南子·俶真训》云："藷藇㫚治。"高诱注云："㫚大意也，署预犹藷藇耳。"《尔雅》云："诸虑，山櫐。"《太平御览》引《范子计然》云："储藇本出三辅，白色者善。"《广雅》云："玉延，藷藇，署预也。"王念孙《广雅疏证》云："今之山药也，根大，故谓之藷藇，藷藇之言储与也。"《广韵》云："藷，署鱼切，似薯蓣而大。"

薯蓣别名很多。《本草经》云："薯蓣，一名山芋。"《名医别录》云："薯蓣，秦、楚名玉延，郑越名土藷。"《异苑》云："署预，野人谓之土藷。"《吴普本草》云："薯蓣，一名诸署，秦、楚名玉延，齐、赵名山芋，郑、越名土藷，一名脩脆，一名儿草。"《本草衍义》云："薯蓣，上一字犯宋英宗庙讳（1064—1067，宋英宗名赵曙，避曙字讳）；下一字曰预，唐代宗（762—779）名预，故改下一字为药，今人遂呼为山药。"王引之云："此谓药字改于唐，山字改于宋，案唐韩愈送文畅师北游《诗》云"山药煮可掘"，则唐时已呼山药，别国异言，古今殊语，不必皆为避讳也。"笔者疑王氏之言不一定对，盖韩《诗》所言山药，不一定就是《本草》的山药，同名异物很多。倘若同为一物，则《本草衍义》之前诸《本草》为何不引用山药这个名称呢？

薯蓣的药用：《本草经》云："薯蓣味甘，温。主伤中，补虚羸，除寒热邪气，补中益气力，长肌肉。久服耳目聪明，轻身，不饥延年。"《名医别录》云："薯蓣，平，无毒，主头面游风，头风眼眩，下气，止腰痛，补虚劳羸瘦，充五藏，强阴。"《药性论》云："薯蓣，镇心神，安魂魄，开达心孔，多记事，补心气不足。"

薯蓣的形态：《吴普本草》云："薯蓣生临朐钟山，始生赤茎细蔓，五月华白，七月实青黄，八月熟落，根中白，皮黄，类芋。"苏颂《本草图经》云："薯蓣，春生苗，蔓延篱援，茎紫，叶青，有三尖角，似牵牛更厚而光泽，夏开细白花，大类枣花，秋生实于叶间，状如铃，二月、八月采根。"

按：诸薁为薯蓣科植物薯蓣 Dioscorea opposita Thunb. 一类植物。薯蓣，一名山药，补脾、止泻、益气，治脾虚泄泻，食少倦怠，咳痰清稀，消渴等症。

91 秦椒

北次三经：景山①，其草多秦椒②。

① 景山：《太平寰宇记》云："山在闻喜县东南十八里。"按闻喜县在山西。山西非秦地，则秦椒的秦字，似非由秦地之秦而得名。

② 秦椒：郭璞注《山海经》云："子似椒而细叶草也。"《诗·周颂》云："有椒其馨。"《诗·唐风》云："椒聊之实，蕃衍盈升。"《诗·陈风》云："贻我握椒。"毛传云："椒，芳香也。"《离骚》云："杂申椒与菌桂。"五臣《注》云："椒、菌桂，皆香木也。"又云："怀椒糈而要之。"王逸《注》云："椒，香物，所以降神。"《尔雅》云："檓，大椒也。"郭璞注云："今椒树丛生，实大者名为檓。"《尔雅》又云："茮，榝醜，其实菉。"郭璞注云："菉，萸子，聚成房貌，今江东亦呼菉榝，似茱萸而小，赤色。"《广雅》云："榝枂，茱萸也。"《说文》云："茮，茮菉。菉，榝实裹如裘者。榝似茱萸，出淮南。"《说文解字系传通释》云："《说文》无椒字，豆菽字但作尗，则此茮为椒字也。椒性丛生如蔷薇之属作木也。"《范子计然》云："蜀椒出武都，赤色者善。秦椒出天水、陇西，细者善。"

椒的药用：《本草经》云："秦椒，主风邪气，温中，除寒痹，坚发齿，明目。"《名医别录》云："秦椒，疗喉痹，吐逆，疝瘕，去老血，产后余疾，腹痛。"

椒作香料：《九歌东皇太一》云："奠桂酒兮椒浆。"《湘夫人》云："播芳椒兮成堂。"《九章悲回风》云："折芳椒以自处。"《史记·礼书》云："椒兰芬藏，所以养鼻也。"《孙卿子》曰："芬若椒兰。"《淮南子·人间训》云："申椒杜茝，美人之所怀服。"

椒有毒：《名医别录》云："秦椒有毒。"《尔雅翼》云："椒亦杀人。"张璠《汉记》云："桓帝窦皇后崩……太尉李固自扶舆起，捣椒自随，谓妻子曰：若太后不得配桓帝，吾不得生还矣。"又齐建武中（494—497）欲并诸高武子孙，令太医煮椒二斛，椒熟则一时赐死。"

椒的形态：陶弘景云："秦椒，今从西来，形似椒而大，色黄黑，味亦颇有椒气，或为大椒。"《本草纲目》云："秦椒，花椒也，其叶对生，尖而有刺，四月开细花，五月结实，生青熟红，大如蜀椒。"

按：秦椒为芸香科植物花椒 Zanthoxylum bungeanum Maxim. 一类植物。是灌木或小乔木，果实熟则裂开，子黑色名椒目。花椒的果实含挥发油，其中有山椒素甲、乙，能温中驱蛔，适用于虚寒腹痛、恶心呕吐及虫积腹痛。花椒能健胃，可代替豆蔻用于消化不良。椒目能利水，治肿满，小便不利，喘促等症。

【附】

按：《本草纲目》所讲的秦椒即花椒。崖椒即香椒子（野椒）Zanthoxylum schinifolium Sieb et Zucc。《植物名实图考》所图蜀椒、秦椒、崖椒，实为一物——竹叶椒 Zanthoxylum planispinum Sieb et Zucc。

92　丹林

北山经、北次三经：谒戾之山①，其东有林焉，名曰丹林②。

① 谒戾之山：郭璞注《山海经》云："今（指晋时）在上党郡涅县。"郝懿行《笺疏》云："案郭注本《地理志》'谒戾山'，见《水经》。《淮南子·坠形训》作'楬戾'，谒、楬声相近也，山在今山西乐平县。"

② 丹林：按枫树、槭树入秋，其叶变红，此等树丛生成林，其叶红色可爱，很象丹林。

疑"丹林"为金缕梅科植物枫树属 *Liguidambas* L. 一类植物，或槭树科植物槭属 *Acer* L. 一类植物，如红槭、紫槭等。

93　栒

北次三经：绣山，其木多栒①。**中次九经**：蛇山，其木多栒。

① 栒：郭璞注云："木中杖也，音笋。"《说文》云："杖，干也，可为杖。"《名医别录》云："栒核，味苦，疗水，身面痈肿，五月采。"《说文》云："楛，杶也。"又云："栒，大木，可为钼柄。"《说文解字系传通释》云："楛，杶也。锴按《春秋》《左传》范献子斩雍门之楛以为公琴。今《字书》或云，即桐也。"又云："杶，木也，从木，屯声，《夏书》曰：'杶干栝柏也'。锴按《字书》杶木似樗，中车辕，实不堪食。"

《山海经》仅言"其木多枸",但未言明"枸"是什么样子的木,今日所见的各种枸子树,都是蔷薇科植物。

从地理环境来看,《山海经·北山经》的绣山同景山、松山是相连的。郝懿行《笺疏》引高诱注《淮南子·坠形训》云:"景山在邯郸西南。"又引毕氏云:"松山疑即今山西襄垣县好松山。"据此绣山亦应在北方河北邯郸、山西襄垣附近,而这一地带产各种枸子树。

疑"枸"为蔷薇科西北枸子 Cotoneaster zabelii Schneid. 一类植物。

94 芍药

北次三经:绣山,其草多芍药①。中次五经:条谷之山,其草多芍药。中次九经:勾䅯之山,其草多芍药。中次十二经:洞庭之山,其草多芍药。

① 芍药:郭璞注云:"芍药,一名辛夷,亦香草属。"郝懿行《笺疏》云:"案《广雅》云'挛夷,芍药也',张揖注《上林赋》云'留夷,新夷也',新与辛同,留、挛声转。王逸注《楚辞·九歌》云'辛夷,香草也',是挛夷即留夷,《离骚》之留夷又即《九歌》之辛夷与芍药正一物也。郭注本《广雅》及《楚辞》。"《诗·郑风》云:"赠之以芍药。"陆玑《毛诗草木疏》云:"芍药,今药草芍药。"

芍药的异名有辛夷、留夷。《名医别录》云:"芍药,一名白木,一名余容,一名犁食,一名解仓,一名铤。"崔豹《古今注》云:"芍药,一名可离。"《广雅》云:"挛夷,芍药也。"

芍药,古人用作调味品。司马相如《子虚赋》云:"芍药之和,具而后御之。"伏俨注《子虚赋》云:"芍药以兰桂调食。"文颖云:"芍药，五味之和也。"扬雄《蜀都赋》云："有伊之徒，调夫五味，甘甜之和，芍药之羹。"枚乘《七发》云："芍药之酱。"张景阳《七命》云："和兼芍药。"韦照云："芍药和齐咸酸美味也。"张衡《南都赋》云："归雁鸣鵹，香稻鲜鱼，以为芍药酸甜滋味。"《论衡·谴告》篇云："酿酒于罍，烹肉于鼎，皆欲其气味调得也，时或咸、苦、酸、淡不应口者，由人芍药失其和也。"嵇康《声无哀乐论》云："大羹不和，不极芍药之味。"

芍药形态：《本草图经》云："芍药，春生红芽作丛，茎上三枝五味，似牡丹而狭长，高一二尺，夏开花，有红、白、紫数种，子似牡丹而小，秋采根，根有二种。"

芍药药用：《本草经》云："芍药主邪气腹痛，除血痹，破坚积、寒热疝瘕，止痛，利小便。"《名医别录》云："芍药，通顺血脉，缓中，散恶血，逐贼血，消痈肿。"

按：芍药有赤、白二种，赤芍活血，白芍补血。《名医别录》所言芍药功用，似指赤芍而言。

芍药即今毛茛科植物赤芍药 Paeonia lactifeosa Pall，或川赤芍 Paeonia Veitchii Lynch 一类植物。赤芍有活血功用，凡因瘀血引起疼痛或烦热都可用，如血瘀小腹痛、腰背痛、跌打瘀肿、脑震荡后遗症、冠心病心绞痛等皆可用。

95 条

北次三经：高是之山，其草多条①。

① 条：《诗·秦风》云："终南何有？有条有梅。"王船山《诗经稗疏》云："条有二种：一则《毛传》所云槄也，《尔雅》'槄，山榎'。

榎，今谓之楸，似梓，至秋垂条如线，故谓之条；一则《尔雅》所云'柚，条'，郭璞注似橙，实酢，生江南者。"

关于条作"柚"的解释，详"柚"条注①。

"条"的另一种解释是"楸"。

《诗·秦风》云："终南何有？有条有梅。"《毛传》："条，槄。"《尔雅》云："槄，山榎。"郭璞注云："今之山楸。"陆玑《诗疏》云："有条有梅。条，槄也，今山楸也，亦如下田楸耳，皮白色，叶亦白，材理好，宜为车板，能（耐）湿，又可为棺木，宜阳共北山多有之。"《尔雅》云："槄，山榎。"郭璞注云："今之山楸。"

楸的药用：《本草拾遗》云："叶，捣敷疮，亦煮汤洗脓血，冬取干叶，汤揉用之；皮，主吐逆，杀三虫及皮肤虫，煎膏粘敷恶疮疽瘘、痈肿、痔、野鸡病，除脓血，生肌肤，长筋骨。"《本草纲目》云："楸，乃外科要药。东晋范汪，名医也，亦称楸叶治疮肿之功，则楸有拔毒排脓之力可知。"

楸的形态：《本草纲目》云："楸有行列，茎、干直耸可爱，至秋垂条如线，谓之楸线，其木湿时脆，燥则坚，故谓之良材。"

按：楸为紫葳科植物楸 *Catalpa bungei* C.A.Mey. 一类植物。

96 藻

北次三经：其祠皆一藻①。

① 藻：郭璞注《山海经》云："藻，聚藻。"《尔雅》云："莙，牛藻。"郭璞注云："似藻，叶大，江东呼为牛藻。"《广雅》云："麦莱，藻也。"《诗·小雅》云："鱼在在藻。"《诗·鲁颂》云："薄采其藻。"

《诗·召南》云:"于以采藻。"《左传》云:"蘋蘩蕴藻之菜"注云:"蕴藻,聚藻也。"《楚辞》云:"凫雁皆唼夫梁藻。"《淮南子》云:"蘽生苹藻。"司马相如《上林赋》云:"唼喋菁藻。"《博物志》云:"恶草者,水藻也。"《埤雅》云:"藻,水草之有文者,出于水下,其字从澡,言自洁如澡也。"《埤雅》引《吕览》云:"菜之美者,昆仑之蘋藻。"

以上各书所讲的藻,似指水藻而言。

藻的药用:孙思邈说:"凡天下极冷,无过藻菜,但有患热毒肿并丹毒者,取渠中藻菜切捣傅之,厚三分,乾即易,其效无比。"《本草拾遗》云:"水藻,味甘,大寒,滑,无毒。去暴热,热痢,止渴,捣汁服之。小儿赤白游疹,火焱热疮,捣烂封之。"

藻的形态:陆玑《诗疏》云:"藻,水草也,生水底,有二种:其一种叶如鸡苏,茎大如箸,长四五尺;其一种茎大如钗股,叶如蓬蒿,谓之聚藻。"《尔雅翼》云:"藻生水底,横陈于水,若自澡濯然。"《救荒本草》云:"菹草,即水藻也,生陂塘及水泊中,茎如粗线,长三四尺,叶形如柳叶而狭长,故名柳叶菹;又有叶似蓬子叶者,根粗如钗股而色白。"

按:水藻即金鱼藻科植物,如金鱼藻 Ceratophyllum demersum L. 等一类植物,是多年生沉水草本,茎细长,分枝,叶轮生。多生于河湖、池沼中,为鱼类的食饵,又可作猪的饲料。

97 苴

北次三经:其祠皆一苴[①]。

[①] 苴:即白菹,详64"药蕍"条注[①]。

山海经植物药考辨卷四

东山经植物药名考辨

98 棘
99 菌
100 蒲
101 扶木
102 北号山木（枣树的一种）
103 桢木（女贞的一种）
104 芑（杞柳的一种）

98 棘

东次三经：尸胡之山，其下多棘①。中次五经：升山，其木多棘。

① 棘：《御览》卷959引《陈留耆旧传》云："夫棘中心赤，外有刺。"《周礼》："树棘以为位，取赤心而外刺。"《韩子》云："以棘刺之端为木猴。"《魏都赋》云："造木猴于棘刺。"《诗·陈风》云："墓门有刺。"《诗·小雅》云："在彼杞棘。"《诗·曹风》："其子在棘。"《诗·唐风》云："集于苞棘。"《诗·邶风》云："吹彼棘心。"《离骚》云："荆棘生于中庭。"刘向《九欢》云："藜棘树于中庭。"《竹书》云："南庭生棘。"《春秋繁露》云："生以棘楚。"《晋书·艺术传》："有棘生焉。"《左传》云："桃弧棘矢，以共御天事。"《唐本草》注："棘有赤、白二种。"《本草衍义》云："小则为棘，大则为酸枣，其实一本，白棘乃是酸枣未长大的枝上棘也。"

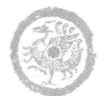

按：《本草衍义》所说，棘的果实名酸枣。《说文》云："樲，酸枣也。"《尔雅》云："樲，酸枣。"《孟子》曰："舍其梧槚，养其樲棘。"按酸枣一名樲，樲即棘也。《诗·郑风》云："园有棘，其实之食。"《毛传》云："棘，枣也。"《诗·小雅》云："营营青蝇，止于棘。"这个棘也是枣，为青蝇所止。《淮南子·兵略训》云："伐棘枣而为矜。"高诱注云："棘枣，酸枣也。"

酸枣同名异物有二：一是漆树科植物酸枣，果实核果，黄熟时可食，核作念珠或玩耍。二是鼠李科植物酸枣，是棘的果实，其种子名酸枣仁，叶名棘叶，针刺名棘刺，花名棘棘花。兹将棘的果实酸枣介绍如下：

酸枣药用：《本草经》云："酸枣味酸，平，主心腹寒热，邪结气聚，四肢酸痛湿痹。"《名医别录》云："酸枣，无毒，主烦心不得眠，脐上下痛，血转久泄、虚汗、烦渴、补中，益肝气，坚筋骨，助阴气，令人肥健。"酸枣的刺，名棘，酸枣的花，名棘棘花。《本草经》云："白棘，主心腹痛、痈肿、溃脓、止痛，一名棘针。"《名医别录》云："白棘，主次刺结，疗丈夫虚损、阴痿、精自出，补肾气，益精髓，一名棘刺。棘刺花，主金疮、内漏。实主明目，心腹痿痹，除热，利小便。"

酸枣的形态：《本草图经》云："酸枣似枣木而皮细，其木心赤色，茎叶俱青，花似枣花，八月结实，紫红色，似枣而圆小，味酸，当月采实，取核中仁，阴干，四十日成。"

陶弘景云："白棘，李云此是酸枣树针。"《本草图经》云："棘，小枣也。丛高三四尺，花、叶、茎、实都似枣，而有赤、白二种。"《本草衍义》云："白棘，乃酸枣未长大时枝上刺也，及至长成，其实大，其刺亦少。"《尔雅翼》云："棘，心赤而外有刺，有赤、白二种，其刺亦有直有钩者。"

按：棘，在古书上似无定指，一般泛指有针刺的植物。《本草》上所讲的棘刺，指鼠李科植物酸枣 Ziziphus jujuba Mill 一类植物。

酸枣的果实味酸，不堪食用，果实中的种子名酸枣仁，能养心安神敛汗，治血虚心烦不寐，自汗、盗汗、心悸、怔忡。酸枣的叶名棘叶，捣烂敷胫臁疮，酸枣的刺名棘针，能消肿、溃脓、止痛。酸枣的花名棘刺花，花分泌糖分甚多，为华北重要养蜂植物。《名医别录》谓棘刺花主金疮内漏，明目。

【附】

（一）《中药大辞典》第 2304 页棘叶、棘针，第 2305 页棘刺花，第 2534 页酸枣仁以及《中药志》Ⅱ册第 28 页大枣，皆用同一个拉丁

名 *Ziziphus jujuba* Mill.

（二）《神农本草经》的"酸枣"，按《唐本草》注，并非棘的果实。《唐本草》注云："酸枣，即樲枣实也，树大如大枣，实无常形……今医以棘实为酸枣大误。"陈藏器《本草拾遗》云："酸枣，其树高数丈，径周一二尺，木理极细坚而且重，其树皮亦细，文似蛇鳞，其枣圆小而味酸，其核微圆，其仁稍长，色赤如丹，此医之所重，今市之卖者皆棘子为之。"

按：陈藏器所描述的酸枣树，正是今日漆树科植物南酸枣 *Choerospondias axillaris* (Roxb.) Bustt et Hill. 一类植物。

99 菌

东次三经：孟子之山，其草多菌①。

① 菌：《山海经·海内经》云："南海之内，有菌山。"郭璞《注》云："音芝菌之菌。"《离骚》云："矫菌桂以纫蕙""杂申椒与菌桂兮。"王逸《注》云："菌，薰也，叶曰蕙，根曰薰。"刘逵注《蜀都赋》云："菌，薰也，叶名蕙，根名薰。"《广雅》云："菌，薰也，其叶谓之蕙。"《九怀匡机》云："菌阁兮蕙楼。"《九欢·怨思》："菀蘼芜与菌若兮。"《七谏·自悲》："饮菌若之朝露兮。"唐代《新修本草》云："菌者竹名。"《本草拾遗》云："地生者为菌，木生者为檽，江东人呼为蕈。"《尔雅》云："中馗，菌。"郭璞《注》云："地蕈也，盖今江东呼为土菌。"《本草纲目》云："钟馗神名，此菌钉上若伞，其状如钟馗之帽，故名。"《吕氏春秋》云："和之美者，越骆之菌。"《潜夫论》云："负苞，朽木菌也。"《博物志》云："大树断倒者，经春夏生菌。"《齐民要

术》云:"菌,一名地鸡。"《列子》云:"朽壤之上有菌芝者,生于朝,死于晦。"《庄子》云:"朝菌不知晦朔。"《广雅》云:"朝菌,朝生地。"《玉篇》云:"菌,草芝地菌也。"

《说文》云:"蕈,桑䓴也,谓菌生木上也。"《说文解字系传通释》云:"菌,地蕈。地蕈似钉盖者名菌。"又云:"蕈,桑䓴,多生桑木者之上也。"又云:"䓴,木耳,一名蕳茈。"

宋代陈仁玉《菌谱》有松蕈、竹蕈、黄蕈、紫蕈、栗壳蕈等,潘之恒《广菌谱》有杉菌、香蕈、蔴菰蕈等。《齐民要术》云:"菌口未开者,内外全白者佳;其口开里黑者,臭不堪食。"吴瑞《日用本草》云:"蕈生桐、柳、枳椇木上,紫色者名香蕈,白色者名肉蕈,生山僻处者,有毒。"

按:古书中所讲的"菌",多数是指担子菌纲伞菌目中伞菌科和牛肝菌科等菌类的统称,一般指具有菌盖和菌柄的肉质腐生菌类。多种伞菌可供食用,如香菇(香蕈)、蘑菇、草菇、牛肝菌、鸡枞、口蘑等。少数种类有毒,如蛤蟆菌、鬼笔鹅膏菌等。

有毒菌不可食:《异苑》云:"交州诸郡有菌,以汁涂人躯,便举体菌生,生既遍,便就朽烂,肌肉消腐。"《夷坚志》云:"金谿田仆食菌,一家呕血,殒命六人。"《茅亭客话》:"淳化中(990—994年)有民支氏于照觉寺设斋,寺僧市(买)野菌,有黑而斑者,或黄白而赤者,为斋食众,僧食讫,悉皆吐泻,亦有死者。"

如担子菌纲鬼笔科细皱鬼笔 Phallus rugulosus 即有毒,不可食。陈藏器《本草拾遗》云:"菌生粪秽处,头如笔,紫色,朝生暮死,名鬼笔菌,主疮疥。"

100 蒲

东次三经：孟子之山，其草多蒲①。

① 蒲：《毛诗》："有蒲与茆""依于其蒲。"《说文》云："蒲，水草，似莞。"《说文解字系传通释》云："蒲，水草也，或以作席。"《尔雅》："莞，苻离，其上蒚。"郭璞注："今水中莞蒲，可作席也。"《周礼·醢人》："深蒲醓醢。"郑司农云："深蒲，蒲蒻入水深，故云深蒲。"

蒲可以织席：《左传》："藏文仲妾织蒲。"陶弘景云："荐多用蒲。"《唐本草》注云："晋、齐间人谓蒲荐为蒲席。"

蒲的药用：《本草经》云："香蒲主五藏心下邪气，口中烂臭，坚齿，明目，聪耳。"《名医别录》云："败蒲席，平，主筋溢，恶疮。"

蒲的形态：《说文》云："蒲，编有脊，生于水崖，柔滑，可以为席。"《唐本草》注云："此即甘蒲作荐者，春初生，用白为菹，亦堪蒸食，山南名此蒲（指败蒲席）为香蒲，谓菖蒲为臭蒲。"

按：蒲即香蒲科植物各种蒲。如香蒲（宽叶香）*Typha latifolia* L. 及狭叶香蒲 *Typha angustifolia* L 等一类植物。

香蒲灰有利尿作用，适用于小便不利。其花粉名蒲黄，有止血之功。

【附】

古书上的"蒲"，有时亦指树。《艺文类聚》卷60引《三齐略记》云："城东南五十里，有蒲台，高八丈，秦始皇所顿处时，在台下，萦蒲系马，夹道数百步。到今蒲生犹萦，蒲似水杨而劲，堪为箭也。"

《尔雅》云："杨，蒲柳。"

101　扶木

东次三经：无皋之山，东望扶木①。

①扶木：郭璞注云："扶桑二音。"《洪范·五行传》云："东方之极，自碣石东至日出扶木之野。"《吕氏春秋·求人》篇云："禹东至扶木之地，日出九津。"高诱注云："扶木，大木；津，崖也。"《说文解字系传通释》云："扶，扶桑，神木日所出也。锴按《吕氏春秋》《淮南子》《山海经》《汉武内传》《东方朔》《十洲记》皆曰扶生海东日所出。《山海经》曰：'九日出下枝，一日生上枝'。"详见212"扶桑"条注①。

102　北号山木①

东次四经：北号之山，临于北海，有木焉，其状如杨②，赤华，其实如枣而无核③，其味酸甘，食之不疟④。

①北号山木：本条原无植物名称。《广群芳谱》称之为北号山木，为了研究方便，本文援用此名。

②其状如杨：《说文》云："杨，蒲柳也。"崔豹《古今注》云："蒲柳生水边，又曰水杨。"按杨为杨柳科杨属（populus）植物的泛称。常见的杨有山杨、胡杨、响叶杨、银白杨、毛白杨等。

③ 实如枣无核：郝懿行《笺疏》云："案《尔雅》云'皙，无实枣'，郭《注》云'不着子者'即此，今乐陵县（山东乐陵县）亦出无核枣。"按无核枣是枣类果形中的一种，果实较小，长圆形，或长圆柱形，果核退化成一薄膜，含糖分多，山东乐陵县产无核枣。

山东乐陵靠近渤海，又产无核枣，此与《山海经》文"北号之山，临于北海，有木焉……其实如枣而无核"正相合。

④ 食之不疟：郝懿行《笺疏》云："案《本草经》腐婢陶《注》云'今海边有小树，状如支子，茎条多曲，气作腐臭，土人呼为腐婢，用疗疟有效'，即此。"

按：郝氏所疏，北号山木应是《本草经》的腐婢。

腐婢同名异物有三种：《本草图经》云："腐婢，小豆花也，生汉中，今处处有之；陶隐居以为海边有小木，状似支子，气作臭腐，土人呼为腐婢，疑是此；苏恭（敬）云：山南相承呼为葛花是也。……然则三物皆有腐婢名，是异类同名耳。"

陶隐居所《注》海边小木，状如支子，气作臭腐，能治疟，此与《山海经》文"其状如杨，赤华，其实如枣而无核，其味酸甘"皆不相符，所以郝氏仅凭治疟一点来定本条植物是腐婢，似难成立。

从经文："其实如枣而无核"来看，北号山木应是无核枣树。今日山东的庆云、乐陵等县皆产无核枣，此与郭注《尔雅》："皙，无实枣，不着子者"义合。又庆云、乐陵等地离海很近，和经文"北号之山，临于北海"义合。

疑"北号山木"为鼠李科植物枣树 *Ziziphus jujuba* Mill Var inermis（Bunge）Rehd 一类植物。

103 桢木

东次四经：太山多桢木[①]。

① 桢木：郭璞注《山海经》云："女贞也，冬不凋。"郝懿行《笺疏》云："案《说文》云：'桢，刚木也，上郡有桢林县'。《玉篇》云'桢，坚木也'。引此经作大山多桢，又引郭注与今本同。"《艺文类聚》卷89女贞条引《山海经》云："太山多贞木。"《本草图经》云："女贞，《山海经》云：'太山多真（疑为桢之误）木'，是此木也。"《典术》云："女贞木，冬不落叶。"司马相如《上林赋》云"豫章女贞"，注云："女贞树冬夏常青，未尝凋落。"汉代郑氏《婚礼谒文赞》曰："女贞之树，柯叶冬生。"《晋宫阁名》曰："华林园，女贞一株。"晋苏彦《女贞颂》云："女贞之树，一名冬生。"《群芳谱》云："女贞，一名贞木，一名蜡树。"盖桢木凌冬青翠不凋，有守贞之操，故名女贞。

女贞药用：《本草经》云："女贞，主补中，安五藏，养精神，除百疾。"陈藏器《本草拾遗》云："女贞枝叶烧灰淋取汁涂白癜风。"

女贞形态：《唐本草》注云："女贞叶似枸骨及冬青树等，其实九月熟黑似牛李子。"《蜀本草图经》云："女贞树高数丈，花细青白色。"《本草图经》云："女贞木极茂盛，凌冬不凋，花细青白色，九月而实成，似牛李子；冬青木肌理白如象齿；枸骨，木体白似骨，故以名。"《诗·小雅》云："南山有枸。"陆玑《疏》云：山木，其状如栌，一名枸骨，理白。"《群芳谱》云："女贞树，似冬青，叶厚而柔长，面青背淡，长者四、五寸，甚茂盛，凌冬不凋，人亦呼为冬青。"

按：冬青最早见录于《本草拾遗》，陈藏器云："冬青，其叶堪染绯，木肌白有文作象齿笏，冬月青翠，故名冬青，江东人呼为冻生。李邑又云："出五台山，叶似椿，子赤如郁李，与此亦小有异同，当是两种冬青。"

按：桢木为木犀科植物女贞 Ligustrum lucidum Ait 一类植物。女贞木凌冬青翠不凋，有贞守之操，故名女贞。本树能放养白蜡虫，又名白蜡树。女贞的果实名女贞子，能补肝肾，强腰膝，治阴虚内热，头晕目花，耳鸣，腰膝酸软，须发早白。女贞叶能消肿止痛，治头目昏痛，风热目赤，疮肿溃烂、烫伤、口腔炎。女贞树皮晒干磨为粉，油调能敷烫伤。女贞根皮能治白带。

【附】

女贞和冬青的区别，冬青一名冻青，是冬青科植物冬青 Ilex chinensis Sims 一类植物。《本草纲目》："女贞即今俗呼蜡树者，冬青即今俗呼冻青者，女贞子黑色，冬青子红色。"又云："冻青，亦女贞别种也，山中时有之。但以叶微圆而子赤者为冻青，叶长而子黑者为女贞。"

104 芑

东次二经：余峩之山，其下多芑①。东次四经：东始之山，有木焉，其状如杨②而赤理，其汁如血，不实，其名曰芑，可以服马③。中次十二经：暴山、尧山、柴桑之山、荣余之山，其木多芑。

① 芑：郝懿行《笺疏》云："案南山经，虖勺之山，下多荆杞，此经作芑，同声，假借字也，下文并同。"

芑的同名异物很多，如《尔雅》云："芑，白苗。"郭璞注云："芑，白粱粟也。"《名医别录》云："干地黄，一名芑。"《本草纲目》卷23黍条云："白黍曰芑。"《中药大辞典》第1286页苦菜异名曰芑。这些植物虽有芑名，但都是草本，与本条言木不合。

李善注《西京赋》引《山海经》本条，"芑"作"杞"，并云杞如杨赤理，是知杞假借作芑也。《诗·郑风》云："无伐我树杞。"陆玑《诗疏》云："杞，柳也。其木人以为车毂，共山淇水傍，鲁国汶水边，纯生杞。"《孟子》云："以人性为仁义，犹以杞柳为杯棬。"赵岐注云："柜柳，杞柳也。"《南史·康绚传》云："武帝筑淮堰堤，并树杞柳。"《本草图经》曰："杞柳，今人取其细条火逼令柔韧，屈作箱箧，河朔尤多。"

按：芑，杞之假借，是杨柳科柳属植物，如杞柳 *Salix purpurea* Var multinervis Matsum 或白箕柳（山柳）*Salix purpurea* Var stipularis Franch 等一类植物。此等柳树，材质轻软，不易折断割裂，其枝条可编制柳箱、笆斗、簸箕、筐、匾，亦有将不去皮的柳条，编制油篓、水果篮等器物。

② 杨：详北号山木注②。

③ 可以服马：郭璞注云："以汁涂之，则马调良。"笔者不同意此说，盖杞柳枝条柔软而坚韧，不易折断，既能编制箱、筐，当然也可以编制马鞍，驯服马的。

山海经植物药考辨卷五

中山经植物药名考辨

105	箨	130	䗪冬	155	蘡薁	180	芭
106	枥木	131	櫄木	156	蓇草	181	龙修
107	楝	132	芁	157	帝屋	182	枝句
108	植楮	133	寇脱	158	亢木	183	㱃
109	蒼棘	134	虆	159	少辛	184	莽草
110	棕茥	135	芦	160	茵草	185	楮
111	蓤草	136	构木	161	藜	186	木渚萸
112	禾	137	萧	162	荻	187	鸡穀
113	彫棠	138	桃林	163	蒚柏	188	桓
114	赤菽	139	苦辛	164	猿	189	苴
115	榆	140	槾	165	杼	190	椆
116	菜草	141	薯	166	橘	191	櫐
117	芒草	142	夙条	167	柚	192	帝女之桑
118	蒨	143	焉酸	168	柤	193	羊桃
119	榉	144	蓇草	169	栗	194	香
120	荀草	145	菟邱	170	梅	195	桂竹
121	美枣	146	黄棘	171	杏	196	扶竹
122	蔓居木	147	兰	172	寓木	197	筀竹
123	蒐草	148	无条	173	椒	198	美木
124	茇	149	天楄	174	菊	199	鸡鼓
125	苏	150	蒙木	175	梧	200	梨
126	葶薴	151	牛伤	176	高梁山草	201	藨芜
127	苎	152	嘉荣	177	椒	202	箘
128	芫	153	帝休	178	桦	203	㯉
129	槐	154	楢木	179	杨		

105 箨

中山经：甘枣之山①，有草焉，葵本②而杏叶，黄华而荚实③，名曰箨，可以已瞢④。

① 甘枣之山：郝懿行云："山在山西蒲州境。"
② 葵本：即葵根。葵的种类很多，《本草经》有冬葵子，《名医别录》有葵根云："味甘、寒，无毒，主恶疮，疗淋，利小便，解蜀椒毒。"
③ 荚实：郝懿行《笺疏》云："案《说文》云'荚，草实'，郑注《地官司徒职》云'荚物，荠荚王棘之属'。"
④ 箨（音夺），可以已瞢（音盲）：《说文》云："瞢，不明也。"《山海经》说箨的根像葵，叶像杏，黄华（花），荚实，可以治目不明。这个"箨"，很像豆科植物决明。

因决明叶圆如杏，黄花，荚果。《本草经》说决明治青盲、目淫肤赤白膜、眼赤痛、泪出，久服益精光，这些性状和功用，皆与《山海经》所说相同，疑"箨"即豆科植物决明 Cassia tora L. 一类植物。

决明子味甘、苦、咸，微寒，除肝胆热，明目，治肝胆郁热而致的目赤涩痛，羞明多泪。决明子还有消炎泻下作用，可治便闭、高血压。

106 枥木

中山经：历儿之山，其上多枥木①，是木也，方茎而圆叶，黄华而毛，其实如楝②，食之不忘③。

① 枥木：《玉篇》云："枥，木名，实如栗。"而本条经文说"其实如楝"。按栗与楝都是圆球形，这就说明枥木的果实是圆球形。

② 其实如楝：郭璞注云："楝，木名，子如指头，白而黏，可以浣衣也，言练或作简。"郝懿行《笺疏》云："案《说文》云'楝，木也'。《玉篇》云：'子可以浣衣'。《尔雅翼》云：'木高丈余，叶密如槐而尖，三四月开花红紫色，实如小铃，名金铃，俗谓之苦楝，可以涑，故名'。"

《本草经》云："楝实，味苦、寒，主温疾伤寒，大热烦狂，杀三虫、疥疡，利小便水道。"《名医别录》云："楝实有小毒，楝根微寒，疗蛔虫，利大肠。"《唐本草》云："楝有两种，有雄有雌，雄者根赤无子有毒，服之多使人吐，不能止，肘有至死者。"

按：楝实是楝科植物楝树 Melia azedarach L. 一类植物的果实。那么枥木是否就是楝树呢？从植物形态的描述来看不像。楝树叶长无毛，花紫红色，与枥木"圆叶黄花而毛"不合。又楝子苦，所以楝树亦称为"苦楝"。楝子不能吃，与经文"食之不忘"义不合。

③ 食之不忘：像楝树子样的果实，食之使人不忘者很少。《本草经》里的龙眼，其果实和楝实的形状、大小相若，能补养心气，有食之不忘的功效，所以，龙眼又名"益智"。

龙眼的果实，呈球形，如楝实，其叶椭圆形，花黄色，与枥木条文"圆叶，黄花，实如楝，服之不忘"义合，疑枥木或是无患子科植物龙眼树。

龙眼的药用：《本草经》云："龙眼，味甘、平。主五藏邪气，安志厌食，久服强魂，聪明，轻身，不老，通神明，一名益智。"《名医别录》云："龙眼，除虫去毒。"

龙眼的形态：《唐本草》注云："龙眼树似荔枝，叶若林檎，花白色，子如槟榔，有鳞甲，大如雀卵。"《本草图经》云："木高二丈许，似荔枝，而叶微小，凌冬不凋，春末夏初生细白花，七月而实成，壳有黄色，文作鳞甲形，圆如弹丸，核若无患而不坚。"

疑"枥木"或为无患子科植物龙眼 Euphoria longan Lam 一类植物。

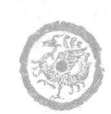

107 楝

中山经：历儿之山，有木焉，其实如楝①。

① 楝：郭璞注《山海经》云："楝，木名，子如指头，白而黏，可以浣衣也，音练或作简。"郝懿行《笺疏》云："案《说文》云：'楝，木也'。《玉篇》云'子可以浣衣'。《尔雅翼》云：'木高丈余，叶密如槐而尖，三四月开花红紫色，实如小铃，名金铃子，俗谓之苦楝，可以涑，故名。'《管子》云："五沃之土种楝。"《庄子》云："鹓鶵非练实而不食。"《淮南子·时则训》："七月其木楝。"高诱注云："楝食，凤凰所食。"《风俗通》云："獬豸食楝""蛟龙畏楝。"《齐民要术》云："楝木可椽。"《本草图经》云："楝实即金铃子也。"

楝的药用：《本草经》云："楝实，味苦、寒，主温疾伤寒，大热、烦狂，杀三虫，疥疡，利小便水道。"《名医别录》云："楝根，微寒，疗蛔虫，利大肠。"

棟的形态：《本草图经》云："棟以蜀川者为佳木，高丈余，叶密如槐而长，三、四月开花红紫色，实如弹丸，生青熟黄，十二月采实。"《尔雅翼》云："楝实如小铃，名金铃子。"

按：棟为楝科植物苦楝 Melia azedrach L 一类植物。

但药用上多用川楝 Melia toosendan sieb et Zucc. 川楝的果实名川楝子，味苦，寒，有毒。除湿热，清肝火止痛、杀虫。治热厥心痛，胁痛，疝痛，虫积腹痛。

川楝或苦楝的根皮，味苦，寒，有毒。能清热、燥湿、杀虫。治蛔虫，蛲虫，风疹、疥癞。川楝或苦楝的花，亦治风疹、疥癞。烧烟辟蚊虫。

108　植楮

中山经：脱扈之山①，有草焉，其状如葵叶，而赤华荚实，实如棕荚②，名曰植楮，可以已癙（癙瘘）③，食之不眯④。

① 脱扈之山：《山海经》云："脱扈之山，在渠猪之山东。"郝懿行《笺疏》云："案《史记正义》引《括地志》云'雷首山亦名渠山，又云薄山，亦名猪山'，即此。"山西永济县南有薄山。

② 棕荚：郭璞注《山海经》云："今棕木荚似皂荚也。"郝懿行《笺疏》云："案今棕木结实作房如鱼子状，绝不似皂荚也，未知其审。"

③ 植楮，可以已癙：郭璞注《山海经》云："癙，病也。《淮南子》云：'狸头已癙也'。"郝懿行《笺疏》云："案《太平御览》卷742引郭《注》作癙瘘也，今本作癙病，盖《尔雅·释诂文》，非误也。又

引《淮南子·说山训》文本作狸头愈瘲，今人正以狸头疗瘲疬，鼠疡即瘘。《说文》云：'瘘，颈肿也'。"

按：郝氏所疏，瘲即鼠瘘。植楮可以治鼠瘘。那么，植楮是什么植物呢？

《山海经》说："植楮，其状如葵叶。"按《本草经》"防葵"条，其叶亦如葵。苏敬《唐本草》注云："防葵，其茎叶似葵，花、子、根香味似防风，故名防葵。"苏颂《本草图经》云："防葵，其叶似葵，每茎三叶，一本十数茎，中发一干，其端开花如葱花、景天辈，根似防风，香味如之。"

防葵很像狼毒，医方中亦互用。陶弘景《本草经集注》云："防葵本与狼毒同根……但置水中不沉尔。"雷敩曰："凡使防葵，勿误用狼毒，缘真相似。"陈藏器《本草拾遗》云："防葵、狼毒，形质有别，陶氏以沉浮为别，后人因而用之，将以防葵破坚积为下品之物，与狼毒同功，古今因循，遂无甄别。"《本草纲目》云："狼毒之乱防葵，其来远矣，不可不辨，古方治蛇瘕、鳖瘕大方中，所用防葵，皆是狼毒也。"

按：狼毒亦可治鼠瘘。《本草经》云："狼毒主恶疮鼠瘘。"疑植楮或为狼毒。

《山海经》说植楮其状如葵，陶弘景《本草经集注》云："狼毒出汉中及建平，云与防葵同根。"陶《注》与《山海经》"其状与葵"相合。

狼毒药用：《本草经》云："狼毒味辛、平，主咳逆上气，破积聚饮食寒热水气，恶疮鼠瘘疽蚀鬼精，蛊毒，杀飞鸟走兽，一名续毒。"《名医别录》云："狼毒主胁下积癖。"《药性论》云："狼毒治痰饮癥瘕，亦杀鼠。"

狼毒形态：《本草图经》云："狼毒苗叶似商陆，及大黄，茎叶上有毛，四月开花，八月结实，根皮黄、肉白。"

疑"植楮"似为大戟科狼毒 Euphorbia fischeriana Steud. 一类植物。按植楮和蔄茹声相近，疑植楮或为蔄茹的讹音，详116"茮草"条注。

④ 食之不眯：眯有两个意思，一指草入目中，《说文》云："眯，草入目中也。"一指厌梦。《西山经·西次三经》云："鹒鹒，服之使人不厌。"郭璞注云："不厌梦也，《周书》曰：'服之不眯（眯之误）音莫礼反'。或曰眯，眯目也。"高诱注《淮南子·精神》篇："是故觉而若眛（王引之说当作眯）。"云："眯……厌也，楚人谓厌为眛（王引之说当作眯）。"

按："草入目中"并非药物可以预防的，只有"厌梦"可以吃某些东西而预防之，则"食之不眯"应释为"不厌梦也"。

109 蓎棘

中山经：合谷之山，是多蓎棘①。

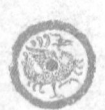

① 蓎棘：郭璞注《山海经》云："未详，音瞻。"郝懿行《笺疏》说："案《本草》云：'天虋冬，一名颠棘'，即《尔雅》'髦，颠棘也'。蓎，《玉篇》云'丁敢切'，疑蓎、颠古字或通。"按郝氏所疏，蓎棘或为颠棘，棘，即刺，颠棘有刺。《尔雅》云："髦，天棘。"郭璞注云："颠棘，细叶有刺，蔓生。"《本草经》云："天门冬，一名颠勒。"陶弘景《本草经集注》云："天门冬，一名颠棘。"

天门冬的药用：《本草经》云："天门冬主诸暴风湿偏痹，强骨髓，杀三虫。"《名医别录》云："保定肺气，去寒热，养肌肤，益气力，利小便，冷而能补。"

天门冬的形状：陶弘景引《桐君录》云："叶有刺，蔓生，五月花白，十月实黑，根连数十枚。"张华《博物志》云："天门冬逆捋有刺，若叶滑者名絺休。"《本草图经》云："天门冬，春生，苗蔓大如钗股，高至丈余，叶如茴香极尖细而疏滑，有逆刺。一有涩而无刺者，其叶如丝杉而细散。"

按：天门冬，是百合科植物天门冬 Asparagus cochinchinensis (Lour.) Merr 一类植物。本品功效同麦门冬相似，能滋阴润燥，清热化痰，适用于肺虚咳嗽，肺痿、肺痈，以及阴虚发热、热病后期便秘等症。

110 棕荚

中山经：脱扈之山，有草焉，实如棕荚①。

① 棕荚：郭璞注云："今椶木荚，似皂荚也。"郝懿行《笺疏》说："案今棕木结实作房如鱼子状，绝不似皂荚也，未知其审。"

按：棕是棕榈科植物，花小，排成圆锥花序，且为一至多枚大而呈鞘状苞片所包围。外果皮多呈纤维质，看起来有点像荚，故有棕荚之名，这个荚当然不是像豆荚之荚。

由于棕榈科植物约有 236 属，3400 多种，广布于热带和亚热带，本条棕荚所指何种不详。

棕榈科植物果皮入药有槟榔 Areca catechu L. 一类植物的果皮，名"大腹皮"，味辛，性微温，能下气宽中行水，适用于脘腹痞胀、水肿等症。

111 蕳草

中山经：吴林之山，其中多蕳草①。中次十二经：洞庭之山，其草多蕳。中次三经：青要之山，有草焉，其状如蕳。

① 蕳草：郭璞注《山海经》青要之山云："蕳亦菅字，菅似茅也。"郝懿行《笺疏》："案《说文》云'蕳，香草，出吴林山'，本此经为说也。《众经音义》引《声类》云'蕳，兰也'，又引《字书》云'蕳与菺同，菺即兰也'，是蕳乃香草。中次十二经：洞庭之山，以蕳与蘪芜并称，其为香草审矣。郭注以蕳为菅字，菅乃茅属，恐非也。"

笔者同意郝氏之说。按《山海经》天帝之山，已有菅草，此处蕳当非菅属。《广韵》云："蕳，香草。"《说文解字系传通释》云："蕳草，出吴林山，从草，奸声。"《众经音义》卷12引《声类》云："蕳，兰也。"同书卷2引《字书》云："蕳与菺同；蕳，兰也。"《诗·陈风》云："有蒲与蕳。"《诗·郑风》云："方秉蕳兮。"陆玑《毛诗草木疏》云："蕳即兰，香草也，其茎叶似药草泽兰，但广而长节，节中赤，高四、五尺，汉诸池苑及许昌宫中皆种之，可著粉中，故天子赐诸侯茝兰，茝衣著书中，辟白鱼也。"《广雅》云："蕳，兰也。"

按：蕳同菺，即兰。《说文》云："兰，香草也。"《易》曰："同心之言，其臭如兰。"《春秋传》曰："刈兰而卒。"《左传》云："兰有国香。"《礼记·内则》云："妇或赐之茝兰则受。"《孔子家语》云："芝兰生于深谷，不以无人而不芳。"《楚辞》云："纫秋兰以为佩。"疏云："茝之书中，辟白鱼。"《淮南子》云："男子树兰，美而不芳。"《文子》云："兰芷不为莫服而不芳。"《离骚》云："秋兰兮蘪芜""秋兰兮青青""既滋兰之九畹兮"。《荀子》云:"民之好我,芬若椒兰。"《史记·礼志》云:"椒兰芬苾,所以养鼻也。"

兰的药用:《本草经》云:"兰,主利水道,杀蛊毒,辟不祥,一名水香。"《开宝本草》云:"时人煮水以浴疗风。"《素问》云:"治之以兰,除陈气也。"

兰亦能除虫:《西京杂记》云:"汉诸池苑种兰,可着粉中,故天子赐诸侯苾兰,芷衣,着书中,辟白鱼也。"

兰的形态:陆玑《草木疏》云:"兰,其叶似药草泽兰,但广而长,节节中赤,高四五尺。"《唐本草》注云:"此是泽兰香草,八月花白。"《蜀本草图经》云:"叶似泽兰,尖长有岐,花红白而香,生下湿地。"《说文解字系传通释》云:"兰,香草也。锴按《本草》兰叶皆似泽兰方茎,兰圆茎白花紫萼,皆生泽畔,八月华。《楚辞》曰'浴兰汤兮沐芳华'。《本草》兰草辟不祥,故洁斋以事大神也。锴又按《本草》兰入药,四五月采,谓采枝叶也。《春秋左氏传》郑穆公曰'兰死,吾其死乎,吾所以生也,刈兰而卒'。按郑穆公曰十月卒,彼时十月,今之八月,非《本草》采用之时者,盖常人候其华实成然后刈取之。"

按:《说文解字系传通释》所言的兰,似为菊科植物兰草 *Eupatorium fortunei* Turcz.

但郑樵《通志·昆虫草木略》说:"兰,即蕙。"寇宗奭《本草衍义》说:"兰叶如麦门冬而润且韧,长及一二尺,四时常青,花黄,中间叶上有细紫点。"郑樵、寇宗奭所言之兰,是兰科植物草兰、蕙兰。这种兰仅有花香,其草并不香,亦不能辟虫,此与《本草》的兰义不合。

112 禾

中山经：牛首之山，有草焉，其秀如禾①。

① 禾：禾在《诗经》里有两种含义，一是粮食作物的统称，另一是粟（小米）的别名。如：《诗·豳风·七月》："九月築场圃，十月纳禾稼：黍、稷、重、穋、禾、麻、菽、麦。""禾稼"之"禾"，泛指各种粮食作物，"禾、麻"之"禾"，指粟。

以"禾"作粟的别名：《诗·大雅·生民》："禾役穟穟。"《尚书》云："唐叔得禾。"《左传》云："郑祭足帅师，取成周之禾。"《吕氏春秋》云："饭之美者，玄山之禾。"《淮南子》云："后稷辟土垦草，而不能使禾冬生。"《说文》云："禾，嘉谷也，以二月而种，八月始熟，得时之中，故谓之禾。"

禾的药用：即指粟的药用。《名医别录》云："粟米，味咸、微寒，无毒。主养肾气，去胃脾中热。陈者味苦，主胃热，消渴，利小便。"《本草图经》云："粟米浸累日令败研澄取之，今人用去疵尤佳。"

禾的形态：即指粟的形状。《唐本草》注云："粟类多种，而并细于诸粱，北土常食。"《本草图经》云："粟米比粱乃细而圆，种类亦多。"

按：粟是禾本科植物粟 Setaria italica (L) Beauv 一类植物，粟又名粱，即小米。

"禾"除上述两种含义外，还有其他的含义，兹举数例如下：

（1）《初学记》卷27引《春秋说题辞》云："粟五变，生为苗，秀为禾。"

(2)《艺文类聚》卷85引《广雅》曰："稻穗谓之禾。"

(3)《尔雅翼》麻条注云："《诗》云黍、稷、稻、粱、禾、麻、菽、麦。董仲舒云：禾是粟苗。"

(4)《说文解字系传通释》："禾，嘉谷也，从二月始生，八月而熟，得时之中和，故谓之禾也。禾木王而生，金王而死。锴曰禾垂穗顾本也，故张衡《思玄赋》曰：发皆梦于木禾，既垂颖而顾本。"

113 彫棠

中山经：阴山，其中多彫棠，其叶如榆叶①**而方，其实如赤菽**②**，食之已聋**③**。**

① 榆叶：《本草拾遗》云："榆叶消水肿。"《本草经》云："榆皮主大小便不通，利水道，除邪气。"《齐民要术》说榆仁能制酱，称为榆酱。

按：榆是榆科植物家榆（白榆）Ulmus pumila L. 一类植物。榆叶呈椭圆状卵形。详"榆"条注①。

② 其实如赤菽：郭璞注云："菽，豆。"赤菽，当为赤豆，赤豆是豆科植物的种子，药用的赤豆有赤小豆和红饭豆。《山海经》说："彫棠，其实如赤豆。"那么，彫棠是不是赤豆植物呢？从药用上看，不像。《本草经》说赤小豆主下水，排痈肿脓血，与《山海经》"食之已聋"不合。赤豆是草本，而彫棠像是木本植物，二者又不相同。

③ 食之已聋：像赤小豆样的植物，能治耳聋的很少。《证类本草》通用药耳聋条，有十三个药能治耳聋，而它们的果实都不像赤豆。

另有相思子，样子很像赤豆，它的叶子亦似榆叶，《本草纲目》说

"相思子能通九窍"，此与"食之已聋"义合。按相思子有毒，多食能致吐。

相思子的药用：《本草纲目》云："相思子，味苦、平，有小毒，吐人。通九窍，去心腹邪气，止热闷头痛，风痰瘴疟，杀腹藏及皮肤内一切虫，除蛊毒。取二七枚研服，即当吐出。"

相思子的形态：《本草纲目》云："相思子生岭南，树高丈余，白色，其叶似槐，其花似皂荚，其荚似扁豆，其子大如小豆，半截红色，半截黑色，彼人以嵌首饰。"段公路《北户录》云："有蔓生，用子收龙脑香相宜，令香不耗也。"

疑"彤棠"或为豆科植物相思子 Abrus precatorius L. 一类植物，其子有小毒，能催吐，祛痰杀虫，用于风痰瘴疟，热闷头痛，虫积，一次只能用7~14粒。过去西南等地，以相思子当作赤小豆用，殊误病人。

不过相思子的颜色并不完全像赤小豆，相思子的上部三分之二呈鲜红色，下部三分之一为黑色。

至于种子全红色如赤小豆的，有海红豆 Adenanthera pavonlna L. 及红豆树 Ormosia hosiei Hemsl. et wils. 这两种树都是豆科植物，其叶皆如榆叶，但它们均不作药用。海红豆全株都有毒，此与《山海经》"食之已聋"不合。

114 赤菽

中山经：阴山多彤棠，其实如赤菽①。

① 赤菽：郭璞注云："菽，豆也。"《物理论》云："菽者，众豆之总名。"《说文》云："荅，小豆也。"《广雅》云："小豆，荅也。"《吕

氏春秋·审时》篇云:"小叔则搏。"崔寔《四民月令》云:"六月穫大小豆、麦。"《九章算术·粟米章》:"菽、荅、麻、麦各四十五。"李籍《音义》云:"菽,大豆也;荅,小豆也。"

赤菽药用:即赤小豆药用。《本草经》云:"赤小豆,主下水,排痈肿脓血。"《名医别录》云:"赤小豆,主寒热、热中、消渴、止泄、利小便、吐逆、卒澼、下胀满。"《小品方》云:"治疸初作,以赤小豆末和鸡子白如泥,涂之即消。"

赤菽形态:《本草纲目》卷24赤小豆条云:"苗科高尺许,枝叶似豇豆,叶微圆峭而小,至秋开花,似豇豆花而小淡,银褐色,有腐气,结荚长二三寸,三青二黄时即收之。"

按:赤菽即豆科植物赤小豆 Phaseolus calcaratus Roxb 或赤豆 P. anguloris Wight 一类植物。赤小豆有利水、缓下、消肿、解毒的作用,适用于水肿、黄疸。赤小豆研末,醋调外敷治痈肿初起。又赤小豆芽合猪胰脏煨食,能缓解消渴。

115 榆

中山经:阴山,有木焉,其状如榆。中次七经:大若之山,有草焉,其状叶如榆[①]。

[①] 榆:《尔雅》云:"榆,白枌。"郭璞注云:"枌榆,先生叶,却着荚,皮色白。"《说文》云:"榆,白枌也,榆有刺荚为芜荑。"《说文解字系传通释》云:"枌榆锴按《西京杂记》曰,汉太上皇祭枌榆之社也,谓树以枌榆。"《毛诗》云:"隰有榆。"《礼记·内则》云:"枌榆免薧,瀡滫以滑之。"《管子》曰:"五沃之土,其榆条长。"《庄子》

曰："鹊上高城之垝，而巢于高榆之巅。"崔寔《四民月令》云："榆荚成者收为酱。"桓谭《新论》云："榆树，何能使之不衰。"《魏志》云："种榆为篱。"《淮南万毕术》云："八月榆檽，令人不饥。"嵇叔夜《养生论》云："豆令人重，榆令人眠。"《博物志》云："食粉榆，则眠不欲觉。"石虎《邺中记》："襄国邺路，夹道种榆。"《晋宫阁名》："华林园，榆十几株。"

榆的药用：《本草经》云："榆，主大小便不通，利水道，除邪气。其实尤良，一名零榆。"《名医别录》云："榆，主肠胃邪热气，消肿，性滑利，疗小儿头疮痂疕。花，主小儿痫，小便不利，伤热。"

榆的形态：《本草图经》曰："榆之类有十数种，叶皆相似，但皮及木理有异尔。白榆，皮白色，即《尔雅》所谓：榆，白枌也；刺榆有针刺柘，名柘榆，一名梗榆，《尔雅》所谓荎、茎，《诗经》'山有枢'。陆玑疏云：'枢，有针刺如柘，其叶如榆；山榆，毋估。'《尔雅》云：'无姑，其实夷。'郭注云：'无姑，姑榆也，生山中，叶圆而厚。'"

按：榆为榆科植物白榆 *Ulmus pumila* L 亦名家榆、白枌、枌榆等一类植物。

榆树的皮，纤维柔韧，可代麻用，磨成粉有黏性，昔日用以合瓦石及制"香"（迷信时代用以烧香进神的），荒年用以充饥。榆皮在医药上，治小便不通，淋浊，水肿，痈疽发背、丹毒、疥癞。

榆树的果荚，古称榆钱，所以《救荒本草》称榆树为"榆钱树"。榆实的种子名榆荚仁，能清热利湿、杀虫，治妇女白带、小儿疳热羸瘦。榆荚仁和面粉等制成酱名榆仁酱。能下气、健胃、消食。

榆树叶能利水、治石淋；榆树花，利水、除热，治小儿痫。

116　菜草

中山经：鼓镫之山①，有草焉，名曰菜草②，其叶如柳，其本如鸡卵，食之已风。中次十二经：直陵之山，多菜草。

①鼓镫之山：毕沅说："鼓镫之山，即鼓钟之山，在今山西垣曲县。"

②菜草：郝懿行《笺疏》云："案《本草经》云：'茼茹，味辛、寒，除大风。'陶《注》云：'叶似大戟'。《蜀本》注云：'根如萝卜。'并与此合，岂是与！"

按：郝氏所说，菜草似为茼茹。但《本草纲目》卷十八下土茯苓条，李时珍曰："《中山经》云：'鼓镫之山，有草焉，名曰菜草，其叶如柳，其本如鸡卵，食之已风。'恐即此也。"

按：李时珍所说，荣草是土茯苓。

从土茯苓、茼茹的形态上来看，土茯苓很不像菜草。土茯苓叶如菝葜叶，呈长圆形，很不像柳叶。土茯苓的根或菝葜根，呈不规则的块状，有结节，全不象鸡卵。李时珍仅凭功效相同这一点，而认定荣草是土茯苓，是足信的。

至于郝氏说菜草可能是茼茹，倒有点像。《本草经》说茼茹杀疥虫，排脓恶血，除大风，此与《山海经》"除大风"相合。陶弘景《本草经集注》说茼茹叶似大戟，按大戟呈披针形，有点像柳叶，此与《山海经》"其叶如柳"相合。《蜀本草图经》说茼茹根如萝卜，此与《山海经》"其本（根）如鸡卵"相合。

疑"菜草"或为大戟科植物茼茹。

䕡茹之名亦见于《素问注》："䕡茹主散恶血。"《名医别录》云："䕡茹，一名屈据，一名离娄。"《五十二病方》中亦有屈居的记载。《广雅》云："屈居，卢茹也。"《范子计然》云："䕡茹出武都，黄色者善。"

䕡茹药用：《本草经》云："䕡茹，味辛、寒。主蚀恶肉败疮死肌，杀疥虫，排脓恶血，除大风热气。"《名医别录》云："去热痹，破癥瘕，除息肉。"陶弘景云："根亦疗疮。"

䕡茹的形态：《吴普本草》云："䕡茹，一名离楼，一名屈居，叶圆，黄，高四五尺，叶四四相当，四月华黄，五月实黑，根黄有汁。"陶弘景《本草经集注》云："叶似大戟，花黄，二月便生。"《蜀本草图经》云："叶有汁，根如萝卜，皮黄肉白。"苏颂《本草图经》云："䕡茹，二月生苗，叶似大戟，而花黄色，根如萝卜，皮赤黄，肉白，初断时汁出凝黑如漆，三月开浅红花，亦淡黄，不着子。"

《本草纲目》云："䕡茹，春初生者，高二三尺，根长大如萝卜，蔓菁，状或有歧出者，皮黄赤，肉白色，破之有黄浆汁，茎叶如大戟，而叶长微阔，不甚尖，折之有白汁，抱茎有短叶相对，团而出尖，叶中出茎，茎中分二三小枝，二三月开细紫花，结实如豆大，一颗三粒相合，生青熟黑，中有白仁如续随子之状，令人往往皆呼其根为狼毒，误矣。狼毒叶似商陆、大黄辈，根无浆汁。"

按：《本草纲目》所讲"䕡茹"的形态，很像大戟科植物狼毒大戟 *Euphorbia fischeriana* Steud. 一类植物，疑菜草似为大戟科植物狼毒大戟一类植物，详108"植楮"注。今日市售商品狼毒，分狼毒与白狼毒两类，前者是瑞香科植物瑞香狼毒 *Stellera Chamaejasme* L. 后者是大戟科植物大戟狼毒 *Euphorbia fischeriana* steud. 及目腺大戟 *Euphorbia ebiacteolata* Hayata.《本草》文献所载的狼毒，系瑞香科瑞香狼毒。

117 芒草

中次二经：葌山有木焉，其状如棠而赤叶，名曰芒草①，可以毒鱼。海内经：九丘有建木，其叶如芒。

① 芒草：郭璞注《山海经》云："音忘。"郝懿行《笺疏》云："案芒草，亦单谓之芒。《海内经》说建木云：'其叶如芒。'郭注云：'芒木似棠梨。'本此经为说也。又《尔雅》云：'蕳，春草。'郭注引《本草》云：'一名芒草。'疑此非也，然芒草即草类，而经言木者，虽名为木，其实则草。"《尔雅》云："蕳，春草。"释曰："药草也。"郭璞注云："一名芒草。"《名医别录》云："莽草，一名蕳，一名春草。"则芒草及莽草。陶弘景《本草经集注》云："莽草字亦作䒽字，今俗呼为䒽草也。"《本草图经》《本草衍义》俱云："莽草，亦曰䒽草。"

莽草同名异物很多。

《楚辞》云："揽中州主宿莽。"注云："草冬生不死。"《孟子》云："草莽不臣。"赵岐注云："莽，亦草也。"《周礼》剪氏："除蠹物以莽草熏之。"《方言》云："卉，莽草也。东越、杨州之间曰卉，南楚曰莽。"《说文》云："卉，草总名。"《说文》又云："犬善逐兔草中为莽。"《尔雅》云："莽，数节。"郭注云："竹类。"

沈括《梦溪补笔谈》云："世人用莽草，种类最多，有大叶如手掌者，有细叶者，有叶光厚坚脆可拉者，有柔软而薄者，有蔓生者……今莽草蜀道、襄、汉、浙、江、湖间山中有，枝叶稠密，团栾可爱，叶光厚而香烈，花红色，大小如杏花，六出，反卷向上，中心有新红蕊，倒垂下，满树垂动摇摇然，襄、汉间渔人竞采以捣饭饵鱼，皆翻上,乃捞取之。"

吴其濬《植物名实图考长编》云:"按莽草,江西、湖南多有之。其本木也。叶似茶树,江西俗呼为黄藤,其根长而黄,故名。轻生者多服之,与断肠同。其根浸水,一名色如雄黄,种菜者芸虫伤,用以沾晒,则虫立尽。"按吴其濬所言莽草的形态,实际上是卫矛科植物雷公藤 *Tripterygium wilfordii* Hook. F. 并非木兰科八角茴香属 *Illicium* L 的莽草。

莽草药用:《本草药》云:"莽草,味辛,温。主风头痈肿,乳痈,疝瘕,除结气疥瘙,杀虫鱼。"《名医别录》云:"莽草,味苦,有毒。疗喉痹不通,乳难,头风痒,可用沐,勿令入眼。"《药性论》云:"莽草治瘰疬,除湿风,主头疮白秃,杀虫。"《日华子》云:"莽草治皮肤麻痹。浓煎汤淋风虫中牙痛。"

莽草有毒,可以杀虫、毒鱼。陶弘景《本草经集注》云:"莽草,捣以和米,内(纳)水中,鱼吞即死浮出。"《水经·夷水》注云:"人以莽草投渊上流,鱼则多死。"

莽草形态:《本草图经》云:"莽草,木若石南,而叶稀,无花实,五月、七月采叶阴干。一说藤生,绕木石间。"《本草衍义》云:"莽草,今世所用者,皆木叶色,如石南,枝梗干则绉,揉之,其嗅如椒。"陶弘景注石南云:"似茵草,凌冬不凋。"

按:芒即莽草,为木兰科植物狭叶茴香 *Illicium lanceolatum* A.C.Smith 一类植物。

118 蒚

中次三经:敖岸之山,北望河林,其状如蒚①。

① 蒨：郭璞注《山海经》云："茅蒐，今之蒨草也。"郝懿行《笺疏》云："案蒨，草也。"《尔雅》云："茹藘，茅蒐。"郭璞注《尔雅》云："今之蒨也，可以染绛。"《广雅》云："地血，茹藘，蒨也。"陆玑《毛诗草木疏》云："茹藘，茅蒐，蒨草也，齐人谓之茜。"《名医别录》云："茜，一名茅蒐，一名茹藘，一名蒨。"

按：蒨即茜，详123"蒐"条注①。

119　榉

中次三经：敖岸之山，北望河林，其状如榉①。

① 榉：郭璞注《山海经》云："说者云举，木名也。"郝懿行《笺疏》云："举，木也，举即榉柳，《本草》陶《注》详之。李善注《思玄赋》及李贤注《后汉书·张衡传》，引此经并无如举二字，盖脱。"《广韵》云："榉，木名。"《名医别录》云："榉树皮大寒。"陶弘景注云："榉树似檀槐，叶如栎槲。"《唐本草》云："榉树所在皆有。"《日华子》云："榉树叶，乡人采叶为晬茶。"《本草纲目》云："榉，其树高举，其叶如柳，故名。"

榉树药用：《名医别录》云："皮主时行头痛，热结在肠胃。"陶弘景注云："榉树皮，削取里皮，去上甲，煎服之，夏日作饮去热。"《唐本草》云："人取煮汁以疗水及断痢，取嫩叶挼，贴火烂疮有效。"

榉树形态：《唐本草》云："榉树多生溪涧水侧，叶似栎而狭长，树大者连抱，高数仞，皮极粗厚。"《本草纲目》云："榉材红紫，作箱案之类甚佳。"《本草衍义》云："榉木皮，今人呼为榉柳，然叶谓柳非柳，谓槐非槐。木最大者，高五六十尺，合二三人抱。湖南、北甚多，然亦下材也，不堪为器用。"郑樵《通志略》云："榉乃榆类，其实亦如榆钱之状。"《群芳谱》云："榉柳，一名鬼柳。"又引《荆溪疏》云："琼树，榉柳也。"

按：榉为榆科榉属植物大叶榉树 Zelkova schneideriana Hand.-Mazz. 一类植物，是高大乔木，木材坚致，其老龄木材带赤色名血榉，此与《本草纲目》所说"榉材红紫"义合。榉树皮，清热利水，治时行头痛，热毒下痢，水肿。叶捣烂，敷肿烂恶疮。

120　荀草

中次三经：青要之山①，有草焉，其状如葌②（菅）而方茎，黄华赤实，其本如藁本③，名曰荀草④，服之美人色。

① 青要之山：郝懿行说："山在今河南新安县西北。"

② 葌：郭璞注云："菅似茅也。"《说文》云："葌，香草也。"《众经音义》卷2引《字书》云："葌与菅同；葌，兰也。"《一切经音义》引《声类》云："葌，兰也。"按兰的品种很多，有泽兰之兰，也有兰科各种植物兰，如蕙兰 Cymbidium faberi Rolfe. 建兰 C. ensifolium L. 等一类植物。

③ 其本如藁本：即根如藁本，藁本是伞形科植物藁本 Ligusticum sinense Oliv.

④ 荀草：郭璞注《山海经》云："或曰苞草。"郝懿行《笺疏》云："案《本草经》云：'旋花主面皯黑色媚好，一名金沸。'《别录》云：'一名美草，生豫州平泽。'陶《注》云：'根似杜若，亦似高良姜。'又云：'叶似姜，花赤色，子状如豆蔻。'今案旋花一名金沸，明是黄花。陶注云：'赤色。'误矣。又唐、宋《本草》或以旋花为金鼓

子花，然与本经不合，此皆非矣，唯陶说形状与此经同。《别录》云'生豫州'，地亦相近，苟、旋声近也。"按郝氏《笺疏》所云，认为苟草即旋花。因《本草经》说旋花主面皯黑色媚好，《名医别录》说："旋花，一名美草。"而"苟""旋"音又相近，所以郝氏认为苟草即旋花。但《山海经》的苟草言明状如荍、方茎、黄华、赤实，根如藁本，而旋花的形态全不像苟草，今日旋花科植物旋花 Calystegia sepium L，是缠绕草本，茎不方，花淡红，而不黄，与《山海经》所言苟草形态不相吻合，从植物形态上来看，苟草有点像萱草，"苟""萱"音亦相近，萱草样子有点像兰草，花黄色，功用亦相近，嵇康《养生论》云："合欢蠲忿，萱草忘忧。"晋周处《风土记》云："怀妊妇人佩其花生男。"所以萱草花一名宜男，苏颂《本草图经》云："萱草主安五藏，利心志，令人好欢乐无忧。"疑苟草似为百合科植物萱草 Hemerocallis flava L. 一类植物。《嘉祐本草》云："萱草根，凉，无毒，治沙淋，下水气。主酒疸黄色通身者，取根捣绞汁服，亦取嫩苗煮食之。又主小便赤涩，身体烦热。"《本草衍义》云："萱草根治大热衄血。"

按：萱草根，甘，凉。止血，消肿，利湿热。治衄血，吐血，乳痈肿痛，小便不利，水肿、黄疸、淋病。

121 美枣

中次三经：騩山，其上有美枣[①]。

① 美枣：《名医别录》云："大枣，一名干枣，一名美枣，一名良枣。"详见17"枣"条注①。

122 蔓居木

中次三经：宜苏之山，其下多蔓居木①。

① 蔓居木：郭璞说未详。郝懿行《笺疏》云："案《广雅》云：'牡荆，蔓荆也。'蔓，《本草》作蔓。此经蔓居疑蔓荆声之转。蔓荆列《本草》木部，故此亦云蔓居之木也。"照郝氏所说，蔓居即蔓荆。

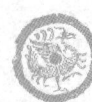

蔓荆药用：《本草经》云："主筋骨间寒热，湿痹拘挛，明目，坚齿，利九窍，去白虫。"《名医别录》云："蔓荆实，去长虫，主风头痛，脑鸣，目泪出，益气。"

蔓荆形态：《本草图经》云："蔓荆苗茎高四尺，对节生枝，初春因旧枝而生叶，类小楝，至夏盛茂，有花作穗，浅红色，花下有青萼，至秋结实，斑黑如梧子许大而轻虚。"

按：蔓荆为马鞭草科植物蔓荆 *Vitex Trifolia* L. 或单叶蔓荆 *Vitex rotumdifolia* L. 等一类植物。

蔓荆的果实名蔓荆子，味苦、辛，微寒。疏风散热，治感冒头痛，头眩晕，亦治湿痹拘挛，老年体虚手足抽搐。

123 蒐草

中次四经：厘山，其阴多蒐①。**中山经**：牛首之山，有草焉，名曰鬼草，其叶如葵而赤茎，其秀如禾②，服之不忧③。

① 蒐草：蒐草即茅蒐，又名茹藘，一名蒨。郭璞注《山海经》云："音搜，茅蒐，今之蒨草也。"郝懿行《笺疏》云："案茹藘、茅蒐，见《尔雅》，郭音蒐为搜非也。《诗郑笺》及《晋语》韦昭注，并以茅蒐韎韐为合声及声转之字，是蒐从鬼得声，当读如鬼，不合音搜，后人借为春蒐之字亦误矣，说见《尔雅》略。"《尔雅》云："茅蒐，茹藘。"郭注云："今之蒨也，可以染绛。"《说文》云："茅蒐，茹藘。"《说文解字系传通释》云："茅蒐，茹藘，人血所生，可以染绛。"《广雅》云："地血，茹藘，蒨也。"茅蒐、茹藘又名茜，《说文》云："茜，茅蒐。"《史记·货殖列传》云："千亩支茜。"徐广注云："茜，一名红花，其花染曾赤黄色。"陆玑《毛诗草木疏》云："茹藘、茅蒐、蒨草也，齐人谓之茜，徐人谓牛蔓。"《名医别录》云："茜，一名茅蒐，一名茹藘，一名蒨。"陈藏器《本草拾遗》云：'苗根即茜根也。'苗、茜二字相似，传写之误。"《蜀本图经》云："茜根，染绯草。"苏颂《本草图经》云："茜根亦作蒨。"

茅蒐、茹藘、蒨、茜古作染料名称，《诗郑风》云："缟衣茹藘。"《传》云："茹藘，茅蒐之染女服也。"《笺》云："茅蒐，染巾也。"《诗·郑风》云："茹藘在阪。"《注》云："茹藘，女所以为染也。"《诗·小雅》云："韎韐有奭。"《传》云："韎韐者，茅蒐染草也。"《笺》云："韎韐，茅蒐染也。"《礼记·士冠礼》有韎韐，注云："士染以茅蒐。"韦昭注云："茅蒐，合绛草也。"《周礼》："周官掌染草。"郑注云："染草，兰、蒨（茜）、橡斗之属。"《说文》云："绮，赤缯也，以茜染，故谓之绮。"《述异记》云："洛阳有支茜园。"《汉官仪》云："染园出支茜，供染御服。"

茜的药用：《周礼》："庶氏掌除蛊毒，以嘉草攻之。"注云："嘉草，蘘荷与茜。"《本草经》云："茜根，味苦、寒。主寒湿风痹，黄胆，补中。"《名医别录》云："茜根，止血内崩，下血，膀胱不足，踒跌，蛊毒，久服益精气，轻身。"《说文解字系传释》云："徐锴曰：按今医方家，谓茜为地血，食之补血是也。"

茜的形态：《蜀本草图经》云："染绯草（茜根），叶似枣叶，头尖，下阔，茎叶俱涩，四五寸叶对生节间，蔓延草木上，根紫赤色。"《本草纲目》云："茜草十二月生苗，蔓延数尺，方茎，中空有筋，外有细刺，数寸一节，每节五叶，叶如乌药叶而糙涩，面青背绿，七八月开花，结实如小椒大，中有细子。"

按：蒐为茜草科植物茜草 Rubia cordifolia L. 一类植物，其根味苦，性寒，生用凉血活血，炒炭用止血。生用止血痢及血热经闭，跌打损伤。炒炭用疗崩及热证吐血。

② 其秀如禾：郝懿行《笺疏》云："案《大雅·生民》'实发实秀'，是禾谓之秀也。"

③ 服之不忧：郝懿行《笺疏》云："案《太平御览》469 卷引《山海经图讚》曰'焉得鬼草，是树是艺，服之不忧，乐天傲世，如彼浪舟，任波流滞'。"

124　芨

中次四经：柄山有木焉，其状如樗①，其叶如桐②而荚实，其名曰芨，可以毒鱼③。

① 其状如樗：《诗经》云："采荼薪樗。"陆玑疏云："樗树及皮皆似漆……吴人以其叶为茗。"《庄子》云："吾有大木，人谓之樗，其木拥肿，不中绳墨。"《尔雅》云："栲，山樗。"郭璞注云："栲似樗。"《唐本草》云："椿木叶主洗疮疥、风疽。……樗木根叶尤良。"

按：椿木是楝科植物香椿 Toona sinensis (A. Juss) Roem. 樗是苦木科植物臭椿 Ailanthus altissima (Mill) Swingle.

② 其叶如桐：《诗经》云："椅、桐、梓、漆。"陆玑疏云："桐有

青桐、白桐、赤桐。"《尔雅》云："荣，桐木。"郭璞注云："即梧桐。"《本草经》云："桐叶主恶蚀疮；皮主五痔，杀三虫。"

按：桐，即梧桐科植物各种桐，如青桐（梧桐）*Firmiana simplex* (L) W. F. Wight. 或玄参科植物白桐（泡桐）*Paulownia fortunei* (Seem) Hemsl.

③芫：本条毒鱼的"芫"是什么植物呢？郭璞注《山海经》云："芫，一作艾。"郝懿行《笺疏》云："案《尔雅》云：'杬，鱼毒。'《说文》杬以草作芫，疑作艾者，因字形近芫而伪。又《本草别录》云：'狼跋子，主杀虫鱼。'陶《注》云：'出交广，形扁扁尔，捣以杂米投水中，鱼无大小，皆浮水而死。'今案狼跋之名，虽与此经名芫相合，但彼草部，非此木之比也。"

按：毒鱼的植物很多，有芒草（莽草）、芫花、狼跋子、醉鱼草……郝氏提出芫和狼跋子。

杬：《尔雅》云："杬，鱼毒。"《证类本草》卷14引《名医别录》云："芫花，一名毒鱼，可用毒鱼。"按芫花是瑞香科植物芫花，其果实是核果革质，而非荚实，此与经义不合，则芫当非芫花。

狼跋子：《证类本草》卷11引《名医别录》云："狼跋子，有小毒，主恶疮蝎疥，杀虫鱼。"陶弘景《本草经集注》云："狼跋子，出交广，形扁扁尔，捣以杂米，投水中，鱼无大小，皆浮出而死，人用苦酒（醋）摩，疗疥亦效。"《唐本草》注云："此今京下呼黄环子为之。亦谓度谷，一名就葛。陶云出交广，今交广送入太常，正是黄环子。"《开宝本草》注云："今案别本注云：'味苦，寒。藤生，花紫色。'"

按：狼跋子即黄环的种子。《唐本草》注云："黄环，其子作角生，似皂角，花实与葛同时，今园庭种之，大者茎径六七寸，所在有之，谓其子名狼跋子。"

黄环见录于《本草经》。《本草经》云："黄环一名凌泉，一名大就。"陶隐居《注》云："黄环似防己，《蜀都赋》云：'青珠、黄环。'"《唐本草》注云:"黄环,襄阳巴西人谓之就葛,作藤生,根亦类葛。"《本草纲目》云:"黄环,叶黄而员,故名黄环,亦是葛类,故名就葛。跋乃狼足名,其叶似之,故曰狼跋子。"又引《吴普本草》云:"黄环一名生刍,二月生苗,正赤,高二尺,叶黄员端大,经日叶有汁黄白,五月实员,三月采根,黄色纵理,如车辐解。"

按:《本草》所述黄环,如豆科植物毒鱼藤很相似。毒鱼藤亦是藤生,花红色,荚果扁平而薄,与陶说狼跋子形扁扁尔相合。毒鱼藤有毒,亦能毒鱼,亦与《山海经》"其叶如桐而荚实,其名曰芨,可以毒鱼"义合。

狼跋子为豆科植物毒鱼藤 Derris trifoliata Lour. 一类植物的种子。

疑"芨"或为狼跋子。

125 苏

中次四经:熊耳之山①,有草焉,其状如苏②。

① 熊耳之山:郝懿行云:"山在陕西洛南县东南。"
② 苏:《尔雅》云:"苏,桂荏。"郭璞注云:"苏,荏类,故名桂荏。"《说文解字系传通释》云:"苏,桂苏,荏也。"郑注《内则》蔄无蓼云:"蔄,苏荏之属也。"枚乘《七发》云:"秋黄之苏,白露之茹。"《方言》云:"苏,荏也,关之东西或谓之苏,或谓之荏;周、郑之间,谓之公蕡;沅、湘之间,或谓之蓍,其小者谓之蘸菜。"《广雅》云:"公蕡,蘸菜、苎、蓍、荏、苏也。"

苏可作调味用。张衡《南都赋》云:"苏蒛紫姜,拂彻膻腥。"

苏的药用:《素问·移精变气论》:"十日不已,治以草苏。"《名医

《别录》云："苏味辛温，主下气，除寒中，其子尤良。"

苏的形态：陶弘景云："苏，叶下紫色而气甚香者。其无紫色不香似荏者，多野苏，不堪用。"《本草图经》云："白苏，方茎圆叶，不紫亦甚香，实亦入药。"李时珍曰："紫苏，白苏，其茎方，其叶团而有尖，四周有锯齿。肥地者，面背皆紫；瘠地者，面青背紫。其面背皆白者，即白苏，乃荏也。八月开细紫花，成穗作房如荆穗。九月半枯时收子，子细如芥子，而色黄赤，亦可取油。"

按：苏是唇形科植物荏（白苏）Derilla frutescens (L) Britt 或紫苏 Perilla frutescens (L) Britt Var Crispa Decne 等一类植物。

按：紫苏味辛性温，有解表发汗、安胎顺气、解鱼蟹中毒。适用于外感风寒而兼胸闷呕吐者，妊娠呕吐、鱼蟹中毒等症。苏梗善长顺气安胎，专用于妊娠恶心呕吐，苏子能降气平喘，适用于咳嗽气滞痰壅。

126 葶苧

中次四经：熊耳之山[①]**，有草焉，其状如苏**[②]**而赤华，名曰葶苧**[③]**，可以毒鱼。**

① 熊耳之山：郭璞注云："山在上洛县南。"《地名大辞典》云："上洛，亦作上雒，即今陕西商县治。"

② 苏：《名医别录》云："苏，主下气，除寒中。"陶弘景注云："苏叶下紫色而气甚香。"《开宝本草》云："苏，今俗呼为紫苏。"

按：苏为唇形科植物紫苏 Perilla frutescens (L) Britt Var Crispa Decne 一类植物。

③ 葶苧：郝懿行《笺疏》云："案《广雅》云：'苧，苏也。'苧字上疑脱葶字。此经云：其状如苏，是必苏类，其味辛香，故可以毒

鱼也。苏颂《本草图经》云：'苏有鱼苏，似茵陈，大叶而香，吴人以煮鱼者，一名鱼䒳，生山石间者，名山鱼苏。'"

郝氏认为葶苎即苏类，其味辛香，故可以毒鱼。验之事实，所有的苏类皆不能毒鱼，郝氏之说不可信。

《本草纲目》卷17下"醉鱼草"条云："按《中山经》云：'熊耳之山，有草焉，其状如苏而赤华，名曰葶苎，可以毒鱼。'其此草之类与。"又云："醉鱼草，多在堑岸边，作小株生，高者三四尺，根状如枸杞，茎似黄荆，有微棱，外有薄黄皮，枝易繁衍，叶似水杨，对节而生，经冬不凋，七、八月开花成穗，红紫色，俨如芫花，鱼人采花及叶以毒鱼。"

葶苎是什么植物呢？按郝懿行所说，葶苎是"苏"，李时珍说葶苎是"醉鱼草"。从毒鱼这一点来看，"苏"不能毒鱼，而"醉鱼草"能毒鱼，此草是马钱科植物醉鱼草 *Buddleja lindleyana* Fort.

醉鱼草作小株生，高者三四尺，根状如枸杞。茎似黄荆，有微棱，外有薄黄皮。枝易繁衍。叶似水杨，对节而生，俨如芫花一样，全不似苏。以醉鱼草释葶苎，亦难以成立。

检能毒鱼的植物，尚有莽草、荨麻。莽草不似苏，荨麻有点似苏。李时珍曰："荨麻，川黔诸处甚多。其茎有刺，高二三尺。叶似花桑，或青或紫，上有毛芒可畏，触人如蜂虿螫蠚，以人溺濯之即解。有花无实，昌冬不凋。挼投水中，能毒鱼。"（《纲目》卷十七，第997页）

127 茱

中次五经：首山，其阴，草多茱①。**中次七经**：太室之山，有草焉，其状如茱。**中次九经**：女几之山，其草多茱。**中次十二**

经：尧山，其草多苍。

① 苍：郭璞注《山海经》云："苍，山蓟也。"又云："苍，似蓟也。"郝懿行《笺疏》云："案苍有赤苍、白苍二种。《尔雅》云：'苍，山蓟、杨枹苍。'"《尔雅》云"术，山蓟"，郭璞注云："今术似蓟，而生山中。"《抱朴子》云："术，一名山精，故《神农药经》曰：必欲长生，常服山精。"《本草经》云："术，一名山蓟。"《名医别录》云："术，一名山姜，一名山连。"《吴普本草》云："术，一名山芥，一名天苏。"《南方草木状》云："药有乞力伽，术也。"《说文解字系传通释》云："苍，山蓟也，锴曰：今苍，苗似蓟也。"

术的药用：《本草经》云："术，味苦，温。主风寒湿痹，死肌，痉疸，止汗，除热，消食。"《名医别录》云："术，味甘，无毒。主大风在身面，风眩头痛，目泪出，消痰水，逐皮间风水结肿，除心下急满，及霍乱吐下不止，利腰脐间血，益津液，暖胃，消谷，嗜食。"

术的形态：陶弘景《本草经集注》云："术乃有两种：白术叶大有毛，而作桠，根甜而少膏，可作丸散用；赤术叶细无桠，根小苦而多膏，可作煎用。"

李时珍《本草纲目》云："苍术，苗高二三尺，其叶抱茎而生，梢间叶似棠梨叶，其脚下叶有三五叉，皆有锯齿，小刺。根如老姜之状，苍黑色。肉有白有油膏，白术也。"

按：术是菊科植物各种术，如南苍术（茅苍术）*Atractylodes lancea.* (Thunb.) D.C. 北苍术 *Atractylodes chinensis* Koidz. 白术 *Atractylodes macrocephala* Koidz. 等一类植物。苍术能祛风燥湿，适用于肌肉风湿痛，及胃肠因湿浊所致满闷吐泻，如消化不良、泄泻等症。白术能燥湿利水，补脾益气，适用于脾虚泄泻、水肿、自汗，以及关节风湿痛，配黄芩能安胎。苍术燥散性大，有出血者忌用，白术燥散小，兼有补性，适用于脾虚疾患。

128 芫

中次五经：首山，其阴，草多芫①。

① 芫：郭璞注《山海经》云："芫华，中药。"郝懿行《笺疏》云："芫见《本草》，又《尔雅》有杬鱼毒，在释木，亦是也。《说文》云'芫，鱼毒也'"，《尔雅》云"杬，鱼毒"，郭璞注云："大木，皮厚，汁赤，堪藏卵果。"《说文解字系传通释》云："按《本草》芫华也可用毒鱼，一名杬，鱼毒。《尔雅》杬字从木，注即云，大木也。"顾野王《玉篇》云："芫本出豫章，煎汁藏果及卵不坏。"洪迈《容斋随笔》云："人有争斗者，取味按擦皮肤，辄作赤肿，如被伤以证人。至如盐擦卵，则又染其外，若赭色也。"

芫的异名很多：《本草经》云："芫花，一名去水。"《名医别录》云："芫花，一名毒鱼，一名杜芫。"《吴普本草》云："芫，一名败花，一名儿草，一名黄大戟。"《本草纲目》云："芫或作杬。"

芫的药用：《本草经》云："芫花主咳逆上气，喉鸣喘，咽肿，短气，蛊毒，鬼疟，疝瘕，痈肿，杀虫鱼。"《名医别录》云："芫花，有小毒。消胸中痰水，喜唾，水肿。"

芫的形态：《吴普本草》云："芫花，叶青，加厚则黑，花有紫、赤、白者，三月落尽，叶乃生。"《本草图经》云："宿根旧枝，茎紫，长一二尺。根入土，深三五寸，白色，似榆根，春生苗，叶小而尖，似杨柳枝叶，二月开紫花，颇似紫荆，而作穗，又似藤花而细。"《本草图经》所述的芫花形态，很像今日的芫花。

按：芫为瑞香科植物芫花 *Daphne genkwa* Sieb. et Zucc. 一类植

物，本品味辛，性温，有毒。含有芫花素，刺激性很强烈，内服能引起剧烈水泻与腹痛，吸收后能利尿，自古以来就用作逐水剂。如胸膜积液、肝硬化腹水，均可临时一用，忌甘草。

129 槐

中次五经：首山，条谷之山，历山，其木多槐①。**中次七经：放皋之山，有木焉，其叶如槐。**

① 槐：《尔雅》云："櫰，槐大叶而黑。"又云："守宫槐，叶昼聂宵炕。"郭璞注云："槐，大叶而黑，名为櫰。江东有树，与此相反，名合昏槐。"又注云："槐叶昼日聂合而夜炕布者，名为守宫槐。"《周礼·秋官》"朝土掌建邦外朝之法面三槐"，注云："槐之言怀也。"《春秋元命包》曰："树槐，听讼其下。"《晏子春秋》云："齐景公有所爱槐。"《庄子》云："槐之生也，入季春五日而兔目。"《管子》曰："老槐生火，血为磷。"《三辅黄图》云："元始四年（公元 4 年），会市列槐树数百行。"《魏都赋》云："槐以荫途。"

槐的药用：《本草经》云："槐实，主五内邪气热，止涎唾，补绝伤，五痔，火疮，妇人乳瘕，子藏急痛。"《名医别录》云："槐实治五痔、疮漏，捣取汁，煎令作丸，大如鼠矢，内窍中，日三易乃愈。又堕胎。枝，主洗疮，及阴下湿痒。皮主烂疮。根主喉痹寒热。"

槐的形态：《本草图经》云："槐有数种，叶大而黑者名櫰槐，昼合夜开者名守宫槐，叶细而青绿者，谓之槐。四月、五月开花，六月、七月结实。"《群芳谱》云："槐，黑者为猪屎槐，材不堪用，四五月开黄花，未开时状如米粒，采取曝干炒过，煎水染黄甚鲜。"

按：槐为豆科植物槐树 Sophora japonica L.，槐树的花蕾，置灶上烘之，俟发酵变褐色，移放冷水缸中，再行煮沸，即成黄色染料。槐树花蕾又名槐米，一名槐花，能清热、凉血、止血，炒炭后止血力更强，适用于热症出血，如便血、崩漏，亦可预防高血压出血。

槐树的果实名槐角，一名槐实，味苦寒。能凉血止血，适用于痔疮、肠风下血及肝热目疾。

槐枝，《唐本草》名槐嫩檗，治目赤、心痛、疥疮、痔疮、崩漏、带下。槐叶功用同槐枝，兼能退热。

槐树皮或根皮，能除风湿，消肿止痛。治热病口疮，牙疳，喉痹，疽、痔、烂疮，汤、火烫伤。

槐树根健胃，驱蛔虫。

槐树的树脂名槐胶，治诸风、急风口噤，四肢筋脉抽掣，腰脊强硬。

槐树上寄生的木耳名槐耳，治痔疮，便血，崩漏，脱肛。

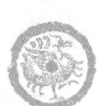

130 虋冬

中次五经：条谷之山，其草多虋冬①。**中次十一经：鲜山，其草多虋冬。**

① 虋冬：虋音门，虋冬即门冬。门冬有两种，即天门冬、麦门冬。古本草只讲"门冬"，不分天门冬与麦门冬。陶弘景《本草经集注》序录云："《本经》有直云茱萸、门冬，无以辨山、吴、天、麦之异。"郭璞注《山海经》云："《本草经》曰：'虋冬，一名满冬，今作门，俗字耳。'"《尔雅》云："蘠蘼，虋冬。"郭璞注："今门冬也，一名满冬。"《说文解字系传通释》云："蘠蘼，虋冬也，从草，墙声，臣

锴按《尔雅》注：'蘾名，一名满冬。'今《本草》有天门冬、麦门冬，并无满冬之名。"郝懿行《笺疏》云："案虋当为蘾。《尔雅》云：'蘠蘼，虋冬。'郭引《本草》与此同。今检《本草》无满冬之名，必郭所见本，尚有之今阙脱者。"

那么，《山海经》的"门冬"，究竟是天门冬还是麦门冬呢？按《证类本草》卷六"天门冬"条引《山海经》文释之，而"麦门冬"条不引《山海经》文。据《证类本草》所见，《山海经》的"虋冬"似指天门冬而言。

苏颂《本草图经》云："谨案天门冬，《尔雅》谓之蘼，一名虋冬。《山海经》云：'条谷之山，其草多芍药、虋冬'是也。"天门冬，《本草经》云："一名颠勒。"《博物志》云："天门冬叶滑者名絺休，一名颠棘。"苏颂《本草图经》引《抱朴子》及《神仙服食方》云："天门冬，一名颠棘，在东岳名淫羊藿，在中岳名天门冬，在西岳名管松，在北岳名无不愈，在南岳名百部，在京陆山阜名颠棘。"

天门冬药用：《本草经》曰："天门冬，味苦、平，主诸暴风湿偏痹，强骨髓，杀三虫，去伏尸，久服轻身益气延年。"《名医别录》云："天门冬，味甘，大寒无毒。保定肺气，去寒热，养肌肤，益气力，利小便，冷而能补，不饥。"《药性论》云："天门冬主肺气咳逆喘息促急，除热，通肾气，疗肺痿生痈吐脓。"

天门冬形态：陶弘景《本草经集注》引《桐君录》云："叶有刺蔓生，五月花白，十月实黑，根连数十枚。"又引《博物志》云："天门冬逆捋有逆刺，若叶滑者名絺休，一名颠棘，可以浣缣素白如绒纻类，金城人名为浣草。"《唐本草》云："此有二种，苗有刺而涩者，无刺而滑者，俱是门冬，俗云颠刺、浣草。"陈藏器《本草拾遗》云："天门冬，陶云百部根亦相类，苗异尔。按天门冬根有十余茎，百部多者五六十茎，根长尖内虚，味苦，天门冬根圆短实润，味甘不同，苗蔓亦别。"苏颂《本草图经》云："天门冬春生，藤蔓大如钗股，高至丈余，叶如茴香,极尖细而疎滑,有逆刺,亦有涩而气刺者,其叶如丝杉而细散,皆名天门冬。夏生白花,亦有黄色者,秋结黑子在其根枝旁。入伏后无花,暗结子。其根白或黄紫色,大如手指,长二三寸,大者为胜,颇与百部根相类,然圆实而长,一二十枚同根。"

疑"蘠冬"为百合科植物天门冬 Asparagus cochinchinensis (Lour.) Merr 一类植物。

天门冬味甘、苦,大寒。养阴清热,润肺滋肾。用于阴虚内热,肺热燥咳痰稠,或咳血、气逆等症。

131 櫄木

中次五经:成侯之山,其上多櫄木①。中次十一经:婴硬之山,其下多櫄。

① 櫄木:郭璞注《山海经》云:"似樗树,材中车辕,吴以呼櫄音輔,车或曰辖车。"郝懿行《笺疏》云:"案《说文》云杶或作櫄,即今椿字也。"《尚书·禹贡》曰:"杶干栝柏。"《释文》云:"杶,本又作櫄。"《尔雅》云:"栲,山樗。"郭璞注云:"栲,似樗,类漆,俗语云:櫄、樗、栲、漆,相似如一。"《本草纲目》卷35"椿樗"条云:"香者名椿。椿,集韵作櫄,夏书作杶,左传作橁。"

按:櫄木即香椿。

椿的药用:《唐本草》云:"椿木叶味苦,有毒。主洗疮疥,风疽,水煮叶汁用之。皮主甘蜃。"《本草纲目》云:"椿皮色赤而香,樗皮色白而臭,多服微利人,盖椿皮入血分而性涩,樗皮入气分而性利。"

椿的形态:《本草图经》云:"椿、樗二木形干大抵相类,但椿木实而叶香，可啖。"《本草衍义》云："椿木叶，椿、樗皆臭，但一种有花结子，一种无花不实。世以无花不实，木身大，其干端直者为椿、椿木用叶。其有花而荚，木身小，干多迂矮者为樗，樗用根、叶、荚。"《本草纲目》云："椿木皮细，肌实而赤嫩，叶香甘可茹。樗木皮粗，肌虚而白，其叶臭恶。"

按：櫄（椿）为楝科植物香椿 Toona sinensis（A.Juss）Roem 一类植物。

历代本草都把椿、樗合并叙述，其实樗为苦木科植物臭椿 Ailanthus altissima（Mill）Swingle. 详76"樗"条注①。

132 芁

中次五经：成侯之山，其草多芁[①]。

① 芁：郝懿行《笺疏》云："案芁，《说文》训草盛，非草名也。疑芁当为艽字之伪，艽音交，即药草秦艽也，见《本草》。《玉篇》云：'艽，秦艽，药同芁。'"

《证类本草》卷八引肖炳曰："秦芁，《本经》名秦瓜。"陶弘景《本草经集注》云："秦芁，方家多作秦胶。"《唐本草》注云："本作札，或作纠，作胶，正作芁也。"

秦芁药用：《本草经》云："秦芁，味苦、平。主寒热邪气，寒湿风痹，肢节痛，下水，利小便。"《名医别录》云："秦芁，味辛、微温，无毒。疗风无问久新，通身挛急。"《药性论》云："秦芁，治五种黄病，解酒毒，去头风。"

秦芁形态：陶弘景《本草经集注》云："秦芁出甘松龙洞、蚕陵，长大黄白色为佳，根皆作罗文相交，中多衔土。"《本草图经》："秦艽根土黄色而相交纠，长一尺已来，粗细不等，枝干高五六寸，叶婆娑连茎，梗俱青色，如莴苣叶，六月中开花紫色，似葛花，当月结子。"

按：秦艽的品种很多，《本草图经》所讲秦艽的形态很像今日的大叶龙胆。

疑"艽（秦艽）"为龙胆科植物大叶龙胆 Gentiana macrophylla Pall 一类植物。

秦艽味苦、辛、平，清热燥湿，治风湿性和类风湿性关节炎，中风后偏瘫，阴虚内热，湿热黄疸等。

133 寇脱

中次五经：升山，其草多寇脱[①]。**中次九经：熊山，其草多寇脱（通草）。**

[①] 寇脱：郭璞注云："寇脱草生南方，高丈许，似荷叶，而茎中有瓤，正白。零桂人植而月灌之，以为树也。"郝懿行《笺疏》云："案寇脱即活脱也。寇、活声之转。《尔雅》云：'离南，活莌。'郭注与此注同。又云：'倚商，活脱。'亦是也。"

按：郭璞所注，寇脱即通脱木。

寇脱药用：陈藏器云："通脱木无毒，花上粉主诸虫疮、野鸡病（痔疾），取粉纳疮中。"《本草图经》云："通脱木，正元广利方疗瘰疬及李绛兵部方疗胸伏气攻胃咽不散中用之。"

寇脱形态：陈藏器云："通脱木生山侧，叶似草麻，心中有瓤，轻白可爱，女工取以饰物。"

按：寇脱即五加科植物通脱木 Tetrapanax papyriferus（Hook.）K.Koch 一类植物。

本品味甘、性寒，有利尿、下乳之功，适用于产妇乳少，湿温症有烦渴，小便不利。

【附】

通草名义演变

"通草"最早见于《本草经》，陶弘景注云："通草，今出近道，绕树藤生，汁白，茎有细孔，两头皆通，含一头吹之，则气出彼头者良。"陶弘景所注通草，实乃木通科植物木通 Akebia quinata（Thunb.）Decne. 至于《吴普本草》所说"通草叶青蔓延"，以及《广雅》等所言通草，皆是木通。到唐代《药性本草》《食性本草》、宋初《日华子本草》指出《本草经》中的通草即木通。宋代苏颂《本草图经》说："通草……今人谓之木通，而俗间所谓通草乃通脱木也。"意思是说在宋代时，书本上所讲的通草是木通科植物木通，而民间所讲的通草是五加科植物通脱木。

孙星衍等辑《神农本草经》通草条下释文，把《山海经》的"寇脱"释为木通（即木通科植物木通）是不对的。

134 蘖

中次五经：其祠用蘖酿[①]。

① 蘖：郭璞注《山海经》云："以蘖作醴酒也。"郝懿行《笺疏》云："案蘖，牙米也。见《说文》。今以牙米酿酒极甘，谓之饴酒。"

蘖的药用：《名医别录》云："蘖米，味苦，无毒。主寒中、下气、除热。"《日华子本草》云："蘖米，温。能除烦，消宿食，开胃。"

蘖的形态：陶弘景云："以米为蘖尔。"《唐本草》注云："按《食经》称，用稻蘖，稻即秔谷之名。"

详6"稻"条注①。

135 栌

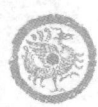

中次六经：白石之山，涧水出于其阴，其中多栌①丹。

① 栌：郭璞注《山海经》云："皆未闻。"郝懿行《笺疏》云："栌丹疑即黑丹，栌、卢通也。又《说文》云：'宅栌木出宏农山。'陶注《本草》引李当之曰：'溲疏，一名杨栌。'《别录》云：'生熊耳川谷。'《说文》宅栌或即此。"

栌是什么？各书所说不一，兹略述如下：

（一）《说文》云："栌，欂栌也，一曰宅栌木，出宏农山。"段玉裁注云："疑《周礼》郑注之橐卢。"《周礼》："周官司掌染草。"郑注云："染草，茅蒐、橐卢、豕首、紫茢之属。"王元綎《野蚕录》云："橐卢者，或即橡子之别名，橡子有斗如橐韬，故曰橐，卢为黑色，可以染皂，故曰卢。言橐卢者，犹言皂斗也，然则俗之呼欂栌，呼朴栌者，或亦橐卢之讹与？"郝懿行《尔雅义疏》云："或曰欂栌，或曰朴栌，皆苞栎之转身。"按段氏、王氏、郝氏三家意见，栌似为栎属植物，详"栎"条注①。

（二）崔豹《古今注》云："程雅问曰：'栌木一名无患何也？'答曰：'昔有神筮曰宝眊，能作符，劾百鬼，得鬼则从木为棒杀之，世人相传以此木为众鬼所畏,竞取为四,用以厌鬼,故号无患。"《证类本草》卷14无患子条引《纂文》文同此。《本草拾遗》云:"无患一名噤娄,一名桓。"详188"桓"条注①。

(三)《唐本草》云:"杨栌木,味苦,寒,有毒。主疽瘘、恶疮,水煮叶汁洗疮立差(愈),生篱垣间,一名空疏,所在皆有。"

136 楢木

中次六经:经囊山,多楢木①。

① 楢木:郭璞注《山海经》云:"今蜀中有楢木,七、八月中吐穗,穗成如有盐粉着状,可以酢羹,音备。"郝懿行《笺疏》云:"案《玉篇》云:'楢,木名。'说与郭同,郭注酢,盖作字之伪也。《本草》盐麸子即五楢子,俗伪为五倍子。陈藏器《本草拾遗》云:'盐麸子生吴蜀山谷,树状如椿,七月子成穗。粒如小豆,上有盐似雪可为羹用是也。'《太平御览》引此经作楢,云音谩,或所本异也。《管子·地员》篇云:'其木乃楢。'"楢木亦名酸桶。《本草拾遗》云:"蜀人谓之酸桶。"《博物志》云:酸桶,七月出穗,蜀人谓之五倍。穗上有盐着,可为羹,亦谓之酢桶矣,吴人谓之乌盐也。"《本草纲目》卷32盐麸子条注云:"山海经囊山多楢木,后人伪为五倍。"又卷39五倍子条注云:"五倍当作五楢,见《山海经》。"李时珍说,肤木即楢木,楢木的种子名盐麸子,楢木叶为虫所结名五倍子。

楢木药用:《开宝本草》云:"盐麸子(楢木的果实),除痰饮,瘴疟,喉中热结,喉痹,止渴,解酒毒,黄疸,飞尸,蛊毒,天行寒热,痰嗽变白,生毛发,取子干捣为末食之。树白皮,主破血,止血,蛊毒，血痢，杀蛔虫。根白皮，主酒疸。五倍子（楮木叶的虫瘿），疗齿宣，疳䘌，肺脏风毒，流溢皮肤作风湿，疮瘙痒，脓水，五痔，下血不止，小儿面鼻疳疮。"《本草纲目》引《本草集议》云："盐肤子根，能软鸡骨。"

楮木形态：《本草纲目》云："肤木即楮木，状如椿，其叶两两相对生，长而有齿，面青背白，正叶之下，节节两边，有直叶贴茎，如箭羽状，五六月开花，青黄色成穗，一支累累，七月结子，大如细豆而扁，生青熟微紫色，其核淡录，状如肾形，核外薄皮上有薄盐（名盐肤子）。叶上有虫结成瘿名五倍子。"《田居蚕室录》云："其树三月发叶，子即生，六月摘取，用沸水微煮，其中虫尽死，以供染用。其未摘尽者，明年自破，虫飞出。种虫者，摘其最老之子，悬风处，俟叶发时挂之。"

按：楮木为漆树科植物盐肤木 Rhus chinensis Mill. 一类植物。盐肤木果实名盐肤子，盐肤木叶为倍蚜科昆虫角倍蚜 Malaphis chinensis (Bell) 或倍蛋蚜 Malaphis paitan Tsai et Tang 寄生所形成的虫瘿名五倍子，可供染料用及药用。盐肤木叶入晚秋则变红，颇为美观。

五倍子味酸，性平，涩肠止泻，治久泻，久痢，下血脱肛及子宫脱出等症。由五倍子制成百药煎，能敛肺止咳，化痰，收敛，止血。用于久咳，大便出血。

137 萧

中次六经：橐山，其阴多萧①。

① 萧：郭璞注《山海经》云："萧蒿，见《尔雅》。"郝懿行《笺疏》云："萧，荻；郭注云：即蒿也。"萧最早见于《诗经》。《诗·小

雅》云："采萧获菽。"《毛诗》云："取萧祭脂。"《淮南子·俶真》篇云："巫山之上，顺风纵火，膏夏，紫芝，及萧、艾俱死。"《尔雅》云："萧，萩。"《说文》云："菩，草也，《楚辞》有菩萧。"《说文解字系传通释》云："萧，艾蒿。锴曰，古人言萧斧，则谓芟艾之斧也。"陆玑《毛诗草木疏》云："萧，萩。"郭璞注《尔雅》云："萧、萩，亦蒿也。"《管子》云："蒌下于茾，茾下于萧，萧下于薛。"清代王元继辑《野蚕录》"萧蚕"条云："萧蚕生蒿上，《尔雅》：'蚢，萧茧'。顾野王《玉篇》云：'蚢，蚕类，食蒿叶'。蒿即萧也。又《诗·豳风》：'春日迟迟，采蘩祁祁'。《毛传》云：'蘩，白蒿也，所以生蚕，今人犹用之，盖蚕生未齐，未可食桑，故以此啖之也。'"《本草纲目》云："曰蘋，曰萧，曰荻，皆老蒿之通名。"

以上各家都说萧即蒿。而蒿的种类极多。《山海经》"萧"所指的蒿，究竟是什么蒿呢？从《尔雅》中的"萧茧"和《毛传·释豳风》云"蘩，白蒿，所以生蚕"来看，则萧似即蘩，白蒿也。

但陆玑《毛诗草木疏》对"萧""蘩"均有解释。解释"萧"说："萧，萩，今人所谓萩蒿者是也，或云牛尾蒿，似白蒿，白叶茎粗，科生，多者数十茎，可作烛，有香气，故祭祀以脂蓺之为香，许慎以为艾蒿非也。郊特牲云：既奠，然后焫萧，合馨香是也。"又解释"蘩"说："蘩，皤蒿，凡艾白色为皤蒿，今白蒿春始生，及秋香美可食，又可蒸食，一名游胡，北海人谓之旁勃。"

陆玑释"蘩"时，未肯定说蘩即白蒿，从《尔雅》《夏小正》所说，再来看陆玑释"蘩"的条文，蘩即白蒿。《尔雅》云："蘩，皤蒿。"《大戴礼·夏小正传》云："蘩，游胡；游胡，旁勃也。"

从以上资料来看，萧即蘩，白蒿也，其功用如下：

蘩能饲蚕，结萧茧。

蘩可以当菜吃：《左传·隐三年》："涧溪沼沚之毛，蘋蘩蕴藻之菜，可荐于鬼神，可羞于王公。"《诗·召南》云："于以采蘩。"毛传云:"蘩,皤蒿也,公侯大夫执蘩菜以助祭。"《诗笺》云:"执蘩菜者,以豆荐蘩菹。"

蘩,白蒿作药用:《本草经》云:"白蒿,味甘,平。主五藏邪气、风寒湿痹,补中益气,长毛发令黑,疗心悬、少食、常饥,久服轻身、耳目聪明、不老。"

蘩,白蒿的形态,《唐本草》云:"《尔雅》蘩,皤蒿,即白蒿也。此蒿叶粗于青蒿,从初生至枯,白于众蒿,欲(颇)似细艾者。"《开宝本草》云:"叶似艾叶,上有白毛,粗涩,俗呼为蓬蒿。"《孟诜》曰:"白蒿,寒,春初,此蒿前诸草生。"苏颂《本草图经》云:"白蒿,蓬蒿也。春初最先诸草而生,似青蒿,而叶粗,上有白毛错涩,从初生至枯,白于众蒿,颇似细艾,二月采此。"《本草纲目》云:"白蒿有水陆二种,二种形状相似,但陆生辛薰,不及水生者香美……本草白蒿为蒌蒿,生陂泽中,二月发苗,叶似嫩艾而歧细,面青背白,其茎或赤或白,其根白脆,采其根茎,生熟菹曝皆可食。"

按:《本草纲目》所讲的白蒿,很象茭绒蒿,疑萧为菊科植物茭绒蒿 *Artemisia suboligtata* Mattf 一类植物。

138 桃林

中次六经:夸父之山,其北有林焉,名桃林①。

① 桃林:郭璞注《山海经》云:"桃林今宏农湖县阌乡南谷中是也,饶野马、山羊、山牛也。"郝懿行《笺疏》云:"案郡国志宏农郡湖有阌乡,阌俗字也。《水经注》引《三秦记》曰:'桃林塞在长安东四百里'。又引《春秋》文公十三年晋侯使詹嘉守桃林之塞处,此以备秦。《史记·赵世家》正义引《括地志》云:'桃林在陕州桃林县西至

潼关，皆为桃林塞地.'又《留侯世家》索隐引应劭《十三州记》'宏农有桃丘，聚古桃林也'，亦见《郡国志》刘昭注引《博物记》曰：'在湖县阌乡之山'"。

按：郭璞、郝懿行所注，桃林是地方的名称，该地既以桃林名之，则该地亦当盛产桃树。

139 苦辛

中次六经：阳华之山①，其草多苦辛②，其状如楮，其实如瓜，其味酸甘，食之已疟。

① 阳华之山：《山海经》云："夸父之山西九十里曰阳华之山。"郝懿行说："夸父之山在今河南灵宝县东南。"

② 苦辛：《山海经》说苦辛，状如楮，实如瓜，味酸甘，食之已疟。

楮是什么植物呢？郭璞注《山海经》云："楮即楸字也。"郝懿行《笺疏》云："《说文》云：'楮，长木貌'。《玉篇》云同，非郭义也。《晏子春秋·外篇》云：'景公登箐室而望见人有断雍门之楮者'。楮即楸也。《左传》有伐雍门之萩之语，萩盖楸之同声假借字也，楮亦音尔。"

按：郭璞、郝懿行所注，楮即楸。

《诗·小雅》云："北山有楰。"陆玑《毛诗草木疏》云："楰，楸属，其树叶木理如楸，山楸之异者，今人谓之苦楸，湿时脆，燥时坚。"《诗·秦风》云："终南何有，有条有梅。"陆玑《毛诗草木疏》云："梅，今楸也，亦如下田楸耳，皮色白，叶亦白，材理好，宜为车板，能耐湿，又可为棺木，宜阳北山多有之。"《尔雅》云："榎，山楸。"郭璞注云："今之山楸。"《左传》曰："使择美榎"，疏云："别楸、榎之名也。楸之小叶者名榎。樊光云：'大者，老也，皵，猪皮也，谓树老而皮粗皵者，为楸；小，少也，树小而皮粗皵者为榎'。"

《庄子》云："宋有荆氏者宜楸、柏、桑，其拱把而上者，求狙猿之杙者，斩之。……"《汉书·货殖传》云："山属千章之萩，淮北、荥南、河济之间千树萩，此其人皆与千户侯等。"颜师古注曰："萩即楸字也。"《晋书·凉武昭王传》："河右不生楸、槐、柏、漆，张骏之世，取于秦、陇而植之，终于皆死。"

《齐民要术》云："楸既无子，可于大树四面掘坑，取栽移之。"《本草纲目》云："楸有行列，茎、干直聳可爱，至秋垂条如线，谓之楸线，其木湿时脆，燥时坚，故谓之良材。"

按：《本草纲目》所说的楸，即紫葳科植物楸 Catalpa bungei C. A. Mey. 一类植物。

现在，再回到"苦辛"题目上来论述，苦辛状如楠，楠即楸，则苦辛的形态似楸。

《山海经》说苦辛"食之已疟"，《本草经》有常山，主寒热温疟，其苗名蜀漆亦主疟，苏颂《本草图经》云："常山，海州（今江苏东海县）出者，叶似楸叶，八尺，有花红色，子碧色，似山楝子而小。"

疑"苦辛"或为马鞭草科植物海州常山（臭梧桐）Clerodenaron trichotomum Thunb. 一类植物。

海州常山的茎叶煎汤，可外用为牛马灭虱药，其根叶亦可治疟疾。

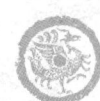

140 楰

中次六经：阳华之山，其草多苦辛，其状如楰①。

①楰：郭璞注云："楰即楸字。"《说文》云："楰长木貌。"《广韵》云："楰，槮树，长貌。"《玉篇》云："楰，长木。"《楚辞》曰："荊、榑、楰、槮之可哀。"《晏子春秋·外篇》云："景公登青堂，见人有断雍门之楰（楸）者，令诛之。"《左传·襄十八年》云："有伐雍门之楸。"宋玉《九辩》云："白露既下百草兮，奄离披此梧楸。"《经义述闻》引《尔雅下》有王念孙注云："楰、楸为转语。"

按：郭璞所注，楰即楸。

楸的形态：陈藏器云："楸，生山谷间，亦植园林以为材用，与梓树本同末异，若柏叶之有松身。"李时珍曰："楸，有行列，茎干直耸可爱，至上垂条如线，谓之楸线。其木湿时脆，燥则坚，故谓之良材，宜作棋、秤，即梓之赤者也。"

楸的药用：《本草拾遗》云："楸木皮，主吐逆，杀三虫及皮肤虫；煎膏粘傅恶疮、疽瘘、痛肿、疔、野鸡病（痔）；除脓血，生肌肤，长筋骨。叶，捣傅疮肿，亦煮汤洗脓血，冬取干叶，汤揉用之。《范汪方》诸肿痈溃及内有刺不出者，取楸叶十重贴之。"

按：楰即紫葳科植物楸 Catalpa bungei C.A.Mey. 一类植物。楸木皮、叶均供药用，楸木皮能治痈肿疮疡、痔瘘、呕吐、咳逆，楸木叶能消肿拔毒，排脓生肌，适用于肿疡、痈疽发背等症。

141 蓍

中次七经：休與之山，有草焉，其状如蓍①**。中次七经：大騩之山，有草焉，其状如蓍。**

① 蓍：郝懿行《笺疏》云："《说文》云：'蓍，蒿属'。《广雅》云：'蓍，耆也'。"《太平御览》引《尚书·洪范五行传》云："蓍之言为耆，百年一本生百茎。"《论衡·卜筮》篇云："孔子曰：夫蓍之为言耆也（长寿之意）。"《艺文类聚》卷82引《淮南子》曰："上有丛蓍。"《说文解字系传通释》云："蓍，蒿叶属，生千岁三百茎，易以为数。"《白虎通》云："蓍之言耆也，故其数奇。"

蓍的药用：《本草经》云："蓍实，味苦、平。主益气，充肤肌，明目聪慧。"《史记·龟策传》曰："蓍所生，兽无虎狼；虫无毒螫。"《本草纲目》云："蓍叶治痞疾。"

蓍的形态：《史记·龟策传》曰："蓍百茎共一根。"《本草图经》云："蓍生如蒿，作丛，高五六尺，一本（根）一二十茎，至多者三五十茎，生便条直，所以异于众蒿也，秋后有花，出于枝端，红紫色，形如菊，八月九月采实日干。"

按：蓍为菊科植物蓍 Achillea alpina L. 一类植物。本植物味辛、苦，微温，有毒。能止痛、解毒，祛风活血，可治风湿痛、跌打损伤、痈肿、痞块，其果实有益气之功。

142　夙条

中次七经：休舆之山①，有草焉，其状如蓍②，赤叶而本丛生，名曰夙条③，可以为竿。

① 休与之山：《山海经》云："休与之山东三百里曰鼓钟之山。"吴任臣云："鼓钟之山，今名钟山，在河南陆浑县西南。"毕沅说："别有鼓钟峡在山西垣曲县。"

② 蓍：《说文》云："蓍，蒿属。"《广雅》云："蓍，者也。"《史记》云："蓍茎长一丈，其聚生百茎，共根。"《本草经》云："蓍实味苦、平。主益气，充肌肤，明目聪慧。"《唐本草》注云："此草所在有之，以其茎为筮。"按"蓍"当为菊科植物蓍 Achillea alpina L.。

③ 夙条：《山海经》说，夙条状如蓍，赤叶而根丛生，可以为竿。郭璞注云："竿，中箭笴也。"《广雅》云："笴，箭也。"郑玄注《考工记》云："笴，矢干也。"

《山海经》云："可以为竿"，意即"夙条"能制箭。古代制箭用什么材料制作呢？《礼记》云"桑弧，蓬矢"，即古代是以蓬制箭的。按蓬与艾相近。《离骚》云："蓬艾亲人。"《艺文类聚》卷82引曾子曰："蓬生麻中，不扶自直。"古代以蓬制箭，而夙条亦能制箭，疑夙条为藜科植物蓬一类植物。

蓬的品种很多，其茎直立能制箭竿者有灰录碱蓬 Suaeda glauca Bunge 及沙蓬 Agriophyllum arenarium Bieb 等一类植物。

143　焉酸

中次七经：鼓钟之山①，有草焉，方茎而黄华，员叶而三成②（叶三重），其名曰焉酸③，可以为毒。

① 鼓钟之山：吴任臣云："今名钟山，在河南陆浑县西南。"
② 三成：郭璞注云："叶三重也。"
③ 焉酸：郝懿行云："案焉酸，一本作乌酸。"

有人认为乌酸即乌梅。乌梅味酸，但乌梅是小乔木，茎不方，花白色或粉红，并不黄，与《山海经》所说方茎、黄花叶圆而三成不符，当非乌梅。

按：唇形科植物多是方茎，疑乌酸可能是唇形科植物。《山海经》说："焉酸可以为毒。"郭璞注云："为，治。"郝懿行说"案治，去之也"，"可以为毒"，指焉酸有解毒功用。

唇形科植物紫苏，在《金匮要略方论》中用作治食蟹中毒，而且紫苏是方茎，圆叶，与《山海经》所云焉酸形态亦相似。

疑"焉酸"似为唇形科植物紫苏 Perilla frutescens（L.）Britt.Var cripa Decne 一类植物，详125"苏"条。

144　䓖草

中次七经：姑媱之山①，有䓖草②，其叶胥成（叶相重）③，其华黄，其实如兔邱④（兔丝），服之媚于人⑤。

① 姑媱之山：《山海经》云："鼓钟之山，又东二百里曰姑媱之山。"吴任臣说："鼓钟之山，今名钟山，在河南陆浑县西南。"

② 䔄草：《山海经》中有两个䔄草，一是太室之有䔄草（见第156号），一是本条䔄草。《山海经》云："姑媱之山，帝女死焉，其名曰女尸，化为䔄草。"则䔄草是传说中的神话植物。《文选·别赋》云："惜瑶草之徒芳。"李善注云："宋玉《高唐赋》曰：我帝之女，名曰瑶姬，未行而亡，封于巫山之台，精魂为草，实为灵芝。"

按：宋玉《高唐赋》所言，䔄草即灵芝。《本草经》云："灵芝，主耳聋，利关节，保神，益精气，坚筋骨，好颜色。"此与《山海经》所谓"䔄草服之媚于人"义合。但是，灵芝的形态和《山海经》的"䔄草"形态不相符，则䔄草当非灵芝也。

《本草纲目》卷21"无风独摇草"条云："按《山海经》云：'姑媱之山，帝女死焉，化为䔄，草叶相重，花黄，实如兔丝，服之媚人。'郭璞注云：'一名荒夫草。'此说与陈藏器'佩之相爱'之语相似，岂即一物与！"

陈藏器《本草拾遗》云："无风独摇草，带之令夫妇相爱，生岭南，头如弹子，尾若鸟尾，两片开合，见人自动，故曰独摇草。"《海药本草》云："谨按《广志》云：'生领南，又云生大秦国'。性温平，无毒，主头面游风，遍身痒，煮汁淋蘸。《陶朱术》云：'五五日采，诸山野往往亦有之。'"

无风独摇草是什么草，不详。

③ 其叶胥成：郭璞注云："言叶相重也。"

④ 实如兔邱：《广雅》云："兔邱，兔丝也。"详145"兔丘"条注①。

⑤ 服之媚于人：郭璞注云："媚于人，即为人所爱也，传曰，人服媚之如是，一名荒夫草。"

145 菟邱

中次七经：姑媱之山，䔄草，其实如菟邱[①]。

① 菟邱：郭璞注云："菟邱，菟丝也。"《广雅》云："菟邱，菟丝也。"《诗·小雅》云："茑与女萝。"陆玑疏云："女萝，今菟丝。"《尔雅》云："女萝，菟丝。"《本草经》云："一名菟芦。"《名医别录》云："一名菟缕，一名唐蒙，一名玉女，一名赤网，一名菟藟。"

菟丝药用：《本草经》云："主续绝伤，补不足，益气力，肥健。汁去面䵟，久服明目。"《名医别录》云："主养肌，坚筋骨，主茎中寒、精自出，溺有余沥，口苦，燥渴，寒血为积。"陶弘景云："其茎挼以浴小儿，疗热痱。"

菟丝形态：《淮南子·说山训》云："千年之松，下有茯苓，上有菟丝。"《吕氏春秋·精通》篇云："人或谓菟丝无根，其根不属地，茯苓是也。"《博物志》云："女萝寄生菟丝，菟丝寄生木上。"陆玑《毛诗草木疏》云："菟丝蔓连草上生，黄赤如金。"《名医别录》云："生朝鲜川泽田野，蔓延草木之上，色黄而细为赤网，色浅而大为菟藟。"《本草图经》云："夏生苗如丝综，蔓延草木之上，或云无根，假气而生（寄生），六七月结实，极细如蚕子，土黄色。"根据上述资料，菟邱很像今日的菟丝。

按：菟邱为旋花科植物菟丝 *Cuscuta Chinensis* Lam. 一类植物。其子味辛、甘，性平。能补肾益精，明目、固胎、止泻，适用于肾虚腰痛、目昏糊不明，胎动不安，泄泻等症。

146 黄棘

中次七经：苦山，其上有木焉，名曰黄棘①，黄华而员叶，其实如兰②，服之不字③（孕）。

① 黄棘：《周礼》云："树棘以为位，取赤心而外刺。"诗云："尸鸠在桑，其子在棘。"《名医别录》有棘刺，《唐本草》注云："棘有赤、白二种，亦犹诸棘，色类非一。"按《唐本草》所说，所类非一，亦可能有黄色的棘。《本草经》有白棘，陶弘景注云："李云此是酸枣树针。"未审黄棘是何物。

② 其实如兰：兰的同名异物很多，有泽兰之兰，兰草之兰，还有木兰之兰。《说文》云："兰，香草也。"《说文解字系传通释》云："兰，香草也，锴按本草，兰叶皆似泽兰，方茎。兰，员茎，白华，紫萼，皆生泽畔，八月华。《楚辞》曰：'浴兰汤兮沐芳华'。《本草》兰草辟不祥，故洁斋以事天神也。又按《本草》兰入药，四五月采，谓采枝叶也。《春秋左氏传》郑穆公曰兰死吾其死乎，吾所以生也，刈兰而卒。按郑穆公十月卒，彼时十月，今之八月，非《本草》采用之时者，盖常人候其华实成，然后刈取之。"《诗经·郑风》义疏云："兰，香草也，茎叶似泽兰，广而长节，藏衣著书中，辟白鱼。"《九歌》云："浴兰汤兮沐芳。"《九歌少司令》云："秋兰兮麋芜。"

本草所讲的兰，多指泽兰而言，《本草经》云："兰草，主利水道。杀蛊毒，辟不祥。"《唐本草》注云："此是泽兰香草也，八月花白。"《本草拾遗》云："兰草，主恶气，香泽可作膏，涂发。生泽畔，叶光润阴小紫，五月六月采阴干，妇人和油泽头，故云泽兰"，《蜀本草图经》云："叶似泽兰尖长而有歧，花红白色而香，生下湿地。"《开宝本草》云："叶似马兰，故名兰草。"

以上诸书所讲的"兰"，都指"泽兰"之"兰"。到宋代寇宗奭又提出像"麦冬"样的兰。《本草衍义》说："兰草，诸家之说异同，是曾未的识，故无定论。其叶不香，惟花香，叶如麦冬而阔且韧，长及一二尺，四时常青，花开时，满室尽香。"《本草衍义》所讲的兰，是盆栽观赏用的兰花，这种兰是兰科植物兰花，而《本草经》所讲的兰是菊科植物的兰草。

此外还有木兰，详147"兰"条注①。

③ 服之不字：郭璞注云："字，生也。《易》曰：女子贞不字。""不字"就是不孕，本条经文所云"黄棘"服之不孕，那么黄棘是什么植物呢？按本条经文所说，黄棘有刺，叶圆，花黄，实如兰。具有这样形态的植物，有大叶小蘗，该植物也是黄茎，有刺，叶圆，花黄，性味苦寒，在妇女月经期服之，引起月经功能紊乱，也会导致不孕。

疑"黄棘"或为小蘗科植物大叶小蘗 Berberis amurensis Rupr 一类植物。

147 兰

中次七经：苦山，有木焉，其实如兰①。

① 兰：兰的同名异物很多，有泽兰之兰，兰草之兰，木兰之兰。前二种兰，详见146"黄棘"条注②。此处介绍木兰之兰。《山海经》说："苦山，有木焉，其实如兰。"《楚辞》云："朝饮木兰之坠露兮""桂櫂兮兰枻""桂栋兮兰橑。"《蜀都赋》云："其树有木兰，侵桂。"汉代刘向《九欢》云："鹧鸠集于木兰。"任昉《述异记》云："木兰洲

在浔阳江中，多木兰。"《本草经》云："木兰，一名林兰。"《名医别录》云："木兰，一名杜兰。"

木兰药用：《本草经》云："木兰，味苦寒，主身大热在皮肤中，去面热赤皰、酒皶、恶风、癫疾，阴下痒湿，明耳目。"《别录》云："木兰，疗中风、伤寒及痈疽水肿，去臭气。"

木兰形态：《别录》云："木兰皮似桂而香。"陶弘景云："状如楠树，皮甚薄，而味辛香。"《唐本草》注云："木兰似菌桂叶。"《蜀本草图经》云："木兰，高数仞，叶似菌桂叶，有三道纵文，皮如板桂，有纵横文。"按《蜀本草图经》所说的木兰形状，当指樟属植物而言，盖《本草经》所讲的木兰亦是樟属植物。而今日所讲的木兰，即《本草经》的辛夷。辛夷是木兰科植物木兰 Magnolia liliflora Desr 一类植物，辛夷是木兰的花蕾，味辛，性平。能通鼻，治鼻渊头痛。

148 无条

中次七经：苦山有草焉，员叶而无茎，赤华而不实，名曰无条①，服之不瘿②。

① 无条：《山海经》记载有两个"无条"，《西山经》皋涂之山，有个"无条"（见41号），能毒鼠。此处的"无条"能治瘿。按《西山经》天帝之山有个"杜衡"亦治瘿。而治瘿的"无条"圆叶无茎、赤花，与杜衡叶圆无茎、花紫色相同。

疑治瘿的"无条"或为马兜铃科植物杜衡 Asarum forbesii Maxim. 一类植物。

② 服之不瘿：详39杜衡注。

149　天楄

中次七经：堵山，其上有木焉，名曰天楄，方茎而葵状，服者不噎①（食之不噎也）。

① 天楄，方茎而葵状，服者不噎：郭璞注《山海经》云："楄音鞭。"郝懿行《笺疏》云："《说文》云：'楄部，方木也'，此木方茎，故以名也。"又云："案《玉篇》噎因咽，《广韵》楄字两见，并云木名，一云食不噎，一云食之不咽。盖咽、噎声转，或古字通也。《说文》云：'噎饭窒也'。"《说文解字系传通释》云："楄，方木也，《春秋传》曰：楄部荐幹，锴按《春秋左传》作楄柎是也，又按《周礼·考工记》谓车盖上斗为部为方之名也。"

按"方茎"来讲，很多植物都是方茎，如唇形科植物多数是方茎，玄参科植物浙玄参也是方茎。若以"葵状"来讲，葵的品种很多，本草有冬葵、龙葵、防葵、落葵、蜀葵、黄蜀葵、向日葵等。《说文》云："葵，菜也。"《诗·豳风·七月》云："七月烹葵及菽。"《名医别录》云："冬葵叶为百菜主。"此处，"葵"似指能做菜吃的冬葵而言。

但是另一些古书所讲的葵，似指向日葵而言，例如《左传》云："鲍庄子之知不如葵，葵犹能卫其足。"杜注云："葵，倾菜，向日以蔽其根。"《淮南子·说林训》云："圣人之于道，犹葵之于日。"

疑"天楄"或是锦葵科植物冬葵 Malva Verticillata L. 一类植物。《本草经》云："冬葵子主五癃，利小便。"《名医别录》云："冬葵子，疗妇人乳难内闭。"所以冬葵性滑利，滑可去滞着，此与"食之不噎（噎）"义合，详见80"葵"条注①。

【附】

《齐民要术》卷十引《南方草木状》云："夫编树，野生，三月花，包仍连着实，五六月成子及握，煮投下鱼、鸡、鸭羹中好，亦中盐藏。"

按："天楄"和"夫编"字形相似，不知"天楄"是否即"夫编"，待考。

150　蒙木

中次七经：放皋之山①**，有木焉，其叶如槐，黄华而不实，其名曰蒙木**②**，服之不惑。**

① 放皋之山：郝懿行说："山在今河南鲁山县北。"
② 蒙木：郝懿行《笺疏》云："案此即槐属，但不实为异。蒙，《玉篇》作樣，云木名，似槐叶黄，叶盖华字之伪也。"

按：槐树是豆科植物，开花后结成豆荚状，和一般树木开花结果很不相同，由于槐树不能结成象一般树木样的果实，也可能《山海经》就因此而说它"不实"。

槐树花多呈乳白色，而岭南有一种槐树，其花呈黄色，此和经文"其叶如槐黄华"义合。

关于槐树详129"槐"条注①。

151 牛伤

中次七经：大苦之山，有草焉，其状叶如榆①，方茎而苍伤②，其名曰牛伤③，其根苍文，服者不厥（逆气病）④，可以御兵⑤。

① 其状如榆：榆即榆科植物榆树 Ulmus pumila L. 其花、叶、皮，皆入药。

② 苍伤：郭璞注《方言》云："《山海经》谓刺为伤。"苍伤指能刺伤人的苍色刺。

③ 牛伤：郭璞注《山海经》云："牛伤，犹言牛棘。"郝懿行《笺疏》云："案牛棘见《尔雅》。郭注《方言》云：'《山海经》谓刺为伤也'，即指此，下文讲山亦云反伤亦实。"照郭璞所说，牛伤、牛棘乃同物异名也。牛伤（牛棘）是什么植物呢？《山海经》说牛伤是草，其状如榆，方茎而苍伤，其根苍文。郝懿行《笺疏》云："案《本草经》续断陶《注》引李当之云是虎蓟，能疗血。《蜀本图经》云：'叶似苎，茎方'。"《范汪方》云："叶似旁翁菜而小厚，两边有刺刺人。"

郝懿行说牛伤是续断，按《本草经》的续断有两种植物，一是菊科植物的续断，叶似蓟有刺，即陶注中的虎蓟；另一种是唇形科植物续断，叶似苎麻而茎方，即《蜀本草图经》所说的"叶似苎茎方"，菊科植物续断有刺而茎不方，唇形科植物续断茎方但无刺，而《山海经》中的牛伤既有刺，而且茎方。

不过，古人对植物的分辨并不那么精确，多以名称相同，即归类在一起。由于古人把两种不同科属的续断当作同一种植物看待，所以认为续断方茎、有刺。

若从《山海经》的经文"其状如榆"来看，续断的形态并不像榆，所以郝懿行把牛伤（牛棘）释为续断，不一定对。

牛伤（牛棘）既非续断，那当是什么植物呢？

按：《本草经》云："营实，一名牛棘。"《蜀本草图经》云："营实即蔷薇也，茎间多刺。"而营实的叶子很像榆树叶子，疑牛棘似是营实。

营实药用：《本草经》云："营实味酸温，主痈疽，恶疮结肉，跌筋，败疮，热气，阴蚀不瘳，利关节。"《名医别录》云："根止泄痢腹痛，五藏客热，除邪逆气，疽癞、诸恶疮、金疮伤挞，生肉复肌。"

营实形态：陶弘景云："营实即蔷薇子，以白花者为良。"《蜀本草图经》云："即蔷薇也，茎间多刺，蔓生，子若杜棠子，其花有百叶，八出、六出，或赤或白者。"《本草纲目》云："蔷薇野生林堑间，茎硬多刺，小叶尖薄有细齿，四五月开花，四出，黄心，有白色、粉红二者，结子成簇，生青熟红，其核有白毛，如金樱子核。"

按：牛伤即牛棘，疑为蔷薇科植物多花蔷薇 Rosa multiflora Thunb. 一类植物，其果实名营实，其根除风热、湿热，缩小便，治消渴。

④ 服者不厥：郭璞注云："厥，逆气病。"《名医别录》云："营实，除邪逆气。"与此义相合。

⑤ 可以御兵：《名医别录》云："营实，主金疮伤挞。"葛洪治金疮方云："蔷薇灰末一方寸匕，日三服之。"与此义相合。

152 嘉荣

中次七经：半石之山①，其上有草焉，生而秀②，其高丈余。赤叶赤华，华而不实，其名曰嘉荣③，服之者不霆④（不畏雷霆）。中次九经：蛇山、葛山，其草多嘉荣。中次十一经：杳山多嘉荣草。

① 半石之山：郝懿行说："山在河南偃师县东南，见《水经注》。"
② 生而秀：《尔雅》云："木谓之华，草谓之荣，不荣而实者谓之秀，荣而不实者谓之英。"
③ 嘉荣：郭璞注《山海经》云："初生先作穗，却著叶，花生穗间。"郝懿行《笺疏》云："案《尔雅》云：'草谓之荣，不荣而实者谓之秀'。此草既谓之秀，又名为荣，却又不实，所以异也。"又云："案《吕氏春秋·本味》篇云：'有荣名曰嘉树，其色若碧，'高诱注云'食之而灵'，疑即此草。而灵或不霆字之伪也。又案《本草经》有蘘荷与巴蕉同类，《太平御览》引干宝《搜神记》以蘘荷为嘉草，盖即嘉荣草也。《秋官庶民》掌除蛊毒，以嘉草攻之，是干宝所本，蘘荷华生根中可食，见《古今注》而不说实状，证之此草有华无实也，因其可食，故《吕氏春秋》谓之荣矣。《名医别录》云'蘘草主邪气，辟不祥'，又与此经服者不霆义合。"

按：郝氏所疏，嘉荣即嘉草。

按：嘉草即蘘荷。《后汉书·马融传》云："蘘荷，芋渠是也，又谓之嘉草。"《本草拾遗》云："《周礼》庶氏掌除蛊毒，以嘉草攻之，嘉草、蘘荷与茜，主蛊为最也。"苏颂《本草图经》云："《周礼·秋官》庶氏掌除蛊毒，以嘉草攻之，宗懔以谓嘉草即蘘荷是也。"

按：《名医别录》有白蘘荷与蘘草两种，《本草纲目》并为一条，谓蘘草为蘘荷的别名。陶弘景云："今人呼赤者为蘘荷，白者为覆苴。"《说文》作"蒩苴"，司马相如《上林赋》作"猼苴"《离骚·大招》云："醢豚若狗脍苴蓴。"王逸注云："苴蓴，音博，蘘荷也，见本草。"《急就》篇云："蘘荷冬日藏。"《荆楚岁时记》云："仲以以盐藏蘘荷，用备冬储，又以防蛊。"潘岳《闲居赋》云："蘘荷依阴，时藿向阳。"

蘘荷药用：《名医别录》云："蘘荷根，主中蛊及疟。"陶弘景云："蘘荷主中蛊，亦主诸溪毒，沙虱。"《唐本草》注云："蘘荷根主诸恶疮，杀蛊毒。"

蘘荷形态：崔豹《古今注》云："蘘荷似芭蕉而白色，其子、花生根中，根似姜。"《本草图经》云："蘘荷荆襄江湖之间多种之，春初生，叶似甘蕉，根似姜芽而肥，其叶冬枯。"

按：嘉荣为姜科植物蘘荷 Zingiber mioga (Thunb.) Rosc. 一类植物，夏季抽花，生穗状花序，此与郭注"花生穗间"义合。

④ 服之者不霆：郭璞注云："不畏雷霆霹雳也。"《名医别录》云"蘘草，主辟邪气不祥"，此与"服之者不霆"义合。

153 帝休

中次七经：少室之山①**，其上有木焉，其名曰帝休**②**，叶状如杨，其枝五衢，黄华黑实，服者不怒。**

① 少室之山：郭璞注云："山在河南阳城西，俗名太室。"按阳城在河南登封县东南三十五里。

② 帝休：《证类本草》卷 12 引陈藏器云："帝休，主不愁，带之愁自销。生少室山、嵩高山。《山海经》云'少室山有木名帝休，其枝五衢，黄花黑实，服之不愁'。今嵩山应有此木，人未识，故宜求之，亦如萱草之忘忧也。"《本草纲目》卷 37 帝休条所引《山海经》文同此。《本草》引文作"服之不愁"，而本条《山海经》文是"服之不怒"。《艺文类聚》卷 88 木部上，本条引《山海经》曰："有木，名帝休，黄花，黑叶（应为实），服之不怒。"

按：文献所载，合欢服之不怒。崔豹《古今注》云："合欢，树似梧桐，树叶繁密，互相交结。树之阶庭，使人不忿，嵇康种舍前。"此与经文"其枝五衢（言树枝相互交结），服者不怒"义合，疑帝休或即合欢也。

合欢药用：《本草经》云："合欢，味甘、平。主安五藏，和心志，令人欢乐无忧。久服轻身，明目，得所欲。"嵇康《养生论》云："合欢蠲忿。"

合欢形态：《本草图经》云："合欢，夜合也。木似梧桐，枝甚软弱，叶似皂荚槐等，极细而繁密，互相交结，每一风来，辄自相解了，不相牵缀，其叶至暮而合，故一名合昏，五月花，至秋而实，作荚，子极薄细。"

疑"帝休"或为豆科植物合欢 Albizia julibrissin Durazz. 一类植物，合欢花能安神解郁，用于虚烦不寐，忿怒忧郁、健忘。合欢皮活血，消痈肿，止痛。治痈肿、骨折及跌扑扭伤等。

154 栘木

中次七经：泰室之山[①]**，其上有木焉，叶状如梨而赤理，其名栘木**[②]**，服者不妒。**

[①] 太室之山：郭璞注云："即中岳嵩高山也，今在阳城县西。"阳城在今河南登封县北。

[②] 栘木：《本草纲目》卷三十六"郁李"条，谓《山海经》栘木即郁李。并说："《尔雅》常棣即此。"《本草经》云："郁李，一名爵李。"《名医别录》《吴普本草》俱云："郁李，一名车下李，一名棣。"《广雅》云："山李，爵棐，郁也。"《嘉祐本草》注云："《尔雅疏》云，常棣一名棣。郭云今山中有棣树，子如樱桃可食。"《诗·小雅》云："常棣之华。"陆玑疏曰："许慎曰白棣树也，如李而小，如樱桃正白。"

《诗·豳风》云："六月食郁及薁。"注云："郁，郁李也。"《晋宫阁铭》云："华林园中，有车下李314株，薁李一株。"

郁李药用：《本草经》云："郁李仁，味酸、平，主大腹水肿，面目四肢浮肿，利小便水道。根主齿龂肿、龋齿，坚齿。"《名医别录》云："郁李根，去白虫。"《日华子》云："郁李仁，通泄五藏膀胱急痛，宣腰胯冷脓，消宿食，下气。"

郁李形态：陆玑《草木疏》云："郁，其树高五六尺，其实大如李，色赤，食之甘。"《蜀本草图经》云："郁李树高五六尺，叶、花及树并似大李，惟子小若樱桃甘酸。"苏颂《本草图经》云："木高五、六尺，枝条花叶皆若李，惟子小若樱桃赤色而味甘酸，核随子熟，六月采根并实。"

疑"栯木"或为蔷薇科植物郁李 Prunus japonica Thunb. 一类植物。郁李仁味辛、苦、甘、平，润肠通便，利水消肿，治大肠气滞，燥涩便闭，及水肿腹满。

155 蘡薁

中次七经：太室之山，有草焉，白华黑实，泽如蘡薁[①]。**中次七经**：少陉之山，有草焉，实如蘡薁。

[①] 蘡薁：郭璞注《山海经》云："言子滑泽。"郝懿行《笺疏》云："案《说文》云'薁，蘡薁也'，《广雅》云'燕薁，蘡舌也'，盖即今之山葡萄。《齐民要术》引陆玑《诗义疏》云：'樱薁，实大如龙眼，黑色，今车鞅藤实是，又引《疏》云'梬，似燕薁，连蔓生'，皆其形状也。"《说文解字》云："薁，蘡薁也。"《广韵》云："薁，蘡薁

藤也。"谢灵运《山民赋》云："野有蔓草，猪涉蘡薁。"《唐本草》注云："蘡薁与葡萄相似。"《蜀本草图经》云："葡萄苗叶似蘡薁。"《通志略》云："蘡薁谓之山葡萄。"《本草纲目》云："蘡薁即燕薁。"《广志》云："燕薁似梨早熟。"《广雅》云："燕薁，蘡舌也。"郭璞注《上林赋》云："蒲萄似燕薁。"

蘡薁药用：《唐本草》注云："实，止渴，悦色，益气；藤，主哕逆，伤寒后呕哕，捣汁饮之良。"郑樵《通志略》云："实，亦堪为酒；茎主呕逆。"《本草纲目》云："藤，止渴，利小便；根，主下焦热痛淋泌，消肿毒。"

蘡薁的形态：《唐本草》注云："蘡薁蔓生，苗叶与葡萄相似而小，亦有茎大如者，冬月叶凋，而藤不死。"郑樵《通志略》云："断其两头节吹之，有汁出如通草。"《齐民要术》引陆玑《诗疏》云："樱薁，实大如龙眼，黑色。"《本草图经》云："江东出一种，实细而味酸，谓之蘡薁子。"

按：蘡薁为葡萄科植物蘡薁 Vitis adstricta Hance，一名野葡萄，果实可吃，并有止渴、利尿的功用，亦能酿果酒。藤条代绳索或供造纸。根及全株入药，能除风湿，消肿毒。

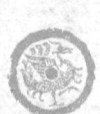

【附】

① 蘡薁与葡萄、千岁藟很相似，蘡薁叶深裂，叶背有绒毛。葡萄叶有裂，叶两面无绒毛。千岁藟叶无裂，叶两面无绒毛。

②《诗经·豳风》云："六月食郁及薁。"后世注解《诗经》的人，把"薁"释为"蘡薁"。按蘡薁的果实在八九月熟，而《诗经》所言的"薁"是在六月与郁李同时熟，并为人们所食，由此可知《诗经》中的"薁"是一种"薁李"，而不是"蘡薁"。《艺文类聚》卷89"夫栘"条云："六月食及薁，薁，夫栘也。《礼记疏》曰：夫栘一名薁李。"《晋宫阁铭》云："华林园中，有车下李 314 株，薁李 1 株。车下李即郁也，薁李即薁也。二者相类而同时熟。"由于薁李同在六月熟，才有六

月食郁及薁的说法。《齐民要术》引《诗义疏》曰："蘡薁实如龙眼。……豳诗曰:'六月食薁'。"《中国农学史》(初稿,1959年科学出版社出版)上册第17-18页,把"六月食郁及薁"的"薁"解释为"薁,又名蘡薁,俗称野葡萄",这些解释,在时间上不易讲得通。

156 䔄草

中次七经:泰室之山①**,有草焉,其状如䕡**②**,白华黑实,泽如蘡薁**③**,其名曰䔄草**④**,服之不昧**⑤**。**

① 太室之山:郭璞注云:"即中岳嵩高山也,今在阳城县西。"郝懿行说:"山在河南登封县北。"

② 䕡:郭璞注云:"䕡,似蓟也。"《尔雅》云:"䕡,山蓟,杨枹蓟。"按䕡是菊科植物。药用的䕡,有白䕡(于䕡)、苍䕡、茅䕡(产于江苏茅山的苍䕡)。

③ 蘡薁:《说文》云:"薁,蘡薁也。"《广雅》云:"燕薁,蘡舌也。"《齐民要术》引陆玑《诗疏》云:"樱薁,实大如龙眼,黑色。"按蘡薁是葡萄科植物,详115"蘡薁"条注①。

④ 䔄草:《山海经》有两个䔄草,一是姑媱之山有䔄草(见144号);一是太室之山有䔄草。太室山䔄草状如䕡,白华(花),疑太室山的䔄草是菊科植物苍术一类植物。苍术的花是白色,此与《山海经》"其状如䕡白华"相合,详127"䕡"条。

⑤ 服之不昧:王念生校注《山海经》云:"昧当作眯。郭注《山海经·海内南经》引《周书》'狌狌食之不眯',孔晁本作'昧'误也。"今人袁珂"《山海经》写作的时地及篇目考"云:"《山经》所有的'眯',都该释为高诱所说的'楚人谓厌为眯'的'厌'。"

157　帝屋

中次七经：讲山有木焉，名曰帝屋，叶状如椒①，反伤②赤实，可以御凶③。

① 椒：《尔雅》云："檓，木椒。"郭璞注云："今椒树丛生，实大者，名为檓。"《诗经》云："椒聊之实。"陆玑疏云："椒树似茱萸，有针刺，茎、叶坚而滑泽，蜀人作茶，吴人作茗。"《本草经》有秦椒、蜀椒、蔓椒、崖椒。

按："椒"，通常指芸香科植物花椒 Zanthoxylum bungeanum Maxim. 详91"秦椒"条注②。

② 反伤：郭璞注云："反伤，刺下勾也。"又郭璞注《方言》云："《山海经》谓刺为伤也。"

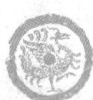

③ 帝屋……可以御凶：帝屋是什么植物呢？郝懿行疏《山海经》云："案此别一种椒也。苏颂《本草图经》云：党子出闽中，江东。其木似樗，茎间有刺，子辛辣如椒，主游蛊飞尸。"

据郝氏所说，帝屋即党子。按党子是吴茱萸，吴茱萸的果实正绿色，与《山海经》文"茎实"不相合，疑非党子。

从《山海经》所言形态"叶状如椒，反伤（有勾状刺），赤实"，很像"狭叶花椒"。狭叶花椒的叶轴有向下弯的刺，即有勾状刺（反伤），果实呈红色，皆与经文相合。

疑"帝屋"为芸香科植物狭叶花椒 Zanthoxylum atenophyllum Hemsl 一类植物，其根叶辛、苦、微温，有麻舌感，祛风通络，活血止痛，治心胃气痛，风湿骨痛，腰肌劳损，跌打瘀痛，亦治毒蛇咬伤、破伤风。

158 亢木

中次七经：浮戏之山，有木焉，叶状如樗[①]**而赤实，名曰亢木**[②]**，食之不蛊。**

[①] 叶状如樗：樗即臭椿，详见76"樗"条注①。
[②] 亢木：郝懿行《笺疏》云："案《本草经》卫矛一名鬼箭，主除邪，杀蛊。叶状如野茶，实赤如冬青，即此也。"

按：郝氏所疏，亢木即卫矛。

陶弘景《本草经集注》云："卫矛茎有羽，状如箭羽，俗皆呼为鬼箭。"《本草经》云："卫矛一名鬼箭。"

卫矛的药用：《本草经》云："卫矛味苦，寒。主女子崩中下血、腹满、汗出，除邪，杀鬼毒、蛊疰。"《名医别录》云："卫矛无毒，主中恶，腹痛，去白虫，消皮肤风毒肿，令阴中解。"《药性论》云："卫矛有小毒，能破陈血，能落胎。主中恶腰腹痛，及百邪鬼魅。"

卫矛形态：《本草图经》云："三月以后生，茎苗长四五尺许，其干有三羽，状如箭翎。叶亦似山茶，青色，八月、十一月、十二月采条茎，阴干。其木亦名狗骨。"《本草纲目》云："鬼箭生山石间，小株成丛，春长嫩条，条上四面有羽如箭羽，视之若三羽尔。青叶状似野茶，对生，味酸涩。三四月开碎花，黄绿色，结实大如冬青子。"

疑"亢木"为卫矛科植物鬼箭羽 Euonymus alatus Reg 一类植物。鬼箭羽木材致密，白色而质韧，可供制弓、杖。根味苦，能活血止痛，古方多用治卒暴心痛，亦可用于经闭。

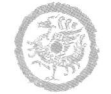

159 少辛

中次七经：浮戏之山，其东有蛇谷，上多少辛①。中次九经：蛇山，其草多少辛。

① 少辛：郭璞注云："少辛，细辛也。"郝懿行《笺疏》云："案《广雅》云'细条，少辛，细辛也'。是郭所本，又名小辛，见《本草》及《管子·地员》篇。"《管子·地员》篇云："小辛，大蒙。"《本草经》云："细辛，一名小辛。"《吴普本草》云："细辛，一名细草。"陈承《别说》云："案细辛非华阴者不得为细草。"《广雅》云："细条，少辛，细辛也。"《博物志》云："杜衡乱细辛也。"《太平御览》引《范子计然》云："细辛出华阴，色白者善。"

细辛药用：《本草经》云："主咳逆，头痛，脑动，百节拘挛，风湿，痹痛、死肌。久服明目。"《名医别录》云："主温中，下气，破痰，利水道，开胸中滞结，除喉痹，齆鼻，风痫癫疾，下乳结，汗不出，血不行。"陶弘景云："人患口臭者，含之多效。"《药性论》云："细辛治咳逆上气，恶风，风头手足拘急，去皮风湿痒，止眼风泪下，明目，开胸中滞，除齿痛。"《日华子》云："治嗽，消死肌疮肉，胸中结聚。"

细辛形态：《吴普本草》云："细辛如葵，叶赤黑，一根一叶相连。"《本草图经》云："其根细，而味极辛，故名细辛，今人多以杜衡当之。"《本草衍义》云："今惟华州者佳，柔韧极细直，深紫色，味极辛，嚼之习习如椒。"

按：少辛是马兜铃科植物细辛（华细辛）*Asarum sieboldii* Miq.

一类植物。

细辛全草带根入药，味辛，性温。能解表，散寒止痛，祛痰止咳。适用于痰稀咳嗽，外感风寒感冒引起头痛、关节痛。龋齿痛时，用细辛塞患处有止痛功效。口腔炎患者，用细辛末蜜调置纱布上贴脐部，连贴三日，可促进炎症消退。

160　芮草

中次七经：少陉之山①，有草焉，名曰芮草②，叶状如葵，而赤茎白华，实如蘡薁，食之不愚③（益人智慧）。

①少陉之山：郝懿行案《水经注》云："济水，右受黄水，黄水北至故市县，重泉水出京城西南少陉山。"按故市县在河南郑县西北。

②芮草：郭璞注《山海经》云："芮音刚。"郝懿行《笺疏》云："案芮草见《玉篇》。"

芮草是什么草呢？《山海经》说芮草的形态，叶状如葵而赤茎，白华，实如蘡薁。

按：蘡薁是葡萄科植物野葡萄 Vitis adstricta Hance. 那也就是芮草果实像野葡萄。

野葡萄是木质本，如葡萄很相似。那么芮草是不是葡萄呢？但芮草是白华，而葡萄的花为淡黄绿色，此点又不像。

按：芮草"赤茎，白华，实如蘡薁"，倒和山葡萄有点像，山葡萄的花序轴具白色丝状毛，看起来似白花，疑芮草或为葡萄科植物山葡萄 Vitis amuiensis Rupr 一类植物。

山葡萄是木质藤本，浆果球形黑色，可生食或酿酒，酒糟能制醋及染料，种子能榨油，叶及酿酒后的沉淀物可提制酒石酸。

③ 食之不愚：郭璞注云："言益人智。"《本草经》载葡萄益气倍力强志，盖葡萄一类植物有类似作用，此与"食之不愚"含义亦相近。

161　藜

中次七经：太山有草焉，名曰藜①，其叶状如荻而赤华，可以已疽（《御览》卷998引作"可以为疸"）。

① 藜：藜原是杂草。《月令》云："孟春行秋令，藜、莠、蓬、蒿并兴。"《周礼·地官》言菜田，谓田不耕治则荒，草生藜、莠之类。

藜一名莱，嫩时可食，《诗·小雅》云："北山有莱。"《齐民要术》引《诗义疏》云："莱，藜也。茎叶皆似荨王刍。今兖州人蒸以为茹。"《大戴礼·曾子制言》篇云："聚橡、栗、藜、藿而食之。"《韩非子》云："藜藿之羹。"《庄子》云："藜类不糁。"《淮南子》云："藜藿之生，蠕蠕然。"司马迁《自序》云："粝粱之食，藜藿之羹。"

藜在老时，可以为杖。《询刍录》云："古称藜即灰苋，老可为杖。"《晋书·山涛传》云："魏帝以涛母老，赠藜杖一枚。"

藜是什么植物呢？《本草纲目》云："藜，一名莱，即灰藋之红心者，茎叶稍大，河朔人名落藜，南人名臙脂菜，亦名鹤顶草。"

但是《本草纲目》"藜"条和《山海经》的"藜"似非一物。《山海经》的"藜"形态为"其叶状如荻而赤华"，而灰藋的叶不像"荻"（荻即芦），所以《山海经》的"藜"当是另一物。

那么《山海经》的"藜"，究竟是什么植物呢？

郝懿行《笺疏》云："案《本草·别录》云：'芥，一名藜，叶如大青'即此。"（详233"芥"条注①）

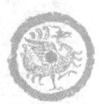

《本草纲目》卷27秦荻藜条云："《山海经》云：'太山有草，名曰藜，如荻，可以为菹'，此即秦荻藜也，盖亦藜类。"

郝氏说"棃"即芥，李时珍说是秦荻藜。究竟谁对呢？从《山海经》"叶状如荻"来看，郝氏说是"芥"不对。《别录》云："芥，叶如大青"，与《山海经》文"叶如荻"义不合。

比较一下，李时珍说是秦荻藜，有点相似。

秦荻藜药用：《唐本草》云："秦荻藜味辛，温，无毒。主心腹冷胀，下气消食。"《食疗本草》云："秦荻藜于生菜中最香美，其破气；又末之和酒服，疗卒心痛、悒寒满气。又子末以和醋，封肿毒，日三易。"

疑"秦荻藜"为藜科植物小藜 Chenopodium serotinum L. 一类植物。

162 荻

中次七经：太山有草焉，其叶状如荻[①]。

[①] 荻：荻的同名异物有二：一指蒿，一指芦苇的一类植物。

郭璞注《山海经》云："荻亦蒿也，音狄。"郝懿行《笺疏》云："案荻当为萩，狄亦当为秋，皆字形之伪也。《尔雅》'萧、萩'，郭《注》云即蒿。"

按：郭璞同郝氏所注，荻属蒿类，但另一些书说荻是芦苇一类。

《玉篇》云："荻，芦荻。"《广韵》云："荻，萑也。"《诗·秦风》曰："蒹葭苍苍。"陆玑《毛诗草木疏》云："蒹，水草也，坚实，牛食之，令牛肥强，青徐州人谓之蒹，兖州辽东通语也。葭，一名芦菼，一名葭，葭或谓之荻，至秋坚成，则谓之萑，其初生三月中，其心挺出，其下本大如箸，上锐而细，扬州人谓之马尾。"

芦苇种类很多，名称也很复杂。郭璞注《尔雅》云："葭即芦也，苇即芦之成者。菼、蒹似苇而小，中实，江东呼为乌蓲，或谓之蘆，即荻也。至秋坚成，即谓之萑。"沈括《梦溪补笔谈》云："今世俗只有芦与荻两名，葭、芦、苇皆芦也；菼、蒹、萑自当是荻耳。"《本草图经》云："荻至秋坚成，即谓之萑。"《本草纲目》云："芦有数种，其长丈许，中空，皮色白者，芦也，葭也，苇也；短于苇而中空，皮厚，色青苍者，荻也，菼也，蒹也，萑也；其最短小而中实者，蒹也。"

按：荻似是禾本科植物荻 Miscanthus sacchariflorus （Maxim.） Benth et Hook f 一类植物。

荻多生长在路旁和水边，有固沙护堤作用，秆可供造纸和人造丝原料。《名医别录》说："荻皮，味苦，去消渴，去白虫，益气。"

163 蓟柏

中次七经：敏山①上有木焉，其状如荆②，白华而赤实，名曰蓟柏③，服者不寒④。

① 敏山：郝懿行《笺疏》云："今案山在河南郑州梅山，盖即敏山，梅、敏声之转也。"

② 荆：多指有刺的植物，详见11"荆"条注。

③ 蓟柏：郝懿行《笺疏》云："案《玉篇》云：'蓟俗蓟字'，《初学记》卷28引《广志》云：'柏有计柏。'计剑声同，疑是也。"按《史记·贾生列传》索隐："蓟音介。"

根据郝赤所疏，蓟柏即蓟柏。《山海经》说蓟柏状如荆，白华，赤实。荆是有刺的植物，而柏科植物各种柏皆无刺，唯桧柏同刺柏的叶子为刺形。疑蓟柏或指桧柏、刺柏而言。但刺柏果实熟时呈蓝黑色，与《山海经》"赤实"不相符，而桧柏的果实熟时呈褐色，与《山海经》"赤实"比较相近。

疑"蓟柏"似为柏科植物桧柏 Sabina Chinensis（L.）Antoine 一类植物。

桧柏一名圆柏，木材能忍水湿，虽长久浸水亦不易腐朽，可供建筑用；枝叶入药，能祛风寒，活血消肿利尿；根、干、枝叶可提挥发油；种子可提润滑油。

④ 服者不寒：郭璞注云："令人耐寒。"按柏树入冬不凋，虽在冰雪严寒之时，枝叶仍保持着青翠的鲜绿色，显示柏树极能耐寒，所以古人有此"服者不寒"的联想。

164 㐨

中次七经：大䯑之山①，有草焉，其状如蓍而毛②，青华而白实，其名曰㐨，服之不夭，可以为（治）腹病③。

① 大䯑之山：郭璞注云："荥阳密县有大䯑（音guī）山。"荥阳在今河南。

② 其状如蓍而毛：《艺文类聚》卷82引《逸礼》云："蓍，千岁三百茎。"又引《洪范·五行传》云："蓍，百年一本生百茎。"按蓍即今日菊科植物蓍草 Achillea alpina L. 详见141 "蓍" 条注①。

③ 㐨，服之不夭，可以为腹病：郝懿行《笺疏》云："案《玉篇》㐨，胡恳切，草名，似蓍，花青白。《广韵》同。是㐨当为㐨，今本经

注并伪。"孙星衍辑《神农本草经》卷3狼毒条引《山海经》文释"蒁"为"蒁毒"。按狼毒有两种,一是瑞香科植物瑞香狼毒 Stellera chamaejasme L. 另一是大戟科植物狼毒大戟 Euphorbia fischerana steud. 这两种狼毒形态都不像蓍,而且无毛,花亦非青色。从药物作用上看,狼毒是峻泻剂,最伤元气,与"服之不夭"义不相合。

笔者认为"蒁"可能是豆科植物黄芪一类植物。黄芪有很多种,其中膜荚黄芪 Astragalus membranaceus (Fisch.) Bunge. 像蓍而有长柔毛,与《山海经》所云:"其状如蓍而毛"义合。又《本草经》说:"黄芪能补虚。"《名医别录》说,黄芪补虚,损五劳羸瘦,与"服之不夭"义合。《本草经》还说黄芪治五痔,《名医别录》说,黄芪治腹痛,泄痢,此与"可以为腹病"义合。

黄芪味甘,微温,补气升阳,固表止汗,托疮排脓,利尿消水肿,治血虚衰弱,自汗,久痢脱肛,中气下陷,痈疽溃久不敛,气虚风湿水肿、消渴等症。

165 杼

中次八经:景山,其木多杼①。

① 杼:郭璞注《山海经》云:"杼音橡柱之柱。"郝懿行《笺疏》云:"案杼见《尔雅》及陆玑《诗疏》。"杼一名栩,是栎的一种。其实名橡。《诗·唐风》云:"集于苞栩。"陆玑《毛诗草木疏》云:"栩,今柞栎也,徐州人谓栎为杼,或谓之为栩,其子为皂,或言皂斗,其壳为斗,可以染皂。今京洛及河内多言杼斗,或云橡斗,谈栎为杼,五方通语也。"《尔雅》云:"栩,杼。"孙炎注云:"栩,一名杼也。"

郭璞注云："今柞树。"《说文解字注》云："柔，栩也；栩，柔也，其实皂，一曰样，今书作橡。柔通杼，或名橡。"《说文解字系传通释》云："栩，杼也，其实皂，一曰样。锴按《尔雅》'栩，杼'。注曰'杼，柞树也'。皂亦曰皂斗，俗谓之橡，可染皂，故曰皂。杼亦栗之属。《庄子》曰：'狙公赋杼'是也。"《庄子·齐物论》云："狙（狙）公赋杼。"司马彪注云："杼，橡子也。"《广雅》云："橡，柔也。"王念孙《广雅疏证》云："柔与杼同。"《淮南子·本经训》云："杼，采实也。"《史记·李斯传》云："采橡不斫。"《集解》引徐广注云："采一名栎，一名枥。"崔豹《古今注》云："杼实曰橡，又名芋。橡一作样。"《说文》云："样，栩实。"又云："草（皂）斗，栩实也，一曰象斗。"《说文解字系传通释》云："橡，栩实。《庄子·徐无鬼》云'居于深山，拾橡、栗而食'。"郑注《周官·染草》云："蓝、蒨、象斗之属。"《大戴礼·曾子制言》篇云："聚橡、栗、藜、藿而食之。"《韩非子·外储说》篇云："橡果枣栗，足以活民。"《吕氏春秋·恃君》篇云："冬日则食橡、栗。"《庄子》云："尽拾橡、栗。"《后汉书·李恂传》云："恂徒居新安关下，拾橡实以自资。"《晋书·挚虞传》云："虞从惠帝转入南山中粮绝，饥甚，拾橡实而食之。"

橡实药用：《唐本草》云："橡实，味苦，微温，无毒，主下痢，厚肠胃，肥健人。其壳为散及煮汁服，亦主痢。并堪染用，一名杼斗。槲、栎皆有斗，以栎为胜。"《日华子》云："橡子涩肠止泻，煮食可止饥。壳止肠风、崩中、带下、冷热泻痢，并染须发。"

橡实形态：《本草图经》云："橡实，栎木子也，木高二三丈，三四月开黄花，八九月结实。其实为皂斗。槲、栎皆有斗，而以栎为胜。"《本草衍义》云："橡实，栎木子也，叶如栗叶。山中人椿仁为粮，然涩肠，木善为炭，其壳堪染皂。"《本草纲目》云："橡实，其树名栩，其叶如槠叶，而纹理皆斜，四五月开花如栗花黄色，结实如荔枝核而有尖，其蒂有斗，包其半截，其仁如老莲肉，山人俭岁，采以为饭。"

按：橡实的总苞名橡斗，俗称橡椀，亦称壳斗，山毛榉科石栎属和麻栎属植物的种子都有壳斗，壳斗形状随植物品种不同而各异，其形由浅皿形到球形，所以山毛榉科亦称壳斗科。

疑"杼"为壳斗科植物橡椀树（麻栎）Quercus acutissima Carruth. 一类植物。详67"栎"条注。

166　橘

中次八经：荆山、纶山、铜山，其木多橘。中次九经：葛山、贾超之山，其木多橘。中次十二经：洞庭之山，其木多橘①。

① 橘：郝懿行《笺疏》云："案《说文》云'橘果出江南'。刘逵注《蜀都赋》云：'大曰柚，小曰橘，犍为南安县出黄甘橘也。'《地理志》云：'蜀郡严道巴郡朐忍鱼腹二县出橘，有橘官。'"《尚书·禹贡》："扬州厥包橘柚锡贡。"孔安国传："小曰橘，大曰柚。"《周书》："秋食櫨梨橘柚。"《礼记·考工记》云："凡取干之道七：柘为上……橘次之。"《庄子·天运》篇："楂梨橘柚，其味相反，而皆可于口。"东方朔《七谏》："斩伐橘柚兮。"崔琦《七蠲》："于斯江泽，实产橘柚。"《史记·苏秦传》："楚必致橘柚之园。"《盐铁论·相刺》篇云："橘柚生于江南，而民皆甘之于口。"《焦氏易林》："北山有枣，橘柚于聚。"李尤《德阳殿赋》："橘柚含桃，甘果成丛。"司马相如《上林赋》："卢橘夏熟。"张衡《南都赋》："穰橙邓橘。"《史记·货殖列传》："蜀、汉、江陵千树橘，其人皆与千户侯等。"《东观汉记》："南单于来朝，赐御食及橙、橘。"韩彦直《桔录》序云："橘出温郡，最多种。柑乃其别种，柑自别为八种。橘又自别为十四种。"

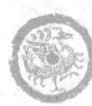

橘的药用：《本草经》云："橘柚，主胸中瘕热，逆气，利水谷，久服去臭，下气。"《名医别录》云："橘柚，主下气，止呕咳，除膀胱留热，停水、五淋，利小便，主脾不能消谷，气冲胸中吐逆霍乱，止泄，去寸白。"

橘的形态：《本草图经》云："橘生江南，木高一二丈，叶与枳无辨，刺出于茎间，夏初生白花，六月、七月而成，实至冬而黄熟，乃可噉。"

按：橘为芸香科植物各种橘，如柑橘 Citrus reticulata Blanco；红橘 Citrus tangerina Tanaka；朱橘 Citrus erythrosa Tanaka 等一类植物。

橘树末成熟的果实名青皮，能破气散结，疏肝止痛，下食消滞，常用于胁肋间痛，乳病疼痛，及胃部痞闷作痛。橘树成熟的果皮，以陈者无燥烈性，名陈皮。陈皮能理气健胃，燥湿祛痰，治腹胀、食少、呕吐，胸膈不舒，痰多咳嗽等。

橘子果皮内的纤维管束，成网络状，名桔络，有化痰通络止痛作用，常用于咳嗽，胸胁挫伤痛。

橘子果实内的种子名桔核，能理气散结止痛，治虚寒疝痛。

橘树的叶子，有疏肝理气作用，治胸胁痛。

167 柚

中次八经：荆山、纶山、铜山，其木多柚[①]。中次九经：葛山、贾超之山，其木多柚。中次十二经：洞庭之山，其木多柚。

① 柚：郭璞注《山海经》云："柚似橘而大也，皮厚味酸。"郝懿行《笺疏》云："柚，《说文》云'柚，条也'。《尔雅》又云似橙而酢，

引《夏书》曰'厥包橘柚'。又《吕氏春秋·本味》篇云：'江浦之橘，去梦之柚。'"《说文》云："柚，条也，似橙而酢。"《尔雅》云："柚，条。"郭璞注云："柚似橙。实酢，生江南。"《禹贡》云："扬州厥包橘柚锡贡。"孔安国传："小曰橘，大曰柚。"《玉篇》云："柚果似橘而大。"《渊鉴类函》卷401引《周书》云："秋食樝、梨、橘、柚。"《庄子》云："其犹柤、梨、橘、柚耶？其味相反，而皆可于口。"《韩非子》云："树橘、柚者，食之则甘，嗅之则香。"《吕氏春秋》云："云梦之柚。"《淮南子》云："夫橘、柚冬生。"东方朔《七谏》云："斩伐橘、柚兮。"司马相如《子虚赋》云："樝梨楟栗，橘柚芬芳。"《盐铁论·相刺》篇云："橘柚生于江南，而民皆甘之于口。"《史记·苏秦传》云："楚必致橘柚之园。"

柚的药用：《列子》云："柚食，其皮汁，已愤厥之疾。"陶弘景云："柚，下气。"《日华子本草》云："柚，消食，解酒毒，去肠胃中恶气，疗妊妇不思食，口淡。"

柚的形态：《列子·汤问》篇第五云："吴楚之国，有大木焉，其名为櫾（柚），碧树而冬青，实丹而味酸。"《尔雅》云："樕，椴。"郭璞注云："柚属也，子大如盂。皮厚二三寸，中似枳，食之少味。"《桂海虞衡志》云："广南臭柚，大如瓜可食，其皮甚厚。"《本草纲目》云："柚树、叶，皆似橙。"

按：柚为芸香科植物柚 Citrus grandis（L）Osbeck. 柚皮，味微苦微辛，香味醇厚，对痰多咳喘，肝胃气痛，疗效优于其他各类橘皮，为医家所喜用，商品名"橘红"，出于化州者名"化橘红"。另外橘皮最外层橙红色薄片，亦名"橘红"，和柚皮名"橘红"是同名异物。

168　柤

中次八经：纶山、铜山，其木多柤①。中次九经：葛山、贾超之山，其木多柤。中次十二经：洞庭之山，其木多柤。

① 柤：郭璞注《山海经》云："柤似梨，而酢涩。"郝懿行《笺疏》云："案注与《尔雅》注同。《说文》云：'樝果似梨而酢'。郑注《内则》云：'樝梨之不藏者'。"又云："柤字本当为樝，《淮南子·坠形训》正作樝，然樝即樝梨之樝。"《方言》云："柤、摣，取也，南楚之间，凡取物沟泥中谓之柤，或谓之摣。"《群芳谱》云："樝与柤同，又作查。"

按：柤即樝，古书上柤（樝）与梨并列。《渊鉴类函》卷401引《周书》云："秋食樝、梨、橘、柚。"《礼记·内则》云："樝梨姜桂。"《管子·地员》篇云："五沃之土，其阳则生柤梨。"《庄子》曰："柤梨橘柚，食之则甘，嗅之则香。"《韩非子》曰："夫柤梨橘柚，其味相反，各适其口。"《尔雅》云："樝梨曰钻之。"又云："梨，山樆。"孔颖达云："恐有虫，故梨曰钻看虫孔也。"

柤（樝）即梨属：郑玄注《礼记》云："樝，梨之不藏者也。"《正义》云："樝，梨属，其味不善，故云不藏也。"《风土记》云："柤，梨属，肉坚而香。"《续世说》云："樝是梨中不藏者，便去。"张揖注《子虚赋》云："樝似梨而甘，乃以同类互易其名耳。"《广雅》云："樝，樗梨也。"《初学记》引《广志》云："上党樗梨小而甘。"《说文解字注》云："樝，似梨而酢，即今梨之肉粗味酸者也，陶隐居讥郑公不识樝，恐误。"唐代杜甫诗云："樝梨且缀碧。"王祯《农书》云：

"樝似小梨,西山、唐、邓间多种之,味劣于梨与木瓜,而入蜜煮汤,则香美过之。"

根据以上资料来看,柤(樝)与梨并列,柤的形状和味道又像梨。所以柤(樝)应是梨的一种或一品种(即梨属 Pyrus linn)。但是后世书中各种梨的名词中,皆无柤(樝)字,后世本草书中的榠樝、樝子、山樝等果实名词中,常见到"樝"字。

例如山楂的别名有山樝、猴樝、鼠樝、茅樝等。山楂即《尔雅》"朹,檕梅",《唐本草》称赤爪木。宋《本草图经·外类》名棠梂子。山查的果实呈圆球形,味酸涩,全不像梨,而且小得很,和上文"樝""梨属"等资料相比较,都不相同,据此可知《山海经》的"柤",当非山楂(指蔷薇科山楂属植物 Crataegus L.)。

至于樝子和榠樝,本草列入木瓜类。陶隐居在"木瓜"条注云:"《礼》云:樝梨曰攒之,郑公不识樝,乃云是梨之不藏者。"陶氏以樝为木瓜,故讥郑玄不识樝恐误。宋景文《笔记》亦云:"郑玄注《礼记》谓柤梨之不藏者。今樝与梨绝不类,恐玄所指,非今樝也。"

但在本草书中,皆释"樝"为木瓜的一种,兹介绍于下:

《证类本草》卷 23 "木瓜"条中,以"榠樝"和"樝子"作为木瓜类药用,《本草纲目》亦将"榠樝"和"樝子"分为两个药。

樝的药用:

(一)榠樝:陶弘景云:"解酒去痰。"《本草拾遗》云:"食之去恶心,止心中酸水。"《日华子本草》云:"煨食止痢。"

(二)樝子:陶弘景云:"断痢。"《本草拾遗》云:"去恶心咽酸,止酒痰黄水。"《食疗本草》云:"煮汁饮,治霍乱转筋,功与木瓜相近。"

樝的形态:

(一)榠樝:《本草图经》云:"榠樝,木,叶,花,实,酷类木瓜,但比木瓜大而黄。辨之,惟看蒂间别有重蒂如乳者为木瓜,无此则榠樝也。"郑樵《通志略》云:"木瓜短小者,谓之榠樝,亦曰蛮楂。"《本草纲目》云："榠楂乃木瓜而黄色无重蒂者也。"

（二）樝子：《齐民要术》卷十"樝"条引《广志》曰："樝，查子，甚酢，出西方。"《本草拾遗》云："樝子生中都，似榲桲而小。"《本草纲目》云："樝子乃木瓜之酢涩者，小于木瓜，色微黄，蒂核皆粗，核中之子小圆也。"《群芳谱》云："樝与柤同，酢涩而多渣，故谓樝，一名和圆子，一名木桃。"

按：《本草》所言樝，为蔷薇科植物榠樝（光皮木瓜）Chaenomeles sinensis koehne 和樝子 Chaenomeles cathayensis (Hemsl) Schneid. 一类植物。

榠樝即商品光皮木瓜，详69"木瓜"条注①。樝子，一名木桃，一名和圆子，又名狭叶木瓜，毛叶木瓜。

169 栗

中次八经：纶山、铜山，其木多栗①。中次九经：葛山、贾超之山，其木多栗。又南山，其上多栗。

① 栗：《尔雅》云："栵，栭。"郭璞注云："树似槲樕而痹小，子如细栗。"郑注栵栭音例而，茅栗也。《诗·秦风》云："隰有栗。"《诗·郑风》："东门之栗。"《诗·鄘风》："树之榛栗。"陆玑疏："栗，周、秦、吴、扬特饶。"《周礼·天官》："馈食之笾，其实栗。"《大戴礼·夏小正》："八月栗零（落下）而后取之。"《礼记·内则》："栗曰撰之"《左传》："女挚不过榛栗枣修。"《尚书·逸》篇："西社唯栗。"《论语》："周人以栗。"疏云："周都丰镐宜栗。"《庄子》云："书拾橡栗。"《韩子》曰："橡枣栗，足以活民。"《史记·苏秦传》："北有枣栗之利，民虽不细作，而足于枣栗矣。"又《货殖列传》云："燕秦千树

栗……此其人皆与千户侯等。"《范子计然》云:"栗出三辅。"《吕氏春秋》云:"果之美者,有箕山之栗。"《说苑》:"田饶曰果园梨栗。"《西京杂记》云:"上林苑有魁栗、双栗、偲栗、榛栗。"何晏《九州论》云:"中山好栗。"《后汉书·马韩国传》云:"韩国出大栗如梨。"《三秦记》云:"汉武帝菜园,大栗十五枚一斗。"张衡《南都赋》云:"若其园圃,乃有侯桃梨栗。"

栗的药用:《名医别录》云:"栗,主益气,厚肠胃,补肾气,令人耐肌。"

栗的形态:《蜀本草图经》云:"树高二三丈,叶似栎,花青黄色,似胡桃花,实大者如拳,小如桃李,又有板栗、佳栗二树皆大,又有茅栗似板栗而细(小),其树虽小,然叶与诸栗不殊。惟春生、夏花、秋冬、冬枯。"《尔雅翼》云:"栗之生极谨密,三颗为房,其房为蝟刺,其中果扁者,号为栗楔。"

按:栗为壳斗科植物栗树 Castanea mollissima Blume 一类植物。

栗树的种仁名栗子,能健脾养胃,补肾强筋,活血止血。治反胃、泄泻、腰脚软弱,止吐血鼻衄,便血。栗子的外果皮名栗壳,治反胃、鼻衄、便血。栗子的内果皮名栗莸,治瘰疬、骨鲠。栗子有刺的总苞(板栗壳斗)名栗毛球,治瘰疬、百日咳、丹毒。栗树花治泻痢、便血、瘰疬,栗树叶外用治漆疮,栗树皮治漆疮、口疮、癞疮、挫伤。栗树根治疝气。

由于栗树子能食救饥,因此栗树在《诗经》时代即为人们所种植。所以《诗·鄘风》云:"树之榛栗。"

170 梅

中次八经：灵山，其木多梅①。**中次九经：岷山，崌山，岐山，其木多梅。**

① 梅：郭璞注《山海经》云："梅似杏而酢也。"郝懿行《笺疏》云："案郭注《尔雅》'梅，枏'，云：'似杏，实酢'非也，说见《山海经》注。此梅盖《尔雅》'时，英梅'。《说文》作某云：酸果是也。见陆玑《诗疏》。"

梅在古书里，有的指"枏木"，有的指"乌梅"。

梅作为枏木：《尔雅》云："梅，枏。"《诗·秦风》云："终南何有，有条有梅。"《传》注云："梅，枏也。"王船山《诗经稗疏》云："梅亦有二：一则今之所谓梅，冬开白花，结实酸者。一则《传》所谓枏，今西川所出大木，大数十围。"中次九经的岷山、崌山、岐山都在四川，此等山所出之梅，可能指的枏木，详"枏"条注①。

至于乌梅树记载亦早，《诗·召南》云："摽有梅，其实七兮。"《诗·曹风》云："鸤鸠在桑，其子在梅。"《东方逆传》云："鸠飞集梅树。"张衡《南都赋》云："若其园圃，乃有樱梅。"《尔雅》云："时，英梅。"注云："一名雀梅。"《说文》云："楳，梅也。"又云："梅，或作楳，酸果。"《盐铁论》云："夫李，梅实多者，来年为之衰。"

乌梅味酸：《淮南子·说林训》云："百梅足以为百人酸。"张协《七命》："酤以春梅。"《世说》："魏武行军皆渴，乃令曰：前有大梅林，饶子甘酸，可以解渴。"《语林》："范汪能噉（食）梅。"陈暄《食梅赋》："昔詠酸枣之台，今食酸味之梅。"

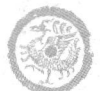

梅在古代作为调味品,《大戴礼·夏小正》云:"五月煮梅为豆实。"《礼记·内则》云:"兽用梅。"又云:"桃诸,梅诸。"《左传》云:"水火醯醢盐梅,以烹鱼肉。"

梅在古代作成干梅名藁:《玉篇》《广韵》云:"藁,干梅。"《周礼·天官》曰:"馈食之笾,其实枣、栗、桃、干藁。"注云:"干藁,干梅也。"《说文解字系传通释》云:"藁,干梅之属,从草橑声。《周礼》曰:'馈食之笾,其实干藁'。后汉长沙王始煮草为藁,臣错曰今白梅也。勒抱反。"

梅的药用:《本草经》云:"梅实,主下气,除热烦满,安心,止肢体痛,偏枯不仁,死肌,去青黑痣,蚀恶肉。"《名医别录》云:"止下痢、好唾、口干。"《本草拾遗》云:"乌梅主痰,主疟瘴,止渴,调中,除冷热痢,止吐逆。梅叶捣碎,汤洗衣易脱也。"

梅的形态:陆玑《诗疏》云:"梅,杏类也。树及叶皆如杏而黑耳。曝干为腊,置羹臛齑中,又可含以香口。"《宋齐丘化书》:"梅接杏,而本强者,其实甘。"

按:梅为蔷薇科植物梅 Prunus mume Sieb. et Zucc. 梅树果实未成熟者名白梅,已成熟者名乌梅。白梅用盐渍而成,古人用作调味品,所以《尚书》称它为盐梅。白梅味酸、涩、咸,平,治喉痹,泻痢,烦渴,梅核膈气,痈疽肿毒,外伤出血。乌梅味酸、温。收敛生津,安蛔驱虫。治久咳虚热,烦渴,久疟,久泻,久痢,尿血,便血,崩漏,蛔厥腹痛,钩虫病,牛皮癣,胬肉。乌梅核内仁,明目,清暑,除烦。梅树的花蕾名白梅花,能生津止渴,祛暑涤烦。白梅花蒸馏液名梅露,有同样的功用。梅树叶煎浓汁,治霍乱及休息痢。梅树根治风痹瘰疬、休息痢、胆囊炎,梅树的枝梗煎汤治习惯性流产。《本草纲目拾遗》云:"梅梗,诸梅树皆可用,以绿萼为佳。"乌梅同属植物绿萼梅 P. mume Var viridicalyx Mak,其花善能调整胃咽食道官能症。

171 杏

中山经：甘枣之山，有草焉，葵本而杏叶。中次八经：灵山，其木多杏①。

① 杏：《说文》云："杏，杏果也。"《礼记·内则》云："桃李梅杏。"《夏小正》云："正月梅杏杝桃则华；四月囿（墙围名囿，藩围名园）有见杏。"《淮南子》云："二月其木杏。"《四民月令》："三月杏花盛。"《管子》曰："五沃之土，其水宜杏。"《庄子》云："孔子游淄潍之林，休坐杏坛之上。"《地理志》："范蠡宅在湖中，有梅杏。"潘岳《闲居赋》云："梅杏郁棣。"王逸《荔枝赋》云："魏土送西山之杏。"何晏《九州论》："魏郡好杏。"《西京杂记》云："上林苑有文杏。"《释名》云："杏可以为油。"《荆楚岁时记》云："寒食有杏酥麦粥。"《齐民要术》云："杏子仁可以为粥。"

杏的药用：《本草经》云："杏仁，主咳逆上气，雷鸣，喉痹下气，产乳，金疮，寒心，贲豚。"《名医别录》云："杏核仁，主惊痫，心下烦热，风气往来，时行头痛，解肌，消心下急满痛，杀狗毒。"

杏的形态：《本草纲目》云："杏叶皆圆而有尖，二月开花。甘而有沙者为沙杏，黄而带酢者为梅杏，青而带黄者为柰杏。"

按：杏为蔷薇科植物杏 *Prunus armeniaca* L. 一类植物。

杏子的果实能食用。杏仁，味苦，性温，有小毒。能止咳平喘，润肠通便。适用于外感咳嗽，肺气上逆喘促，老人肠枯便结，产后便闭等。苦杏仁含有苦杏仁甙，分解时产生有毒的氢氰酸，多服易中毒。

172 寓木

中次八经：龙山，衡山，石山，若山多寓木①。中次十经：楮山之寓木。

① 寓木：郭璞注《山海经》云："寓木，寄生也，一名宛童，见《尔雅》。"郝懿行《笺疏》云："郭注《尔雅》云'寄生树，一名茑'，《广雅·释草》云'寄屑，寄生也'，释木云'宛童，寄生栩也'。栩与茑同，盖与物虽生于木，其质则草，故《广雅》列于释草、释木，而寄生树，今亦谓之寄生草也。"《尔雅》云："寓木，宛童。"郭璞注云："寄生树，及茑。"《说文》云："茑，寄生也。"《诗·小雅》云："茑与女萝。"传云："茑，寄生也。"陆玑《毛诗草木疏》云："茑，一名寄生，叶似当卢，子如覆盆子，赤黑甜美。"《广雅》云："宛童，寄生栩也。"又云："寄屑，寄生也。"《广韵》云："寄生，又名寄屑。"《汉书·东方朔传》："著树名寄生。"《本草经》云："桑上寄生，一名寓木，一名宛童，一名寄屑。"《名医别录》云："桑寄生，一名茑。"

桑寄生药用：《本草经》云："桑寄生，主腰痛，小儿背强，痈肿，安胎，充肌肤，坚发齿，长须眉。"《名医别录》云："主金疮，去痹，女子崩中内伤不足，产后余疾，下乳汁。"

桑寄生形态：陶弘景云："桑寄生，生树枝间，寄根在皮节之内，叶圆青赤，厚泽，易折，旁生枝节，冬夏生，四月花白，五月实赤，大如小豆。"《蜀本草图经》云："按诸树多有寄生，茎叶并相似，云是乌鸟食一物子，粪落树上，感气而生，叶如橘而厚软，茎如槐而肥脆。"

按：寓木为桑寄生科植物各种寄生，如桑寄生 Loranthus parasiticus (L) Morr，毛叶桑寄生 Loranthus yadoriki sieb，槲寄生 Viscum coloratum（Kom.）Nakai 等。

桑寄生味苦、甘，性平。补肝肾，强筋骨，除风湿，益血，安胎。治筋骨痿弱，腰膝酸痛，风湿痹痛，胎漏下血，产后乳汁不下，小儿麻痹，肌肤甲错，头发脱落，高血压等症。

173　椒

中次八经：琴鼓之山，其木多椒①。中次十经：虎尾之山、楮山，其木多椒。中次七经：讲山，叶状如椒。

①椒：郭璞注《山海经》云："椒为树小儿丛生，下有草木则蠹死。"郝懿行《笺疏》云："案樧，大椒，见《尔雅》。李善注颜延之《陶征士》引此经。"

椒在《诗经》中早有记载，《诗·周颂》云："有椒其馨。"《诗·陈风》云："贻我握椒。"毛传云："椒，芳香也。"《诗·唐风》云："椒聊之实，蕃衍盈升。"《传》云："椒聊，椒也。"陆玑《毛诗草木疏》云："椒聊，聊语助也。"

《离骚》云："杂申椒与菌桂兮。"五臣注云："椒，菌桂，皆香也。"《离骚》云："怀椒糈而要之。"王逸注云："椒，香物，所以降神。"

《尔雅》云："樧，大椒。"郭璞注云："今椒树丛生，实大者名为樧。"《尔雅》又云："椒，樧丑，莍。"李巡曰："椒，茱萸皆有房，故曰莍，莍实也。"郭璞注云："莍，萸子，聚生成房貌，今江东亦呼莍，椒似茱萸而小赤色。"

《说文》云："茮，茮莍。莍，檓实裹如裘者，檓似茱萸，出江南。"《说文解字系传通释》云："《说文》无椒字，豆菽字但作尗，则此茮为椒字也，椒性丛生如蔷薇之属作木也。"

椒，古代多作香料，《九歌·东皇太一》云："奠桂酒兮椒浆。"《湘夫人》云："播芳椒兮成堂。"《九章·悲回风》云："折芳椒以自处。"《孙卿子》曰："芬若椒兰。"《淮南子·人间训》云："申椒杜茝，美人之所怀服。"《史记·礼书》云："椒兰芬藏，所以养鼻也。"

椒有毒：《尔雅翼》云："椒亦杀人。"张璠《汉记》云："桓帝窦皇后崩……太尉李固自扶舆起，捣椒自随，谓妻子曰：若太后不得配桓帝，吾不得生还矣。"又齐建武中（494—497年）欲并诛高武子孙，令太医煮椒二斛，椒熟则一时赐死。

椒的形态：陆玑《毛诗草木疏》云："椒树似茱萸，有针刺，茎叶坚而滑泽，蜀人作茶，吴人作茗，皆合煮其叶以为香。今成皋诸山间有椒，谓之竹叶椒，其树亦如蜀椒，少毒热，不中合药也，或著饮食中。"

按：椒泛指芸香科植物各种椒，如花椒等，详91"秦椒"条。

174 菊

中次九经：女儿之山，其草多菊①。

① 菊：郝懿行《笺疏》云："案大菊，蘧麦。见《尔雅》。"《说文》云："菊，大菊，蘧麦。"又云："蘜，日精也，以秋华。"《尔雅》云："菊，治蘠。"郭璞注云："今之秋华菊也。"《礼记》云："季秋之月，菊有黄花。"《夏小正》云："九月荣鞠。"《楚辞·礼魂》云："春

兰兮秋菊""夕餐秋菊之落英。"崔寔《月令》云:"九月七日采菊花。"《本草经》云:"菊花,一名节华。"《名医别录》云:"菊花,一名日精,一名女节,一名女华,一名女茎,一名更生,一名周盈,一名傅延年,一名阴成。"

菊花药用:《本草经》云:"主诸风头眩、肿痛,目欲脱,泪出,皮肤死肌,恶风湿痹。"《名医别录》云:"疗腰痛去来陶陶,除胸中烦热,安肠胃,利五脉,调四肢。"《风俗通》云:"菊花轻身益气。"

菊花形态:陶弘景云:"菊有两种,一种茎紫气香而味甘,叶可作羹;一种青茎而大,作蒿艾气,味苦,不堪食者,名苦薏。"《本草图经》云:"菊花初春布地生细苗,夏茂,秋花,冬实。"

按:菊是菊科植物菊花 Chryeanthemum marifolium Ramat. 陶弘景所说的苦薏是菊科植物野菊 Chrysanthemum indicum L.

菊花味甘、苦,微寒。能疏风散热,解毒,明目,适用于外感风热、头痛、目赤。其中黄菊花疏风散热力较好,白菊花平肝明目较好,野菊花清热解毒力较好,适用于疔疮痈肿、高血压。

175 楢

中次九经:崌山、岐山、玉山、葛山,其木多楢[①]**。中次十经:繁缋之山,其木多楢。中次十一经:鲜山、几山,其木多楢。**

① 楢:郭璞注云:"楢,刚木也,中车材,音秋。"又云:"刚木,檀属。"《说文》云:"楢,柔木也,工官以为耎轮。"《说文解字系传通释》云:"楢,柔木也,工官以为耎轮。锴曰:工官即今《周礼·考工

记》所载是也,奥轮谓车轮外固抱之才也。传曰,冬取柞楢之火,据此即木色黑也。"

按:榆科植物春榆 Ulmus propinqua Koidz 一类植物,亦称楢树。春榆树皮暗褐灰色,与《说文解字系传通释》所云"木色黑也"义合。春榆树木高达十丈,其功用同白榆,详115"榆"条注①。

176 高梁山草

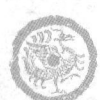

中次九经:高梁之山①,有草焉,状如葵而赤华,荚实白柎②,可以走马③。

① 高梁之山:毕沅说:"山在今四川剑州北。"
② 白柎:郭璞注云:"今江东人呼草木子房为柎。一曰柎,华下鄂。"
③ 可以走马:郭璞注云:"带之令人便马,或曰马得之而健走。"

高梁山草是什么草呢?《山海经》说:"状如葵而赤华。"葵的种类很多,如冬葵、龙葵、红蜀葵、黄蜀葵、菟葵、防葵、紫背天葵。古书所讲的葵,多指"冬葵"。在这些葵中,花赤色者有红蜀葵,疑高梁山草或为红蜀葵。《尔雅》云:"菺,戎葵。"释曰:"菺,一名戎葵。"郭璞注云:"蜀葵也,似葵花如槿花。戎蜀盖其所自也,因以名之。"《嘉祐本草》云:"蜀葵,味甘、寒,无毒。久服钝人性灵。根及茎并主客热,利小便,散脓血恶汁。叶烧为末,傅金疮。"

红蜀葵即锦葵科植物蜀葵 Althaea rosea (L.) cavan. 一类植物。蜀葵茎皮纤维可代麻用,种子可榨油。花和种子亦作药用,能利尿通便。

177 椒

中次九经：风雨之山，其木多椒①。

① 椒：郭璞注《山海经》云："椒木，未详也。音驺。"郝懿行《笺疏》云："案《说文》云'椒木，薪也'，疑非此。"

178 槸

中次七经：风雨之山，其木多槸①。

① 槸：郭璞注《山海经》云："槸木，白理，中栉。善音。"郝懿行《笺疏》云："《说文》云'槸木，可以为栉'，《玉藻》云：'栉用槸栉'，郑注云：'槸，白理木也。'"徐锴《说文解字系传通释》云："槸木似檀，亦用于礼也。"

按：郭璞所注，谓"槸木，白理，中栉"，栉是梳子和篦子的总称，意思是槸木能制梳子。而徐锴说槸木似檀，按榆科植物青檀，木材结构细密，坚实耐用，供制家具及梳子等器具用材。

疑"槸木"或为榆科植物青檀 Pteroceltis tatarinowii Maxim. 一类植物，青檀树皮可供制宣纸，及人造棉的原料。

179 杨

中次九经：风雨之山，其木多杨①。东次四经：东始之山，北号之山，有木焉，其状如杨。中次七经：少室之山，有木焉，叶状如杨。海外北经：平丘，爰有杨柳。海外东经：瑳丘，爰有杨柳。大荒南经：大荒之中，维宜芑、苣、穋、杨，是食。

① 杨：《诗·陈风》云："东门之杨。"《毛诗》云："杨柳依依。"《战国策》云："夫杨横树之则生，倒树之亦生。"《楚书》云："杨为使者。"《闲居赋》云："长杨映碧沼，条杨夹广津。"《说文》云："杨，蒲柳。"《尔雅》云："杨，蒲柳。"《三齐略记》云："蒲生犹紫，似水杨而堪为箭。"《古今注》云："蒲柳生水边，亦曰蒲杨，亦曰栘杨，又曰水杨即蒲杨。枝茎劲韧，任矢用。"《本草拾遗》云："叶无风自动，此是栘杨。"《本草图经》云："蒲柳，其枝劲韧，可为箭笴。"

杨的药用：《唐本草》云："水杨叶嫩枝，味苦、平，无毒。主久痢赤白捣和水绞取汁，服一升，日二。白杨树皮味苦，无毒。主毒风，脚气肿，四肢缓弱不随，毒气游易在皮肤中，痰癖等，酒渍服之。"

杨的形态：《唐本草》云："水杨，叶圆阔而赤，枝条短硬，多生水岸旁，其形与杨柳相似，故名水杨。"《本草图经》云："白杨，株大叶圆如梨，皮白，木似杨，故名白杨。"《本草拾遗》云："白杨树大，皮白，或云叶无风自动，此是栘杨，非白杨也。"

按：杨为杨柳科杨属植物的泛称，常见的有银白杨 Populus alba L.（似《本草图经》所讲的白杨）、毛白杨 Populus tomentosa Carr、响叶杨 Populus adenopoda Maxim.（似《本草拾遗》所讲的栘杨）十

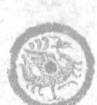

多种。杨树生长快，性好湿润地，能插枝繁殖，可供制造火柴杆、造纸及编织家具用。

180 芭

中次九经：騩山，其木多芭①。

① 芭：郝懿行《笺疏》云："案芭盖苢字之伪，苢又杞之假借字也。《南次二经》云：'虖勺之山，其下多荆杞'。《中次十一经》云'历石之山，其木多荆芭'，并以荆芭连文，此误审矣。"

按：郝氏所说，芭为苢之伪。关于苢，详东次二经104"苢"条注①。

181 龙修

中次九经：贾超之山，其中多龙修①。

① 龙修：郭璞注《山海经》云："龙须也，似莞而细，生山石穴中，茎倒垂，可以为席。"郝懿行《笺疏》云："案龙修、龙须声转耳。"《广雅》云'龙木，龙修也'，《述异论》：'周穆王东海岛中养八骏处，有草名龙刍，龙刍亦龙须也，须、刍声相近'。"按郭璞所注，龙修即龙须。《神农本草经》石龙刍的别名为龙须。《本草经》云："石龙刍一名龙须，一名龙珠，一名草续断。"《名医别录》云："龙须，一名龙华，一名悬莞，一名草毒。"《广雅》云："龙木，龙须也。"崔豹

《古今注》云："孙兴公问曰：'世称黄帝鍊丹于凿砚山，乃得仙，乘龙上天，群臣援龙须，须坠而生草曰龙须，有之乎？答曰：'无也，有龙须草，一名晋云草，故世人为之妄传。'"《水经注·可水注》云："自洮彊南北三百里中，地草偏是龙须，而无樵柴。"吴其濬《植物名实图考长编》云："按《东阳记》：'仙姥岩下不生蔓草，尽出龙须。'《肇庆志》：'龙须草出广宁，生岩石间，似蒲而细。'《祁阳志》以为即蔺也'。"

龙须药用：《本草经》云："石龙须，主心腹邪气，小便不利，淋闭，风湿鬼疰恶毒。"《名医别录》云："补内虚不足，痞满，身无润泽，出汗，除茎中热痛，杀鬼疰恶毒气。"又云："主疗蛔虫及不消食尔。"

龙须形态：陶弘景云："石龙刍，茎青细相连，实赤。"《蜀本草图经》云："茎如筵，丛生，俗名龙须草，今人以为席者。"郭璞注《山海经》云："龙须，似莞而细，生山石穴中，茎倒垂，可以为席。"《本草纲目》云："龙须丛生，状如棕心草及凫茈，苗直上，夏月茎端开小穗花，结细实，并无枝叶，今吴人多栽莳织席。"根据各家本草所讲龙须的形态，龙修很像今日的石龙刍。

按：龙修为灯心草科植物石龙刍 *Juncus effusus* L. Var decipiens Buchen f utilis Mak 一类植物，石龙刍一名龙须草，味苦，微寒，能利水通淋，适用于淋病，小便不利。

和龙须草同科植物灯心草 *Juncus effusus* L. Var decipiens Buchen 一类植物，也能利尿通淋，并有清心火的作用，可治小儿心热烦躁夜啼。

另有禾本科植物蓑草 *Eulaliopsis binata* (Rctz.) C.E.Hubb. 一名龙须草，可供制绳索，编蓑衣织草鞋等。

182　枝句

中次十经：繁缋之山，其草多枝句①。

① 枝句：郭璞注《山海经》云："今山中有此草。"郝懿行《笺疏》云："案《说文》穦多小意而止也，一曰木也。樕，穦樕也，一曰木名。然则枝句即穦樕之省文，盖草木通名耳。"《说文解字注》云："按穦樕字或作枳椇，或作枳枸，或作枳句，或作枝句，皆诘诎不得伸之意。"《说文解字系传通释》云："樕，穦樕。锴曰穦樕之果，其状诘屈，亦取此为名。按本草枳椇树径尺，叶似桑柘，子作房，似珊瑚，核在其端，人噉之，即穦樕也。"《急就》篇云："沽酒酿醪稽极程。"王伯厚云："稽极当作穦樕，盖诎曲为酒经程，寓止酒之义。"《诗·小雅》云："南山有枸。"《传》云："枸，枳枸。"《曲礼》云："妇人之挚，椇榛脯，修枣栗。"注云："椇，枳也，有实。"《庄子·山木》篇云："腾猨得枯棘枳枸之间，处势不便，未足以逞其能。"宋玉《风赋》云："枳句来巢，空（孔）穴来风。"陆玑《毛诗草木疏》云："枸树木名，谓之木蜜，古语云'枳椇来巢'，言其味甘，故飞鸟慕而巢之。"《玉篇》云："枳椇似橘而屈曲者也。"

枝句（枳椇）药用：《唐本草》云："枳椇，味甘，无毒。主头风，少腹拘急。其木皮温，无毒。主五痔，和五藏。以木为屋，屋中酒则味薄。"《本草拾遗》云："木密，味甘、平，无毒。止渴除烦，润五脏，利大小便，去膈上热，功用如蜜。树生南方，枝叶俱可噉，亦煎食如饴，今人呼白石木蜜。子名枳椇，味甜。"崔豹《古今注》云："木蜜生南方，合体甜软可噉，味如蜜，老枝煎取倍甜，止渴也。"

枝句形态：陆玑《诗疏》云："南山有枸，枸树山木，其状如栌，一名枸骨，高大如白杨，理白可为函板，枝柯不直，子着枝端，大如指，长数寸，噉之甘美如饴，八九月熟，江南特美，今官园种之，谓之木蜜。"《古今注》云："一名树蜜，一名木饧，实形卷曲，核在实外，一名白石，一名木枳椇。"《广雅》云："枳椇实如珊瑚。"《齐民要术》引《广志》曰："枳柜叶似蒲柳，子似珊瑚，其味如蜜，十月熟，树干者美，出南方，邳郯枳椇大如指。"《唐本草》云："其树径尺，木名白石，叶如桑柘，其子作房似珊瑚，核在其端。"《埤雅》云："椇木高大似白杨。子依房生，著枝端，大如指，长数寸，噉之甘味如饴，今俗谓之枅栱。"

苏颂《本草图经》云："其木径尺，名曰白石，叶如桑枳，其子作房似珊瑚，核在其端，人多食之。即《诗·小雅》所谓'南山有枸'是也。陆玑云：'枸，枝枸也，木似白杨，所在山中皆有。枝枸不直，噉之甘美如饴，八九月熟，谓之木蜜。本从南方来，能败酒，若以为屋、柱，则一屋之酒皆薄'。"

按：枝句为鼠李科植物拐枣（枳椇）Hovenia dulus Thunb. 一类植物，果梗经霜有甜味，可食，俗名拐枣，鸡爪梨。能止渴，除烦热，解酒醉。其枝熬膏，亦能解酒醉，其根治虚劳吐血，风湿筋骨痛。

183 欤

中次十经：丙山，其木多欤[①]。

① 欤：郭璞注《山海经》云："欤，义所未详。"郝懿行《笺疏》云："案《方言》云'欤，长也，东齐曰欤'，郭注云：'欤，古枊字。'然则欤枊长枊也，枊为木多曲少直，见陆玑《诗疏》，此枊独长，故著

之，俟孜。"

184 莽草

中次十一经：朝歌之山，有草焉，名曰莽草①，可能毒鱼。

① 莽草：郭璞注《山海经》云："今用之杀鱼。"郝懿行《笺疏》云："案《秋官》'翦氏掌除蠹物，以莽草熏之'。郑注云：'药物杀虫者'。《本草》云：'莽草'，《别录》云：'一名䒽，一名春草。'《尔雅》云：'䒽，春草'。郭注引《本草》云：'一名芒草。'是芒草即莽草。《中次二经》注：'葌山有芒草，可以毒鱼也'。芒又通作茵，《水经·夷水注》云'邺人以茵草投渊上流，鱼则多死'，是也。"《方言》云："苏芬，莽草也。"孙炎注《尔雅》云："䒽，春草，药草，莽草也。"陶弘景《本草经集注》云："莽字亦作茵字，今俗呼茵草也。"《范子计然》云："莽草出三辅，青色者善。"

莽草药用：《本草经》云："莽草，味辛，温。主风头痛肿，乳痈，疝瘕，除结气，疥瘙，杀虫鱼。"《名医别录》云："莽草，苦，有毒。疗喉痹不通，乳难，头风痒，可用沐，勿令入眼。"陶弘景注云："人用捣以和米，内（纳）水中，鱼蚕即死浮出，人取食之无妨。"沈括《梦溪补笔谈》云："莽草，襄、汉渔人竟采以捣饭，饵鱼，皆翻上，乃捞取之。"

莽草形态：《本草图经》云："莽草，木若石南而叶稀，无花实，五月、七月采叶阴干。"《本草衍义》云："莽草，诸家皆谓之草，而本草居木部。今世所有皆木，叶如石南，枝梗干则皱，揉之，其嗅如椒。"

按：莽草是木兰科植物狭叶茴香 Illicium lanceolatum A.C.Smith. 一类植物，莽草果实似八角茴香，旧时误以"毒八角茴香 Illicium religiosum sieb et Zucc"为莽草。莽草果实有 10～13 个木质蓇葖，顶端有长而弯曲的头尖，剧毒，误食能致死。莽草根浸水汁如雄黄，可作农药杀虫剂。

莽草果含有芳香油，气味和形态都很像八角（大茴香），但莽草果剧毒，切勿误作"八角"代用品。

莽草同名异物很多，吴其濬《植物名实图考》卷 24 毒草类莽草条所绘的"莽草图"及其说明文，正是卫矛科植物雷公藤 Tripterygium wilfordii Hook. f.，并非木兰科植物八角茴香属（Illicium L.）的植物，详 117"莽草"条注。

又有人把雷公藤当作蓼科植物杠板归 Polygonum perifoliatum L. 的异名，这样以讹传讹，以致说杠板归也能毒鱼了。

185　楮

中次十一经：前山，其木多楮①。

① 楮：郭璞注《山海经》云："似柞子可食，冬夏生，作屋柱难腐。音诸或作储。"郝懿行《笺疏》云："案《上林赋》云'沙、棠、栎、楮'，李善注云：'楮似柃，叶冬不落。'《汉书·音义》云：'楮似樗，叶冬不落也。'《玉篇》亦云：'楮，木名，冬不凋。'郭云：'或作储'者，声近假借字。"周处《风土记》云："吴越之间，名柞为枥，又名楮。"陈藏器《本草拾遗》云："楮子小如橡子，树皮如栗，冬月不凋，生江南。"

槠的药用：《本草拾遗》云："槠子中仁，食之不饥，令人健行，止泄痢，破恶血，止渴。"皮、叶，煮汁饮，止产妇血。"吴瑞《日用本草》云："嫩叶贴臁疮，一日三换，良。"

槠的形态：《本草拾遗》云："槠子，小于橡子，树如栗，冬月不凋，生江南。"《本草纲目》云："槠木，大者数抱，高二三丈，叶长大如栗叶，梢尖而厚坚光泽，锯齿峭利，凌冬不凋，三四月开白花，成穗如栗花，结实大如槲子，外有小苞，霜后苞裂子坠，子圆褐而有尖，大如菩提子。肉仁如杏仁，生食苦涩，煮炒乃带甘。甜槠粒小，木纹细白。若槠子粒大，木文粗赤，俗名血槠。甜槠子粒小，木纹细白，俗名面槠。"

按：槠为山毛榉科植物苦槠 Castanopsis sclerophylla (Lindl.) Schottky 一类植物。

苦槠，木材坚实耐用，供建筑及车辆用，壳斗和树皮可提栲胶。种子味甘可食，亦可作豆腐。《植物名实图考长编》作者雩娄农（吴其濬笔名）云："槠之名见《山海经》。余过章贡间，闻舆人之诵曰，苦槠豆府配盐幽菽（豆豉），得其腐而烹之，至舌而涩，至咽而餍，津津焉有味回于齿颊。"

186 木诸舆

中次十一经：兔牀之山，其木多诸舆①。

① 诸舆：郝懿行《笺疏》云："案木诸舆未闻其状。"

按：大戟科植物有木薯，其根似薯蓣，新鲜的木薯含有剧毒的氰酸，生食少量亦可中毒致死，但经煮沸或晒干燥后，则毒性可破坏，能食。

木薯原产于南美,我国古代是否有木薯不详。假如《山海经》"木诸萸"为大戟科植物木薯,则古代文献应有"木诸萸"中毒记载,同时也应有今日的大戟科植物木薯的存在。但今日我国的木薯系由海外侨胞从南美移植于广东的,文献中又无"木诸萸"中毒的记载,所以《山海经》"木诸萸"当非大戟科植物的木薯。

笔者怀疑,《山海经》的"木诸萸"可能是茯苓一类植物。茯苓的形态似薯蓣,其质是木质,不像薯蓣能吃的,故以木诸萸名之。

疑"木诸萸"或为担子菌纲多孔菌科的茯苓 *Poria cocos*(Schw.）Woef 一类植物。

茯苓是多孔菌科的菌核,菌核成团块状,质坚硬,球形、椭圆形或长圆形,大小轻重不等,小者如拳,大者如升、斗,外皮薄,黑褐色粗皱,内部白色或带粉红色,有红筋。多生于赤松或马尾松根上,入土 20～30 厘米。

茯苓性平,味甘淡,健脾利湿,治脾虚泄泻,水肿,小便不利。尤以茯苓皮利水效力较佳。

187 鸡穀

中次十一经:兔状之山,其草多鸡穀①,其木如鸡卵,其味酸甘,食者利于人。中次十一经:妪山,其草多鸡穀。

① 鸡穀:郝懿行《笺疏》云:"案《广雅》云'鸡狗獳,哺公也',说者谓即蒲公英,《唐本草》云'蒲公草,一名構耨草'。構耨与狗獳声相近,穀字古有构音,构、狗之声又相近,疑此经鸡穀,即《广雅》鸡狗矣。下文夫夫山又作鸡鼓,亦即鸡穀也。又《本草别录》云:'黄精,一名鸡格,格、穀声转,疑亦近是'。"

按：郝氏所云，鸡榖即蒲公英。但是《山海经》条说："鸡榖，其本（根）如鸡卵，其味酸甘，食之利于人。"从《山海经》条文来看，鸡榖并不像蒲公英，蒲公英根呈条状，味极苦，不能吃，和《山海经》文不合。

按：根如鸡卵，味甜，能食的植物很多，如芜菁、莱菔、乌芋（荸荠）等皆是。但乌芋球茎略扁，不像鸡卵，莱菔味辣，也不甜。唯有芜菁的根像鸡卵，有甜味，可以吃。

芜菁，一名蔓菁，古书称为须、葑（芉）、荛。

《尔雅》云："须，薞芜。"郭璞注云："薞芜似羊蹄，叶细，味酸可食。"《诗·谷风》云："采葑采菲。"毛苌注云："葑，须也。"孙炎云："葑，一名葑苁。"陆玑《诗疏》云："葑，芜菁也，幽州人谓之芥。"郑注《礼坊记》云："葑，蔓菁也，陈、宋之间谓之葑。"扬雄《方言》云："芉荛，蔓菁也，陈、楚谓之芉，齐、鲁谓之荛，关西谓之芜菁，赵、魏谓之大芥。"《齐民要术》引《字淋》云："芉，芜菁苗也。"《广雅》云："芉、荛，芜菁也。"孙愐《唐韵》云："芉，蔓菁苗也。"刘禹锡《嘉话录》云："诸葛亮所止，令兵士独种蔓菁者，取其才出甲，可生啖之，叶舒可煮食之，至今蜀人呼为诸葛菜。"

芜菁药用：《名医别录》云："芜菁，味苦，温，无毒。主利五藏，轻身益气，可长食之。芜菁子，主明目。"

芜菁形态：《广志》云："芜菁有紫花者，白花者。"《本草图经》云："芜菁即蔓菁也，四时仍有，春食苗，夏食心，亦谓之苔子，秋食茎，冬食根。南人取北种种之，初年相类，至二三岁，则变为菘矣。"

疑"鸡榖"或为十字花科植物芜菁 Brassica rapa L. 一类植物。

188 桓

中次十一经：袟筒之山，其上多桓①。

① 桓：郭璞注《山海经》云："桓叶似柳，皮黄不措，子似楝，萧酒中饮之，辟恶气，浣衣去垢，核坚正黑，可以间香缨，一名桔楼也。"郝懿行《笺疏》云："案机柏，《广韵》引此《经》作'机桓'。《玉篇》云'桓木叶似柳，皮黄白色'，与郭义合，是此经及注并当作桓，今本作柏，字形之伪也。且柏已屡见，人所习知，不须更注。注所云云，又非是柏也。郭云皮黄不措，措当为楷，与歆同，见《玉篇》。子似楝，当从木旁为楝。陈藏器《本草拾遗》云：'无患子，一名桓，引《博物志》云桓叶似榉柳叶，核坚正黑如璧，可作香缨及浣垢'。案所引正与郭注合，或即郭所本也，郭云门香缨间字疑伪。又云一名桔楼，《本草拾遗》云：一名喋娄也。"《本草纲目》卷35"无患子"云："别名桓。"

按：陈藏器云："桓即无患子。"《酉阳杂俎》云："无患子，今释子取以为念珠。"《九域志》云："象州岁贡槵子念珠十串。"

无患子药用：陈藏器《本草拾遗》云："无患子有小毒，主澣（浣）垢，去面䵟，喉闭，飞尸，研内（纳入）喉中，立开，子中仁烧令香，辟邪恶气。"

无患子形态：《本草拾遗》云："子黑如漆珠子，生深山大树。"《博物要览》云："槵子木，生山中，树甚高大，枝叶皆如椿，其叶对生，五六月开白花，结实如弹丸，生青熟黄，老则纹皱。黄时肥如油煤之形。味辛，气腥，且硬，其蒂下有二小子，相粘承之。实中一核，坚黑如珠，其子可作素珠，碾碎可洗真珠。"

按：无患为无患子科植物无患子 Sapindus mukorossi Gaertn. 一类植物。是高大落叶乔木，过去南方常植于庙寺之旁。其外果皮富有油脂，可供制肥皂之用，核坚而黑，过去多用作念珠。核中仁能消积辟恶，治疳积蛔虫病，腹中气胀、口臭等症。果肉有清热化痰、消积、止痛之功，适用于喉痹肿痛、胃痛、疝痛、风湿痛、食滞、虫积等症。无患子树苗能治百日咳，无患子树叶及根能治蛇伤。无患子树皮煎汁洗疥癣、疳疮，亦可含漱治白喉。

189 苴

中次十一经：依轱之山，其上多苴，虎首之山，多苴，卑山，其上多苴，雅山，其下多苴，鲜山、区吴之山、求山、服山，其木多苴①。

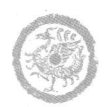

① 苴：郭璞注《山海经》云："未详。"郝懿行《笺疏》说："案《经》内皆云其木多苴，疑苴即柤之假借字也。"《管子·地员》篇云："苴草林木蒲苇之所茂。"《灵枢经·痈疽》篇云："草苴不成，五谷不殖。"《楚辞·九章》云："草苴比而不芳。"王逸注云："生曰草，枯曰苴。"《诗·大雅》云："如彼栖苴。"《传》云："苴，水中浮草。"诸书所讲的"苴"，皆指枯草而言。而《山海经》说"其木多苴"，则《山海经》所讲的"苴"，当然不是枯草，应为木类"柤"的假借字。关于"柤"的介绍，详168"柤"条注①。

苴的另一种含义指雌大麻种子，《诗·豳风》云："九月叔苴。"苴即麻子，在诗经时代被当作粮食，详28"麻"条注①。

190 椆

中次十一经：虎首之山，多椆①，丑阳之山，其上多椆。中次十二经：龟山多椆。

① 椆：郭璞注云："椆，未详也，音彫。"郝懿行《笺疏》云："案《说文》云'椆，木也'，《类篇》云：'椆，寒而不凋。'"

按：《说文》和《类篇》所言"椆"的形态，都是常绿的植物，和壳斗科植物栎属（Quercus L.）椆亚属（Quercus subgen）的"椆"同名，椆亚属植物叶亦常绿。

常见的椆有青椆、铁椆、竹叶椆、栎子椆等。

疑"椆"为壳斗科植物青桐 Quevcus myrsinaefolia Bl 一类植物。

青椆亦名面槠，其种仁名槠子。《本草纲目》云："槠子，处处山谷有之。其木大者数抱，高二三丈，叶长大如栗，叶稍尖而厚坚光泽，锯齿峭利，凌冬不凋，三四月开白花成穗，如栗花；结实大如槲子，外有小苞，霜后苞裂子坠，子圆褐而有尖，大如菩提子；内仁如杏仁，生食苦涩，煮炒乃带甘，亦可磨粉。甜槠子，粒小，木纹细白，俗名面槠。苦槠子，粒大，木纹粗赤，俗名血槠，其色黑者名铁槠。"

槠子亦供药用：《本草拾遗》云："槠子，味苦涩，止泻痢，食之不饥，令健行，能除恶血，止渴。"又云："槠子，小于橡子，树如栗，冬月不凋，生江南。"《日用本草》云："槠子嫩叶贴臁疮，一日三换良。"

191　虆

中次十一经：卑山，其上多虆[①]。

①虆：郭璞注《山海经》云："今虎豆、狸豆之属。虆，一名縢，音诔。"郝懿行《笺疏》云"案《尔雅》云：'櫐，虎虆'，郭《注》云'今虎豆缠蔓林树而生，荚有毛刺'。《古今注》云'虎豆似狸豆而大也。郭云虆一名縢者'，《广雅》云'藟，藤也'"，《尔雅》云：'櫐，虎虆'，郭注云："今虚豆缠蔓林树而生，荚有毛刺，今江东呼为欇櫐。"《尔雅》又云："诸虑，山虆。"郭注云："今江东呼藟为藤，似葛而粗大。"《广雅》云："藟，藤也。"王念孙《广雅疏证》云："藟与虆同，藟亦作虆，虆一名縢，縢亦作滕（藤）。"《玉篇》云："草蔓延如藟者为藤。"

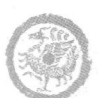

根据以上资料来看，虆的写法有藟、櫐、藥，它的意义是藤本植物的泛称。古人对一些蔓生攀缘生藤本植物，多以藟名之。如《尔雅》所云"櫐"是豆科植物，有蔓生攀缘性，称为虎虆。所云"诸虑"，是薯蓣科植物，有蔓生攀缘性，称为山虆。又如，《诗经》有"葛櫐"："莫莫葛藟""绵绵葛藟""葛藟累之""葛藟荒之"。《说文解字系传通释》云："葛，蔓也。"陆玑《毛诗草木疏》云："藟，一名巨爪。"《左传》云："葛藟犹能庇其本根。"刘向《九欢》云："葛藟累于桂树兮。"又如《本草经》的"蓬虆"，《名医别录》的"千岁虆，一名累芜"，都是蔓生藤本植物，所以虆为藤本植物的通称。

《山海经》："卑山，其上多虆"，即指山上多藤本植物，郭璞说其种若虎豆、狸豆之属。

按：崔豹《古今注》云："虎豆，一名虎沙，似狸豆而大，实如小儿拳，亦可食。狸豆，一名狸沙，一名猎沙，叶似葛而实大如李核，可啗食也。"

蘲的药用：《名医别录》云："主补五藏，益气，续筋骨，长肌肉，去诸痹。"又云："蘲根，主缓筋，令不痛。"

蘲的形态：陶弘景云："作藤生，树如葡萄，叶如鬼桃，蔓延木上，汁白。"《本草图经》云："作藤生，蔓延木上，叶如葡萄而小，四月摘其茎，汁白而甘，五月开花，七月结实，八月采子，青黑微赤，冬惟凋叶，此即《诗经》葛蘲者也。"

按：蘲为葡萄科植物葛蘲 Vitis flexuosa Thunb. 一类植物。

葛蘲很像葡萄，但叶不同，葡萄叶有3～5裂缺，葛蘲叶不裂开，无缺刻。葛蘲亦似蘡薁，但蘡薁叶背面有绒毛，叶有深缺刻，葛蘲叶两面平滑无毛，亦无缺刻开裂。

葛蘲的果实味甘可食，能益气，茎藤能续筋骨，止痹痛。葛蘲能治病后体虚，关节酸痛，跌打损伤。

192　帝女之桑

中次十一经：宣山，其上有桑焉，大五十尺[①]，其枝四衢[②]，其叶大尺余，赤理，黄华，青柎，名曰帝女之桑[③]。

① 大五十尺：郭璞注云："围五丈也。"

② 其枝四衢：郭璞注云："言枝交互四出。"

③ 帝女之桑：郭璞注云："妇女主蚕，故以名桑。"郝懿行《笺疏》云："案李善注《南都赋》引此经及郭注，并与今本同。《艺文类聚》八十八卷引郭氏赞云：'爰有洪泽，生滨沧潭，厥围五丈，枝相交参，园客是采，帝女所蚕'。"

疑"帝女之桑"或为神话植物。

盖古人生活困难，解决穿、吃、住的问题很不容易。在穿的方面，对于能提供丝的蚕与桑，在人民心目中地位崇高。人们为了歌颂蚕与桑能够造福于人民，所以劳动人民往往把蚕与桑偶像化，帝女之桑也可能是由于这个原因所致。

193 羊桃

中次十一经：丰山①，其木多羊桃②，状如桃而方茎，可以为皮张③。

① 丰山：郝懿行说："丰山，在南阳县。"
② 羊桃：郭璞注《山海经》云："一名鬼桃。"郝懿行《笺疏》云："案《本草》云'羊桃，一名鬼桃'，郭注《尔雅》及此注所本也。"《诗·桧风》云："隰有苌楚""猗傩其实。"《诗疏》引舍人云："苌楚，一名铫芅。"陆玑《毛诗草木疏》云："苌楚今羊桃是也。"《尔雅》云："苌楚，桃弋。"郭璞注云："今羊桃也，或曰鬼桃。"《说文》云："长楚，铫芅，羊桃也。"东方朔《七谏》云"列树苦桃"，注云："本草谓羊桃味苦。"《本草经》云："羊桃，一名鬼桃，一名羊肠。"《名医别录》云："羊桃，一名苌楚，一名铫（音姚）弋，一名御弋。"

羊桃药用：《本草经》云："羊桃，味苦、寒，主熛热，身暴赤色，风水积聚，恶疡，除小儿热。"《名医别录》云："羊桃有毒，去五藏五水，大腹，利小便，益气，可作浴汤。"《唐本草》云："羊桃，人取煮以洗风痒及诸疮肿极效。"《本草拾遗》云："羊桃，味甘，无毒。主风热羸老，浸酒服之。"

羊桃形态：郭璞注《尔雅》云："今羊桃也，叶似桃，华白，子如小麦，亦似桃。"陆玑《毛诗草木疏》云："羊桃叶长而狭，华紫赤色，其枝茎弱，过一尺引蔓于草上，今人以为汲灌，重而善没，不如杨柳也。"《蜀本草图经》云："羊桃叶、花似桃，子细如枣核，苗长弱，即蔓生，不能为树，今呼为细子，根似牡丹。"《群芳谱》云："羊桃福州产，其花五瓣色青黄。"陈嵘《中国树木分类学》第 836 页"猕猴桃"条：一名羊桃、鬼桃，其植物形态同陆玑所说羊桃义合。猕猴桃之名见于《开宝本草》。《本草衍义》云："猕猴桃……十月烂熟，色淡绿，生则极酸，子繁细，其色如芥子，枝条柔弱，高二三丈，多附木而生。"

按：熟璞所注羊桃花白，应为猕猴桃科植物猕猴桃 Actinidia chinensis Planch 一类植物。

陆玑所疏和《蜀本草图经》所云羊桃花紫赤，当是毛花杨桃 Actinidia eriantha Benth 一类植物。

《群芳谱》所云羊桃花青黄，疑为多花猕猴桃 Actinidia latifolia (Gardn. & champ.) Merr. 一类植物。

另有酢浆草科植物五敛子 Averrhoa carambola L. 亦称羊桃。但五敛子是常录灌木或小乔木，与陆玑的疏文及《蜀本草图经》所说"苗长弱蔓生"不合。而猕猴桃是木质藤本，与陆玑的疏文"其枝茎弱，过一尺引蔓于草上"义合。

③ 可以为皮张：郭璞注云："治皮肿起。"《名医别录》云："羊桃去五藏五水，大腹，利小便"，与"治皮肿起"义合。

194 香

中山经：几山，其草多香①。

① 香：即香草的泛称，郝懿行《笺疏》云："案草多香者，即如下文洞庭之山，其草多葌、蘪芜、芍药、芎䓖之属也。"

195 桂竹

中次十二经：云山有桂竹①**，甚毒，伤人必死。**

① 桂竹：郭璞注《山海经》云："今始兴郡桂阳县出桂竹，大者围二尺，长四丈，又交趾有篥竹，实中劲强，有毒，锐以刺虎，中之则死，亦此类也。"郝懿行《笺疏》云："案始兴郡桂阳见《晋书·地理志》。《吴都赋》注引《异物志》曰'桂竹生于始尖小桂县，大者围三尺，长四五丈'，又云：'篥竹大如戟槿，实中劲强，交趾人锐以为矛甚利。䈽竹有毒，夷人以为觚，刺兽中之则必死'。并与郭注合，又郭注箟疑当为篥，筀当为桂。"

《说文解字系传通释》云："蔪，古文毒，锴曰竹亦有毒，南方有竹，伤人则死。"郭璞说交趾有篥竹实中，劲强，有毒……"按交趾是在南方，此与徐锴说："南方有竹，伤人则死"是一致的。

在郭璞注文中，讲篥竹"实中"，意即篥竹是实心的，与一般空心竹有别。那么桂竹、篥竹既是实心，而且有毒，未必是真正的禾本科植物桂竹 Phyllostachys makinoi Hayata 一类植物。今日禾本科桂竹，是空心，一般是无毒的。

笔者怀疑桂竹、篥竹，可能是桑科植物毒箭木，毒箭木是高大禾木，高达 30 米，外形似桂树，毒性巨烈，把毒箭木树汁以涂箭，用以射野生动物，中之则死，其树汁接触人体伤处，亦能中毒，肌肉松弛，心跳减慢，重则心跳停止而死亡。

毒箭木产于南方,有毒,其木实中劲强,此与郭注及徐锴所说相近。

疑"桂竹"或为桑科植物毒箭木 Antiaris toxicaria (Perr) Lesch. 一类植物。

196 扶竹

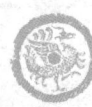

中次十二经:龟山,其下多扶竹①。

① 扶竹:郭璞注《山海经》云:"扶竹,邛竹也,高节,实中,中杖也,名之扶老竹。"《文选·蜀都赋》云:"于是乎邛竹缘领,菌桂临崖。"刘逵《注》云:"邛竹,出兴古盘江以南,竹中实而高节,可以作杖。"《汉书》云:"张骞至大夏,见邛竹枝,问之,云贾人市之身毒国。"晋戴凯之《竹谱》云:"邛竹,高节,实中,状如人刻,俗谓之扶老竹,《山海经》谓之扶竹也。"

以上各家皆说扶竹实中可以作杖,但竹子一般都是中空的,没有实中的。说扶竹实中,则扶竹可能是棕榈科植物棕竹,棕竹的茎圆柱形,有节,实中,其杆可作手杖及伞柄。

按:郭璞所注,扶竹即邛竹。刘逵说邛竹出兴古(在贵州普安)盘江(即贵州盘江),竹中实而高节,可以作杖,这和棕竹产于我国西南地区是一致的。宋代景文公《益部方物赞》曰:"叶樱身竹,族生不漫,有皮无枝,实中而干。"李衎《竹谱》云:"樱榈竹两浙、两广、安南、七闽皆有之。高七八尺,叶似樱榈而尖,小如竹叶。自地而生,每一叶脱落,即成一节,肤色青,一如竹枝。"

疑"扶竹"即棕榈科植物棕榈 Rhapis excelsa (Thunb.) Henry ex

Rehd 一类植物。

棕竹一名筋斗竹，杆可作手杖及伞柄，根入药治劳伤，叶鞘纤维炒炭有止血之功，治鼻衄、咯血、产后血崩。

197 筇竹

中次十二经：丙山多筇竹[①]。

[①] 筇竹：郝懿行《笺疏》云："案筇亦当为桂，桂阳所生竹，因以为名也。"

筇竹药用：汪颖《食物本草》云："筇笋，治小儿痘疹不出，煮粥食之，解毒。"

按：筇竹即禾本科植物桂竹 *Phyllostachys makinoi* Hayata 一类植物。

198 美木

中次十二经：风伯之山，多美木[①]。

[①] 美木：是好的木材的泛称。

199　鸡鼓

中次十二经：夫夫之山，其草多鸡鼓①。

① 鸡鼓：郝懿行《笺疏》云："案即鸡縠也。縠、鼓声相转。"详187"鸡縠"条注①。

200　梨

中次七经：太室之山，有木焉，叶状如梨。中次十二经：洞庭之山，其木多梨①。

① 梨：《说文》云："梨，果名。"《尔雅》云："梨，山樆。"疏云："其在山之名则曰樆，人植之曰梨。"《周书》云："秋食樝梨橘柚。"《礼记·内则》云："楂、梨、姜、桂。"《庄子·天运》篇云："樝梨橘柚，其味相反，而皆可于口。"《韩非子》曰："树柤梨橘柚，食之则甘。"《孔子家语》云："其妻以蒸梨不熟而出之。"《史记·货殖列传》："淮北常山以南、河济之间千株梨，（《史记会注》《汉书补注》作"千树萩"，《御览》引作"千株梨"）其人与千户侯等。"《文士传》云："孔融四岁，与诸兄食梨，辄取其小者。"辛氏《三秦记》云："汉武帝御宿园有大梨。"《魏文帝诏》曰："真定郡梨，甘若蜜，脆若凌，可以解烦。"何晏《九州论》曰："真定好梨。"张衡《南都赋》云："若其园圃，乃有侯桃梨栗。"晋左思《蜀都赋》云："紫梨津润。"段

龟龙《凉州记》云:"吕光时,敦煌太守宋歆献同心梨。《西京杂记》云:"上林苑有青梨。"《说苑》云:"田饶曰果园梨栗。"

梨的药用:《名医别录》云:"梨,味甘,微酸,多食令人寒中,金疮乳妇,尤不可食。"《唐本草》云:"梨削贴烫火疮不烂,止痛,又主热嗽止渴。叶主霍乱吐痢不止,煮汁服之。"《本草图经》云:"梨,医家相承用乳梨、鹅梨。乳梨出宣城,皮厚而肉实,其味极长。鹅梨出近京州郡及北都,皮薄而浆多,味差,短于乳梨,其香则过之,咳嗽热风痰实药多用之。"《物类相感志》云:"梨与萝卜相间收藏,或削梨蒂种于萝卜上藏之,皆可经年不烂。"

梨的形态:《本草纲目》云:"梨树高二三丈,尖叶光腻,有细齿,二月开白花如雪六出。上已无风,则结实必佳。"又云:"梨品甚多,必须棠梨桑树接过者,则结子早而佳。梨有青、黄、红、紫四色,乳梨即雪梨,鹅梨即锦梨,消梨即香水梨也。"

按:梨为蔷薇科植物各种梨,如白梨 *Pyrus bretschneideri* Rehd. 沙梨 *Pyrus pyrifolia* (Burm.f.) Nakai 秋子梨 *Pyrus ussuriensis* Maxim. 等。

梨的果实能清热、生津、润燥、化痰。治热病伤津烦渴,痰热咳嗽,便闭。其果皮名梨皮,能清热、生津、润肺,治暑热烦渴、咳嗽、吐血。其木皮名梨木皮,能解伤寒时气。梨树枝,煮汁饮治吐泻。梨树叶治食菌中毒,小儿疝气。梨树根能止咳,疗疝气。

201 蘪芜

中次十二经:洞庭之山,其草多蘪芜①。西山经:天帝之山,有草焉,其臭如蘪芜。西山经:浮山,有草焉,臭如蘼芜。东次

四经：泚山，其中多茈鱼，其臭如蘪芜。

① 蘪芜：郭璞注《山海经》云："蘪芜，似蛇床而香也。"郝懿行《笺疏》云："案《淮南·说林训》'蛇床似蘪芜而不能香'，高诱《注》云：'蛇床臭，蘪芜香。'"《尔雅》云："蕲茝，蘪芜。"郭璞注云："香草，叶小如萎状。"《管子》曰："五沃之土生蘪芜。"《广志》曰："蘪芜，香草，魏武帝以藏衣中。"《楚辞·九歌》曰："菀蘪芜与菌若兮""秋兰兮，蘪芜。"《本草经》曰："蘪芜，一名薇芜。"司马相如《上林赋》云："被以江离，揉以蘪芜。"《淮南子·氾沦训》云："夫乱人者，蛇床之与蘪芜也。"《名医别录》云："蘪芜，一名江离，芎䓖苗也。"又云："芎䓖，其叶名蘪芜。"《吴普本草》云："蘪芜，一名芎䓖。"

蘪芜药用：《本草经》云："主咳逆，定惊气，辟邪恶，除蛊毒鬼疰，去三虫。"《名医别录》云："主身中老风，头中久风，风眩。"《履巉岩本草》云："除脑中风冷，治面上游风去来，目泪出，多涕唾及头面诸风。"

蘪芜形态：《名医别录》云："一名江离，芎䓖苗也。"《淮南子·说林训》云："蛇床似蘪芜而汉有芳。"高诱注云："蛇床臭，蘪芜香。"《唐本草》注云："此有二种，一种似芹叶，一种如蛇床，香气相似。"《蜀本草图经》云："蛇床似小叶芎䓖，花白。"《本草纲目》云："嫩苗未结根时，则为蘪芜，既结根乃为芎䓖，大叶似芹者为江离，细叶似蛇床者为蘪芜。"

按：蘪芜即伞形科植物川芎 Ligusticum wallichii Fnanch 一类植物的苗叶，味辛、温、无毒。散脑中风寒，治头风眩晕，流泪，多涕唾。

202 箘

中次十二经：暴山，其木多箘①。

① 箘：郭璞注《山海经》云："箘亦篠类，中箭，见《禹贡》。"郝懿行《笺疏》云："《说文》云：'簵，箘簵也，引《夏书》曰惟箘簵楛'。戴凯之《竹谱》云：'箘簵二竹，亦皆中矢，出云梦之泽，皮特黑涩。'又云：'筲亦箘徒，概节而短，江汉之间，谓之簸竹。簸，苦怪反。筲是箭竹类，一尺数节，叶大如履，可以作篷，亦中作矢，其笋冬生。'引此经云：'其竹名筲。'据《竹谱》所说，筲即簵也。郭氏说簵，已见西山经首英山注，与《竹谱》小异。"《尚书·禹贡》云"扬州厥贡箘簵"，注云："箘簵皆美竹，出云梦之泽。"《吕氏春秋》曰："和之美者，越簵之箘。"高诱注曰："箘，竹笋也。"王念孙《广雅疏证》卷十上《释草》云："箘、簵、箭也。"子引之述云："箘之言圆也。《说文》云：'圜谓之囷，方谓之京'，是囷、圜声近义同。箭竹小而圆，故谓之箘也。"《夏书》云："帷箘簵楛。"《说文》云："箘，簵也。"晋戴凯之《竹谱》云："箘、簵二竹，亦皆中矢，皆出云梦之泽，皮特黑涩。"

从《竹谱》"箘竹皮特黑涩"来看，疑箘为禾本科植物紫竹 *Phyllostachys nigra* Munro 一类植物。

203 檿

中次十二经：阳帝之山，其木多檿①。

① 檿：郭璞注《山海经》云："檿，山桑也。"《尔雅》云："檿桑，山桑。"《说文》云："檿，山桑也。"《诗·大雅》云："其檿其柘。"《传》云："檿，山桑，与柘皆美材，可为弓干，又可蚕也。"

檿桑古代用以制弓：《礼记·考工记》云："弓人取干之道凡七，柘为上……檿桑又次之。"郭璞注《尔雅》云："檿，桑材，中作弓及车辕。"《说文解字系传通释》云："锴按《尔雅》'檿桑，山桑'，中弓、车辕。《国语》：'檿弧箕服'是也，今人以为弹。"陈琳《武库赋》云："弩则幽都筋骨，恒山檿幹。"

檿桑美桑：《尚书·禹贡》云："厥贡檿丝。"孔颖达《疏》云："《尔雅·释木》云：'檿，山桑也'。郭璞曰：'柘属也'。檿丝是蚕檿桑所得丝，韧，中琴瑟弦也。"苏轼注云："檿丝出东莱，以织缯，坚韧异常，东莱人谓之山茧。"颜师古《汉书·五行志》注云："檿，山桑之有点文者。"王铖《暑窗臆说》云："《尔雅》：'蠰，桑茧'即今山桑檿丝。"朱骏声《说文通训定声》云："檿，山桑，叶小于桑，而多缺刻，出今山东、登、莱间。蚕丝坚韧，谓之山茧。"《登州府志》云："檿丝出栖霞县，文登、招远等县亦有之。其茧生山桑，不浴不饲，居民取之，织为绸，久而不敝。"

按：檿为桑科植物山桑 Morus mongolica Var. diabolica Koidz 一类植物。用途同桑，详60"桑"条注①。

山海经植物药考辨卷六

海外南经植物药名考辨

204 三株树

海外西经植物药名考辨

205 雄常树

海外北经植物药名考辨

206 寻木　　207 甘柤
208 甘华

海外东经植物药名考辨

209 杨桃　　210 甘果
211 薰华草　212 扶桑
213 大木

海内南经植物药名考辨

214 建木　　215 岁
216 栾　　　217 苴

海内西经植物药名考辨

218 木禾　　219 珠树
220 文玉树　221 玗琪树
222 不死树　223 离朱
224 柽木　　225 曼兑
226 不死之药 227 服常树
228 琅玕树　229 树
230 秩树

海内经植物药名考辨

231 膏菽　　232 灵寿木
233 冬夏不死草

大荒南经植物药名考辨

234 木叶　　235 甘木
236 谷　　　237 枫木
238 嘉谷　　239 苊
240 苣　　　241 穋
242 朱木

大荒西经植物药名考辨

243 柜格之松 244 百药
245 白柳　　246 白木

大荒北经植物药名考辨

247 竹林　　248 榮木
249 寻竹　　250 若木

大荒东经植物药名考辨

251 黍　　　252 扶木
253 芥　　　254 百谷

204 三株树

海外南经：厌火国，三株树①，在厌火北，生赤水上，其为树如柏叶，皆为珠②，一曰其为树若慧③。

① 三株树：郝懿行《笺疏》云："案《初学记》卷27引此《经》作珠，《淮南坠形训》及《博物志》同。"

② 其为树如柏叶，皆为珠：郝懿行《笺疏》云："案即琅玕树之类，《海内西经》云'开明北有珠树'。"

按：郝氏所说，三株树为琅玕树一类。琅玕树是什么呢？《山海经》所讲的琅玕，似指矿物。如《西次三经》云："槐江之山，其上多青雄黄，多藏琅玕、黄金、玉。"又《大荒西经》云："鏊山，爰有琅玕。"又《山海经》云："昆仑山有琅玕。"

苏颂《本草图经》云："今秘书中有《异鱼图》载琅玕青色，生海中，云海人于海底以纲挂得之，初出水红色，久而青黑，枝柯似珊瑚，而上有孔窍如虫蛀，击之有金石之声，乃与珊瑚相类。"又引《尚书·禹贡》云："雍州厥贡璆琳、琅玕。"

按：苏颂《本草图经》所云，琅玕似珊瑚一类，疑三株树为珊瑚一类物品。

③ 其为树若慧：郭璞注《山海经》云："如彗星状。"郝懿行《笺疏》云："案彗，埽竹也，见《说文》。彗星为欃枪，见《尔雅》。"

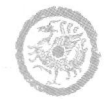

205　雄常树

海外西经：肃慎国，有树名雄常①。

① 雄常树：郭璞注《山海经》云："雄常或作雒常。其俗无衣服，中国有圣帝代立者，则此木生皮可衣也。"郝懿行《笺疏》说："案雒常，《淮南子·坠形训》谓之雒棠。"《广韵》云："榶青木皮叶可作衣，似绢，出西域。"

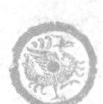

按：郭璞所注，雄常树皮可以为衣，古代人民以植物皮的纤维纺织为衣，有麻、葛。麻是草类，而葛是木质。古代用葛的皮纤维纺织为衣是最多的，《诗经》记载葛的种植和纺织有40多处。例如《诗·周南》云："葛之覃兮，为絺为绤。"絺、绤都是葛的纤维，纺织成粗细不同品种的葛布。《说文解字注》云："葛，絺、绤草也。"《左传》宣公八年（公元前601年）："冬，葬敬嬴，旱无麻，始用葛茀。"《越绝书》云："葛山者，勾践罢吴，种葛，使越女织治葛布，献于吴王夫差。"《吴都赋》云："蕉葛升越，弱于罗纨。"《吴越笔记》云："高州多种葛，雷州人市之为絺绤。"《雒南县志·物产》云："葛可为布，诸山之产最多。"

葛原是野生，由于葛可为布，葛就被人们家种了。《诗·周南》云："葛之覃兮，施于中谷。"曹植诗云："种葛南山下，葛蔓自成荫。"

葛的根可作药用：《本草经》云："葛根味甘，平。主消渴，身大热，呕吐、诸痹，起阴气，解诸毒。葛谷主下痢十岁以上。一名鸡齐根。"《名医别录》云："葛根无毒。疗伤寒，中风，头痛，解肌，发表出汗，开腠理，疗金疮，止痛胁风痛。生根汁大寒，疗消渴，伤寒，壮热。叶主金疮，止血。花主消酒。一名鹿藿，一名黄斤。"

葛的形态：苏颂《本草图经》云："春生苗，引藤蔓长一二丈，紫色。叶颇似楸叶而青。七月著花似豌豆花，不结实，根形如手臂，紫黑色。"《救荒本草》云："苗引藤蔓，长二三丈，茎淡紫色，叶颇似楸叶而小，色青，开花似豌豆花，粉紫色，结实如皂荚而小，根形如手臂。"

疑"雄常树"为豆科植物葛属（Pueraria DC）一类植物，如野葛 Pueraria lobate（Willd.）Ohwi 等一类植物。

葛属植物茎皮纤维供织布和造纸；根可制葛粉。根和花皆供药用，能解热透疹，生津止渴，解毒，止泻；种子可榨油。

206 寻木

海外北经：寻木[①]**长千里，在枸䍜南，生河上西北。**

[①] 寻木：郝懿行《笺疏》云："案《穆天子传》云'天子乃钓于河，以观姑繇之木'，郭注云：'姑繇大木也。'引此《经》云：'寻木长千里，生海边。'谓木类。《吴都赋》又作桪木。刘逵注引此《经》，亦作桪木非也。李善注《东京赋》引此《经》仍作寻木，郭氏《游仙诗》亦作寻木也。《广韵》云："桪木名，似槐。寻，长也，引此《经》。"

《艺文类聚》卷89引《吴都赋》云："亦犹棘林之萤耀，与夫寻木之龙烛。"刘逵注云："《山海经》云'桪木长千里'。"陈藏器《本草拾遗》云："桪木皮、叶，煮洗蛇咬，亦可作屑傅之。桪，大木也，出江南。"

梣是什么木呢？苏颂《本草图经》注"秦皮"云："秦皮，俗呼为白梣木。"《本草纲目》卷35木部"秦皮"条云"并入《拾遗》梣木"，则梣木即秦皮。

陈藏器《本草拾遗》说梣木皮叶煮洗蛇咬，沈括《梦溪笔谈》亦云秦皮能治蛇癞疮。沈括说："予家祖茔在钱塘西溪，尝有一田家忽病癞，通身溃烂，号呼欲绝。西溪寺僧识之曰：'此天蛇毒耳，非癞也。'取木皮煮饮一斗许，令其恣饮，初日疾减半，两三日顿愈。验其木，乃今之秦皮也。"

按：苏颂、沈括、李时珍诸家所说，梣木即秦皮。

李时珍曰："秦皮，本作梣皮，其木小而岑高，故因以为名，人讹为梣木，又讹为秦木。"

《淮南子》云："夫梣木色青，瘱瞖而蠃蜗愈睆。"高诱注云："梣苦枥木也。生于山，剥其皮以水浸之，正青，用洗眼，愈人目中肤瞖。"

《名医别录》云："秦皮，一名梣皮，一名石檀。"

秦皮药用：《本草经》云："秦皮味苦，微寒。主风寒湿痹，洗洗寒气，除热目中青瞖白膜。久服，头不白，轻身。"《名医别录》云："秦皮大寒，无毒，疗男子少精，妇人带下，小儿痫，身热，可作洗目汤，皮肤光泽，肥大，有子。《本草纲目》云："《老子》云：天道贵涩，此药乃服食及惊痫、崩、痢所宜。《淮南子》云：梣皮色青，治目之要药也。又《万毕术》云：梣皮止水，谓其能收泪也。"

秦皮形态：《唐本草》云："此树似檀，叶细，皮有白点而不粗错，取皮水渍便碧色，书纸看皆青色者是。"苏颂《本草图经》云："秦皮，其木大都似檀，枝干皆青绿色，叶如匙头，虚大而不光，并无花实，根似槐根，二月、八月采皮，阴干。其皮有白点而不粗错，俗呼为白梣木。"

疑"梣木"为木犀科植物梣皮 Fraxinus chinensis Roxb 一类植物。梣皮，木材坚硬有弹力，可制车辆、农具，枝叶能放养白蜡虫，又名白蜡树，其小叶者即药用的秦皮 Fraxinus bungeana DC. 取其皮浸水中，渍出汁呈碧色，写在纸上即呈青色，此乃秦皮的特点。

秦皮味苦、寒、涩，清热、燥湿，止泻痢，明目，用于湿热下痢，治热痢后重，亦用于肝热目赤、肿痛生翳。

207 甘柤

海外北经：平丘爰有甘柤①。**海外东经**：蹉丘，爰有甘柤。**大荒南经**：有盖犹之山者，其上有甘柤，枝干皆赤，黄叶，白华，黑实。**大荒西经**：有沃之国，爰有甘柤。**大荒东经**：东荒之中，中容之国，东北海外，爰有甘柤。**大荒西经**：有沃之国，爰有甘柤。

① 甘柤：郭璞注《山海经》云："其树枝干皆赤，黄华，白叶，黑实。《吕氏春秋》曰'其山之东有甘柤焉'，音与柤梨之柤。"

郝懿行《笺疏》云："案甘柤形状见大荒南经，郭云黄华白叶，当为黄叶白华，字之伪也。其山即箕山，籀文箕作其也。又案《吕氏春秋·本味》篇云：'箕山之东，青鸟之所，有甘櫨焉。'郭引作甘柤，柤依本字当为櫨。《淮南坠形训》正作櫨，然櫨即櫨梨之櫨。柤训木闲假借为櫨，即如此，郭以柤梨音甘柤，不几于文为赘乎？推寻文义，櫨与櫨字形相近，疑此《经》甘柤当为甘櫨字之伪也。"

按：郝氏所说，甘柤当为甘櫨字之伪。

《唐本草》有杨櫨，《嘉祐本草》有黄櫨，杨櫨、黄櫨枝干不赤，叶不黄，花不白，实不黑，与《山海经》甘柤的形态不符合，不知郝氏所讲的甘櫨是什么植物。

柤与櫨同义字，甘柤即甘櫨，《太平御览》引《山海经》"甘柤"作"甘櫨"，《太平御览》引晋傅玄《赋》云："甘櫨列于昆仑。"

柤（櫨）原是梨属（详168"柤"条注①）。但是甘柤形态为"枝干皆赤，黄叶，白华，黑实"，全不像梨。《山海经》说"甘柤"叶黄。按有生命植物的叶子，在阳光下，都是青绿色，因含有叶绿素的缘故。叶绿素是植物光合作用的工厂，没有叶绿素的植物，就不能独立生长。所以《山海经》的"甘柤"，赤枝干，黄叶，白华，黑实似乎是想象中的植物。

在《山海经》产甘柤的地方，同时也产甘华、百果、视肉、青鸟、青马等很多奇异的东西。《山海经》的作者把这些地方描写成人间乐园似的，这也反映出在《山海经》时代，人们因社会动乱不安，生活困难，想找到一个安定的乐园，以逃避当时不能安定而又困苦的现实。

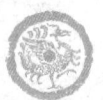

208　甘华

海外北经：平丘，爰有甘华①。海外东经：䃌丘，爰有甘华。大荒东经：东荒之中，东北海外，爰有甘华。大荒西经：王母之山，爰有甘华。大荒南经：有盖犹之山，东又有甘华，枝干皆赤，黄叶。有南类之山，爰有甘华。大荒西经：有沃之国，爰有甘华。

① 甘华：郭璞注《山海经》云："亦赤枝干，黄华。"郝懿行《笺疏》云："案黄华亦当为黄叶，见大荒南经。"

疑"甘华"亦为神话植物。

209 杨桃

海外东经：䃢丘，爰有杨桃^①。

① 杨桃：今本作杨柳，另一本作杨桃。郝懿行《笺疏》云："案《淮南坠形训》，作杨桃。"

《齐民要术》卷10引《临海异物志》曰："杨桃似橄榄，其味甜，五月、十月熟。谚曰杨桃无蹙，一岁三熟，其色青黄，核如枣核。"《临海异物志》所讲的杨桃，很象五敛子。五敛子浆果椭圆形，有3～5棱，熟时味甜微酸，此与"杨桃似橄榄，其味甜"相似。

五敛子一年内开花数次，自夏至秋相继不绝，秋冬果熟，此与"杨桃五月、十月熟，一岁三熟"义合。

五敛子药用：《岭南杂记》云："五敛子能解肉食之毒。有人食猪肉，咽喉肿痛欲死，仆饮肉汁亦然，人教取杨桃食之，须臾乃起。又能解蛊毒、岚瘴。"《南越笔记》云："五敛子能辟岚瘴之毒。中蛊者，捣自然汁饮，毒即吐出。"脯之或白蜜渍之，持至北方，不能水土与疟者，皆可治。"《本草纲目》云："五敛子，主风热，生津，止渴。"

五敛子形态：《南方草木状》云："五敛子大如木瓜，黄色，皮肉脆软，味极酸。上有五棱如刻者，南人呼棱为敛，故以为名。"《桂海虞衡志》云："五敛子形甚诡异，瓣五出，闽中谓之杨桃。"《海槎余录》云："土果曰杨桃，大如拳，绿色明润，五棱并起剑脊，中核如花红子。"《南越笔记》云："树高五六丈，大者数围，花红色，一蒂数子，七八月间熟，色如腊。一名三敛子，亦曰山敛。敛，棱也。有五棱者，名五敛。"

按：杨桃为酢浆草科植物五敛子 Averrhoa carambola L. 一类植物。杨桃果实能解食毒，亦可制作罐头、果干、果糕、蜜饯等，盐渍后，可作菜吃。杨桃鲜果能生津止渴，散风热。叶能利尿，清热，止痛，止血。

210　甘果

海外东经：嗟丘，爰有甘果①。

① 甘果：泛指甘美的果子，详见89"百果树"注①。

211　薰华草

海外东经：嗟丘北，有薰华草①。

① 薰华草：郭璞注《山海经》云："薰华草，或作堇华草。"郝懿行《笺疏》说："案木堇见《尔雅》。堇，一名蕣，与薰声相近。"《尔雅》云："椴，木槿。"又云："榇，木槿。"郭璞注云："似李树，花朝生夕落，可食也。"《说文》云："蕣，木槿也，朝华暮落。"《毛诗》云"颜如蕣华"，注云："木槿也。"《礼记》云："仲夏之日，木槿荣。"《吕氏春秋·仲夏纪》云："木堇荣。"高诱注云："木堇朝荣暮落，是月荣华，可用作蒸，杂家谓之朝生，一名蕣。"东方朔云："木槿，夕死朝荣。"《广志》曰："日及，木槿也。"《玄中记》云："君子之国，多木槿之华。"晋羊徽《木槿赋》云："有木槿之初荣。"晋潘尼《朝菌

赋序》曰："朝菌者，盖朝华而暮落，世谓之木槿，或谓之日及，诗人以为舜华，宣尼以为朝菌。"《岭表录异》云："朱槿花，暮落朝开，插枝即活，故名之槿。"

木槿药用：《本草拾遗》云："木槿皮，止肠风泻止，痢后热渴，作饮服之，令人得睡，并妙用。"《本草纲目》云："木槿皮，治赤白带下，肿痛，疥癞，洗目令明，润燥活血。木槿子，治偏正头风，烧烟熏患处；又治黄水脓疮，烧存性，猪骨髓调涂之。"

木槿形态：《罗浮山记》云："木槿，一名赤槿，华甚丹，四时敷荣。"《南方草木状》云："朱槿花茎叶皆如桑，叶光而厚，树高止四五尺，一名赤槿，一名日及。"《本草衍义》云："木槿花如小葵，淡红色，五叶成一花，朝开暮敛。"《本草纲目》云："槿，小木也，可种可插，其木如李，其叶末尖而无桠齿，其花小而艳，或白或粉红。"

按：薰华草疑为锦葵科植物木槿 Hibiscus syriacus L. 一类植物。

木槿栽在篱垣，可供观赏，其内皮纤维，适合编制蓑衣及提供造纸原料。木槿花、皮、根，能清热利湿，治痔疮肠风泻血，下痢脱肛，白带，其皮兼治疥癞。其叶主肠风，痢后热渴，嫩叶可代茶叶。木槿子（朝天子）治偏正头风，烧烟熏患处，子炒炭研细末，治黄水脓疮。

212 扶桑

海外东经：下有汤谷，汤谷上有扶桑①，十日所浴②。

① 扶桑：郭璞注《山海经》云："扶桑，木也。"《初学记》卷1引《山海经》作"扶桑木"。《楚辞·离骚》云："总余辔乎扶桑。"《淮南子·天文训》云："日出于旸（汤），浴于咸池，拂于扶桑，是谓晨

明。"《艺文类聚》卷 88 引《十州记》云："扶桑在碧海中,上有天帝宫,东王所治。"李善注《思玄赋》引《十州记》云："扶桑,叶似桑,树长千丈,大二十围,两两同根生,更相依倚,是以名之扶桑。"《说文解字系传通释》云："锴按《十州记》曰：以其树相扶,故曰扶桑,葚如中国桑葚而金色,作扶字。"《太平御览》卷 973 引《汉武内传》云："药有扶桑、丹椹。"《齐民要术》卷 10 引《玄中记》云："天下之高者,有扶桑无枝木焉,上至于天,盘蜿而下屈,通三泉。"晋张载《安石榴赋》云："似西极之若木,譬东谷之扶桑。"

按：扶桑原是古人心目中的神树,而本草中有一种朱槿,形象似扶桑,亦以扶桑名之。《本草纲目》云："扶桑,产南方,乃木槿别种,其枝柯软弱,叶深绿,微涩如桑,其花有红、黄、白三色,红色者尤贵,呼为朱槿。"又云："东海日出处有扶桑树,此树花光艳照日,其叶似桑,因以比之。"

扶桑药用：《本草纲目》云："治痈疽腮肿,取叶或花同芙蓉叶、牛蒡叶、白蜜研膏敷之。"

本草中的扶桑是锦葵科植物朱槿 Hibicus rosa-sinensis L. 一类植物。扶桑茎皮纤维可代麻制绳索,织麻袋；根、叶及花入药,能利水、解毒消肿,治痈疽、腮肿。

② 十日所浴：古人配日用十天干,那时人们认为甲日的太阳是一个,乙日的太阳又是一个,丙日的太阳又是一个,于是就有"十日"之说。"浴"的意思是指太阳从水中冒出来,好像洗了一个澡似的。登在太山顶上观看日出,可以见到这种情景。

213　大木

海外东经：在黑齿北,居水中,有大木①,九日居下枝,一日居上枝。

① 大木：郭璞注《山海经》云："……传曰，天有十日，日之数十。此云九日层下枝，一日居上枝。大荒经又云：一日方至，一日方出。……"

郝懿行《笺疏》云："《吕氏春秋·求人》篇云：'尧朝许由于沛泽之中曰，十日出而焦火不息'。《淮南·兵略训》云：'武王伐纣，当战之时，十日乱于上'。《竹书》云：'帝廑八年，天有袄孽，十日并出。'又云：'桀时三日并出，纣时二日并出。'是皆变怪之征，非常所有，即与此经殊旨。"

疑"大木"为神话植物。

214　建木

海内南经：有木，其状如牛，引之有皮，若缨黄蛇，其叶如罗，其实如栾，其木若𦸅，其名曰建木①，在窫窳西弱水上。

① 建木：郭璞注《山海经》云："建木，青叶，紫茎，黑华，黄实，其下声无响，立无影也。"《淮南子·坠形训》云："建木在都广，众帝所自上下，日中无影，呼而无响。"

按：建木亦属神话树。在神话传说中，远古人和上天的神，可以互相通往的，通往的途径是高山和大树，建木就是通往天上的大树中的一种。

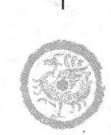

215 罗

海内南经：丹山，有木，其叶如罗①。

① 罗：郭璞注《山海经》云："如绫罗也。"郝懿行《笺疏》说："案郭说非也，上世淳朴，无绫罗之名，疑当为网罗也。"笔者既不同意郭璞之注，也不同意郝氏所说"罗当为网罗"，哪有叶子像网罗呢？按《说文》《尔雅》罗皆释为樆，笔者同意罗即樆。《说文》云："樆，罗也。"《尔雅》云："樆，罗。"郭璞注云："樆，今杨樆也，实似梨而小，酢，可食。"郑注云："山梨也。"左思《蜀都赋》云："橙、柿、樗、檽。"注云："檽，一名樆。"《汉书·司马相如传》云："亭、柰、厚朴。"张氏注云："亭，山梨也。"《诗·秦风》云："隰有树檖。"陆玑《毛诗草木疏》云："檖，一名赤罗，一名山梨。今人谓之杨檖。其实如梨，但实甘小，异耳。一名鹿梨，一名鼠梨，今齐郡、广县、尧山、鲁国、河内、北中今有人亦种之，极有美者，亦梨之脆美者。"马瑞辰《毛诗传笺通释》云："隰有树檖；《传》：檖，赤罗也。瑞辰按……《毛传》言赤罗者，罗与梨一声之转。赤罗，犹言红梨耳。《尔雅·释木》又云：梨，山橘。释文：橘本作离。离与罗亦一声之转。"《埤雅》云："檖，一名罗，其文细密如罗，故曰罗也。"陈启源《毛源稽古编》云："檖名赤罗，又名山梨，又名扬檖，名鹿梨，名鼠梨，实大如杏可食。"《本草》通称为鹿梨。

鹿梨药用：《本草图经》云："鹿梨，人取其皮治疮疣及疥癣，云甚效。"又云："鹿梨煨食治痢。"

鹿梨形态：《本草图经》云："江宁府信州，出一种小梨名鹿梨，叶如茶，根如小拇指。"《本草纲目》云："鹿梨，一名山梨，野梨也，处处有之。梨大如杏，可食，其木纹细密，赤者纹急，白者纹缓。"

疑"罗"或为蔷薇科植物鹿梨 *Pyrus calleryana* Decne. 一类植物。鹿梨又名山梨、豆梨、杨檖、赤罗、鼠梨。

鹿梨树，其根皮捣烂，醋和，麻布包擦疣甚效。

216 栾

海内南经：丹山，有木，其实如栾。大荒南经：云雨之山，有木名曰栾[①]**，黄本赤枝青叶，群帝焉取药。**

① 栾：郭璞注《山海经》云："栾，木名，黄本，赤枝，青叶，生云雨云，或作卵，或作麻，音銮。"又云："言树、花、实，皆为神药。"郝懿行《笺疏》"案《玉篇》'栾木似栏'，郭说栾生云雨山者，见大荒南经。"又云："栾实，如建木实也。"《说文》："栾木似栏。"《说文解字系传通释》云："栾，栾木似栏，锴曰，栏，木兰也。"《救荒本草》云："栾树，叶似楝叶。"《礼纬》云："天子树松，诸侯柏，大夫栾，士槐，庶人杨。"疏引《春秋纬》云："天子坟高三仞，树以松，诸侯丰之树以柏，大夫八尺树以栾，士四尺树以槐，庶人无坟树以杨柳。"沈括《补笔谈》云："栾，有一种树生，其实可作数珠者，谓之木栾，即本草栾华是也。"

栾的药用：《本草经》云："栾华味苦，寒，主目痛泪出，伤背，消目肿。"《唐本草》云："南人取花以合黄连作煎，疗目赤烂大效。"

栾的形态：《唐本草》云："栾华，叶似木槿而薄细，花黄似槐而小长大，子壳似酸浆，其中有实，如熟豌豆，圆黑坚硬，堪为数珠者，五月、六月花可收，其花以染黄色甚鲜好。"

按：栾为无患子科植物栾树 *Koelreuteria paniculate* Laxm. 一类植物，花可作黄色染料，叶可作青色染料，过去佛教取本树子作念珠，古代墓地植本树作为纪念，并以此表示等级。如《礼纬》所云："天子树松，诸侯柏，大夫栾，士槐，庶人杨。"

217 苬

海内南经：丹山，有木，其状若牛，其木若苬①。

① 苬：郭璞注《山海经》云："苬，亦木名，未详。"郝懿行《笺疏》云："案苬，刺榆也。《尔雅》云：'樞，荎。'郭璞注引《诗》云：'山有苬，今之刺榆。'"《齐民要术》云："刺榆，木甚牢韧，可以为犊车材。"《本草拾遗》云："江东有刺榆，无大榆，皮入用不滑，刺榆秋实。"《诗·南风》云："山有苬。"陆玑疏云："苬，其针刺如柘，其叶如榆，沦为茹，美滑于白榆，针刺如柘，故有柘榆之称。"《广雅》云："柘榆，梗榆也。"《方言》云："凡草木刺人者，自关而东，或谓之梗（刺）。"郭璞注云："梗，今之梗榆也。"《说文》云："梗，山枌榆，有束（刺），荚可为芜荑也。"颜师古注《急就》篇云："刺榆，亦可以为芜荑。"

按：苬（樞）为榆科刺榆属植物刺榆 *Hemiptelea davidii* (Hance) Planch. 一类植物，木材淡褐色，质坚而致密，所以《齐民要术》说："刺榆，木甚牢韧，可以为犊车材。"《诗·南风》所云："山有樞，隰有榆。"樞即刺榆，详115"榆"条注。

218 木禾

海内西经：昆仑之虚，上有木禾①，长五寻，大五围。海内西经：开明北，有木禾。

《齐民要术》卷10引《山海经》云："木禾，二月生，八月熟。"

① 木禾：郭璞注《山海经》云："木禾，谷类也，生黑水之阿，可食，见《穆天子传》。"郝懿行《笺疏》云："案《穆天子传》云'黑水之阿，爰有野麦，爰有荅堇，西膜之所谓木禾'，郭注引此《经》，李善注《思玄赋》亦引此《经》及郭注。"

按：郭璞所注，木禾亦是谷类的通称。但《山海经》所言形状"长五寻，大五围"，则木禾又像是神话植物。

219 珠树

海内西经：开明北，有珠树①。

① 珠树：郝懿行《笺疏》云："案《海外南经》云'三珠树生赤水上'，即此《淮南子·坠形训》云'昆仑之上，有珠树'。又云：'曾城九重珠树在其西'。"《庄子·天地》篇云："黄帝游乎赤水之北，登乎昆仑之丘而南望，还为，遗其玄珠。"《本草纲目》云："珠树即琅玕也。"

疑"珠树"为珊瑚一类物品。

220　文玉树

海内西经：开明北，有文玉树①。

① 文玉树：郭璞注《山海经》云："文玉树为五彩玉树。"郝懿行《笺疏》云："案《淮南子》云：'昆仑之上有玉树'。王逸注《离骚》引《括地象》云：'昆仑有琼玉之树'。"王逸注《九歌》云："琼芳，琼玉枝也。"

疑"文玉树"为珊瑚一类物品。

221　玗琪树

海内西经：开明北，有玗琪树①。

① 玗琪树：郭璞注《山海经》云："玗琪，赤玉属也。吴天玺(276)，临海郡史伍曜，在海水际，得石树，高二尺余，茎叶紫色，诘曲倾靡，有光彩，即玉树之类也。于其两音。"郝懿行《笺疏》云："案郭注见《宋书·符瑞志》。唯二尺作三尺，茎叶作枝茎，诘曲作诘屈为异，其余则同。但据郭所说，则似珊瑚树，恐非玗琪树色。玗琪见《尔雅·释地》。"按郭璞所注，玗琪树亦是珊瑚之类，详见228琅玕树注①。

222 不死树

海内西经：开明北，有不死树①。

① 不死树：郭璞注："不死树，言长生也。"《淮南子》云："昆仑之上有不死树。"《博物志》云："负丘山上有不死树，食之乃寿。"汉代张衡《思玄赋》云："登阆风之层城兮，构不死而为床。"李善注《思玄赋》引《山海经》云："不死树，食之长寿。"又引《古今通论》云："不死树在层城西。"《吕氏春秋·本味》篇云："菜之美者，寿木之华。"高诱注云："寿木，昆仑山上木也。华，食也，食其实者不死，故曰寿木。"

笔者按："不死树"应是传说的神话植物，它的产生与神仙思想有关，古人祈求健康长寿是很自然的愿望。但是，经过道家煽扬，即为权贵们所重视，这些权贵们只愁生命太短，不能永享富贵，于是到处寻求长生不死之药，而"不死树"也是他们幻想的东西。

223 离朱

海内西经：昆仑之虚，开明北……有离朱①、木禾、柏树。
海外北经：务隅之山，爰有离朱。

① 离朱：离朱有三种解释：一说是木名，一说是鸟名，一说是人名。

离朱是木名：郭璞注云："离朱，木名也，见《庄子》。"

离朱是鸟名：离朱目力好，鸟的目力亦好，离朱当为鸟名。

离朱是人的名称：《庄子·天地》篇云："黄帝遗其玄珠，使知索之而不得，使离朱索之而不得，使喫诟索之而不得也，乃使象罔，象罔得之。"《淮南子·原道》云："离朱之明，察箴（针）末于百步之外。"《列子·汤问》篇云："离朱子羽方昼拭眥，扬眉而望之，弗见其形。"汉代赵岐注《孟子》云："黄帝亡其玄珠，使离朱索之，离朱即离娄也，能视于百步之外，见秋毫之末。"

按：郭璞所注，离朱为木名，是什么木，不详，亦可能是神话植物。

224　柽木

海内西经：开明北，有柽木①。

① 柽木：郭璞注《山海经》云："柽木，食之令人智圣也。"《说文》云："柽，河柳也。"《尔雅》云："柽，河柳。"郭璞注云："今河傍赤茎小杨。"《诗·大雅》云："其柽其椐。"陆玑《诗疏》云："皮正赤如绛。一名雨师，枝叶似松。"《尔雅翼》云："柽叶细如丝，婀娜可爱，天之将雨，柽先起气以应之，故一名雨师。"《前汉书·西域传》云："鄯善国多葭苇柽柳。"《广韵》云："柽，河柳也。"《南都赋》云："柽似柏而香。"《南越志》云："绥南县多柽。"段成式《酉阳杂俎·木篇》云："赤白柽，出凉州，大者为炭，入以炭汁，可煮铜为银。"

柽的药用：《开宝本草》云："赤柽木，无毒，主剥驴马血入肉毒，取以火炙用熨之，亦可煮汁浸之。其木中脂，一名柽乳，入合质汗用之。"

柽的形态：《本草图经》曰："赤柽木生河西沙地，皮赤叶细，即是今所谓柽柳者。"《本草衍义》云："赤柽木又谓之三春柳，以其一年三秀也，花肉红色，成细穗。"崔豹《古今注》云："赤杨霜降则叶赤，材理亦赤也。"梁江淹《柽颂》云："柽，一名朱杨。"《汉书·司马相如传》云："檗，离朱杨。"

按：柽为柽柳科植物柽柳 Tamarix chinensis Lour. 一类植物，本树耐碱力大，在淤黄河一带土质呈碱性，他树不易生长，而本树生长则旺盛。又本树一年能开三次花，故有"三春柳"之称，其老枝供编制筐篮。

柽柳亦名西河柳，味甘、辛、温。发汗，解热，透疹，利尿。用于麻疹初期发热和疹出不透（疹已出，体弱者忌用）。亦可治外感咳嗽和慢性支气管炎，外用能治癣湿。

225 曼兑

海内西经：开明北有曼兑①，一曰挺木牙交②。

① 曼兑：疑即兑草。《名医别录》云："兑草，味酸、平，无毒。主轻身益气长年。生蔓草木上，叶黄有毛，冬生。"

② 挺木牙交：郭璞注《山海经》云："《淮南》作璇树，璇玉类也。"郝懿行《笺疏》说："案《淮南子》云'昆仑之上有璇树'，盖璇树一名挺木牙交，故郭氏引之。疑经文上、下，当有脱误。或挺木牙交四字即璇树二字之形伪，亦未可知。璇当为琁，高诱注《淮南·坠形训》云：'琁音穷'是也。明藏本牙作互。臧庸曰：'挺木牙交为曼兑之异交，兑读为锐'，挺当为梃字之伪也。"

226　不死之药

海内西经：昆仑之虚，开明东，有巫彭、巫抵、巫阳、巫履、巫凡、巫相①，夹窫窳之尸，皆操不死之药②以距之③。

① 诸巫：郭璞注《山海经》云："皆神医也。《世本》曰'巫彭作医'，《楚辞》曰'帝告巫阳'。"郝懿行《笺疏》云："案《说文》云'古者巫彭初作医'，郭引《楚辞》者《招魂》篇文也，余详大荒西经。"

《山海经·大荒西经》："大荒之中，有山名曰丰沮、玉门，日月所入，有灵山，巫咸、巫即、巫盼、巫彭、巫姑、巫真、巫礼、巫抵、巫谢、巫罗、十巫，从此升降，百药爰在。"郭璞注云："群巫上下，此山采之也。"《说文》云："古者巫咸初作巫。"

《史记·封禅书》云："伊陟赞巫咸，巫咸之兴自此始。"注云："巫咸，按《尚书》巫咸殷臣名，《楚辞》以巫咸主神。"《离骚》云："巫咸将夕降兮。"《越绝书》："虞山者，巫咸所出也。"

原始社会瓦解后，出现私有制和剥削的关系，于是产生了掌管祈祷、祭祀的"巫。"巫代表氏族显贵的利益行事，把人们幻想中的"神"加以人格化，主持祭祀，兼用迷信替人治病。所谓的操"不死之药"，都是一些幻想的东西。

② 不死之药：是一种神话的传说，《淮南子·览冥训》云："羿请不死之药于西王母，姮（嫦）娥窃以奔月。"唐章怀太子注《后汉书·天文志》引张衡说："羿请无死之药于西王母，姮娥窃以奔月。"《史记·封禅书》云："蓬莱、方丈、瀛州，此三神山者，其传在渤海中，诸仙人及不死之药皆在焉。"

③ 以距之：郭璞注《山海经》云："为距却死气，求更生。"

227　服常树

海内西经：昆仑之虚，开明东，有服常树①。

① 服常树：郭璞注《山海经》云："服常木未详。"郝懿行《笺疏》云："案《淮南子》云'昆仑之上，沙棠、琅玕在其东'，疑服常即沙棠也。服，《玉篇》《广韵》并作棴，云木出昆仑也。"

按：《山海经·西次三经》云："昆仑之丘，有木焉，其状如棠，华黄，赤实，其味如李而无核，名曰沙棠。"《汉书·司马相如传》云："沙棠栎槠。"《艺文类聚》卷87云："沙棠，如棠，味如李，无核。《吕氏春秋》果之美者，沙棠之实。"高诱注《吕氏春秋·本味》篇云："沙棠，木名也。"《艺文类聚》卷87引晋张协《都蔗赋》曰："皋苏妙而不逮，何况沙棠与椰实。"《本草纲目》卷31沙棠果条："沙棠，今领外甯乡泷水罗浮山中皆有之，木状如棠，黄花，赤实，其味如李而无核，食之却水病。"

按：李时珍所云沙棠果，很像沙梨。沙棠的花近黄色，果皮赤褐色。

郝懿行认为服常树或即沙棠，沙棠很像沙梨，疑服常树或为蔷薇科植物沙梨 *Pyrus serotina* Rehd 一类植物。

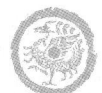

228　琅玕树

海内西经：开明东有琅玕树①。

① 琅玕树：《尚书·禹贡》云："雍州厥贡璆琳琅玕。"《尔雅·释地》云："西北之美者，有昆仑墟之璆琳琅玕。"《说文》云："琅玕似珠。"《庄子》云："积石千里，天为生食，其树名琼枝，高百仞，以璆琳琅玕为实。"《本草图经》引《异鱼图》云："琅玕青色，生海中，云海人于海底以纲挂得之。初出水红色，久而青黑，枝柯似珊瑚，而上有孔窍如虫蛀，击之有金石声，乃与珊瑚相类。"

按：《异鱼图》所言形状，琅玕应是珊瑚的一种。《唐本草》云："珊瑚，味甘、平，无毒。主宿血，去目中瞖，鼻衄，末，吹鼻中，生南海。"

珊瑚形状：《本草图经》云："珊瑚生海底，作枝柯状，明润如红玉，中多有孔，亦有无孔者。按《海中经》曰：取珊瑚，先作铁纲沉水底，珊瑚贯中而生，岁高三二尺，有枝无叶，因绞纲出之，皆摧折在纲中，故难得完好者。"又云："汉积翠池中有珊瑚，高一丈二尺，一本三柯，上有四百六十三条，云是南越王赵佗所献，夜有光影。"

按：珊瑚为矶花科动物桃色珊瑚等珊瑚虫分泌的石灰质骨骼。桃色珊瑚 *Corallium japonicum* Kishinouye，是水生群栖腔肠动物，群体呈树枝状，枝的表面有多数水螅休，称为珊瑚虫，虫体能分泌石灰质而形成骨骼名珊瑚。

229 树

海内西经：昆仑之虚，开明南有树①。

① 树：郝懿行《笺疏》云："案树盖绛树也。《淮南子》云'昆仑之上，绛树在其南'。"

疑"绛树"或即朱树，《艺文类聚》卷89引《山海经》曰："昆仑山上有朱树。"详243朱木条注①。

230　秩树

海内西经：昆仑之虚，开明南有秩树①，于表池树木。

① 秩树：郭璞注《山海经》云："木名未详。"

疑"秩树"或为神话植物。

231　膏菽

海内经：西南黑水之间，有都广之野，爰有膏菽①。

① 膏菽：郭璞注《山海经》云："言味好皆滑如膏，《外传》曰'膏粱之子，菽豆粢粟也'。"赵岐注《孟子》云："膏粱细粟如膏者也。"《说文》云："尗，豆也。"《尚书·大传》："火昏中可以种黍菽。"《淮南·主术训》云："大火中则种黍菽。"《诗》云："采萧获菽""七月烹葵及菽""中原有菽，庶民采之"，《诗》笺云："菽，大豆也。"《诗·生民》："艺之荏菽。"郑笺云："荏菽，大豆也。"《尔雅》云："戎菽，荏菽。"孙炎注云："大豆也。"

菽的药用：《本草经》云："大豆，味甘平，涂痈肿，煮汁饮，杀鬼毒，止痛。"《名医别录》云："逐水胀，除胃中热痹，伤中，淋露，下瘀血，散五藏结积，内寒，杀乌头毒。"

菽的形态：《吕氏春秋》云："大菽则圆。"《素问·藏气法时论》："大豆咸。"《氾胜之书》云："高田可种大豆。"《淮南·主术训》云："菽，夏生冬死。"《本草纲目》云："大豆苗高三四尺，叶圆有尖，秋开小白花，成丛，结荚长寸余，经霜乃枯。"《春秋》："定元年十月，陨霜杀菽。"

按：菽为豆科植物各种豆的统称，大菽多指大豆 Glycine max (L.) Merr.，一名黄豆、黑大豆、大青豆。

大豆能活血，利水，祛风，解毒。治水肿胀满，风毒脚气，黄疸浮肿，生大豆研末能外敷痈肿。大豆油能润肠治肠梗阻，大豆制成豆豉，能解表和中健胃，治感冒发热无汗，热病虚烦不眠，血尿，合麦芽能退乳，哺乳期妇女忌用。制成大豆黄卷，能解表、清热、利湿，治湿热内蕴。豆卷的功效似豆豉，但豆豉偏于解表发汗，豆卷偏于清解湿热。

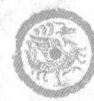

232　灵寿木

海内经：西南黑水之间，有都之广野，灵寿^①实华。

① 灵寿：郭璞注《山海经》云："灵寿，木名也，似竹有枝节。"郝懿行《笺疏》云："案《尔雅》云'椐，樻'，即灵寿也。《诗·释文》引《毛诗草木疏》云：'节中肿似扶老，即今灵寿是也，今人以为马鞭及杖，宏农共北山皆有之。'"

按：郭璞同郝懿行所注，灵寿木即古书上所讲的"椐。"《诗·大雅》云："其柽其椐。"毛传云："椐，樻也。"陆玑《毛诗草木疏》云：

"椐，樻，节中肿似扶老，即今灵寿是也。今以为马鞭及杖，宏农共北山皆有之。"《尔雅》云："椐，樻。"郭璞注云："肿节可以为杖。"《汉书·孔光传》云："光称疾辞位，太后诏赐灵寿杖。"孟康曰："扶老，杖也。"颜师古注《汉书·孔光传》说："灵寿木似竹有节，长不过八九尺，围可三四寸，自然有合杖之制，不须削理也。"服虔曰："灵寿，木名。"汉代李尤《灵寿杖铭》："亭亭寄干，实曰灵寿。"王粲颂曰："寄干坚正，不待矫揉。"《说文解字注》引常璩云："朐忍县有灵寿木。"又引刘逵云："灵寿木出涪陵。"《水经注》云："巴乡村侧有溪，溪中多灵寿木。"

陈藏器《本草拾遗》云："灵寿木根皮，味苦，平。止水。作杖，令人延年益寿。生剑南山谷，圆长皮紫。"

按：颜师古所注，灵寿木很像棕竹 Rhapis excelsa（Thunb.） Henry ex Rehd. 一类植物。

疑"灵寿木"或为棕榈科植物棕竹一类植物，详 196 "扶竹"条注。

233 冬夏不死草

海内经：西南黑水之间，有都广之野，草木所聚，此草也冬夏不死[①]。

① 冬夏不死草：此条讲的草木所聚，冬夏不死，类似今日的常绿植物。常绿植物叶的寿命是二三年或更长，每年都有部分新生和部分脱落。由于陆续更新，故终年保持常绿，表现冬夏不死的状态。

234 木叶

大荒南经：有盈民之国于姓，黍食，又有人方食木叶①。

① 木叶：郝懿行《笺疏》云："案《吕氏春秋·本味》篇高诱注云：'赤木、玄木，其叶皆可食，食之而仙也。'又《穆天子传》云：'有模堇，其叶是食。'明后亦此类。"

按：《山海经·大荒东经》有"中容人食兽木实"，郭璞注云："此国中有赤木、玄木，其华实美，见《吕氏春秋》。"《吕氏春秋·本味》篇云："指姑之东，中容之国，有赤木、玄木之叶焉。"高诱注云："赤木、玄木，其叶皆可食，食之而仙。"

疑"赤木""玄木"皆为神话植物。

235 甘木

大荒南经：有不死之国，阿姓，甘木①是食。

① 甘木：郭璞注《山海经》云："甘木即不死树，食之不老。"郝懿行《笺疏》云："案不死树在昆仑山上，见《海内西经》，不死民见《海外南经》。"详222"不死树"条注①。

236　谷

大荒南经：有载民之国，盼姓，食谷①，不绩不经服也②，不稼不穑食也③。大荒西经：西北海之外，有西周之国，姬姓，食谷。有先民之国食谷。大荒北经：有儋耳之国，任姓，禺号子食谷。

① 谷：是粮食的总称。狭义的谷子指小米，也指稻米。
② 不绩不经服也：郭璞注《山海经》云："言自然有布帛也。"
③ 不稼不穑食也：郭璞注《山海经》云："言五谷自生也，种之为稼，收之为穑。"

237　枫木

大荒南经：有宋山者，有木生山上，名曰枫木①。枫木，蚩尤所弃其桎梏，是为枫木。

① 枫木：郭璞注《山海经》云："蚩尤为黄帝所得，械而杀之，已摘弃其械，化而为树也。"郝懿行《笺疏》云："案《尔雅》云'枫，欇欇'，郭《注》云：'枫树似白杨，叶圆而歧，有脂而香，今之枫香是。'《广韵》引此《经》云：'变为枫木脂入地，千年化为虎魄。'此说恐非也。虎魄，松脂所化，非枫也。又引孙炎云'欇欇生江上，有寄生，枝高三四尺，生毛，一名枫子，天旱以泥泥之即雨'。《南方·

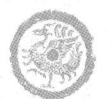

草木状》云：'五岭之间多枫木，岁久则生瘤瘿，一夕遇暴雷骤雨，其树赘暗长三五尺，谓之枫人'。《述异记》云：'南中有枫子，鬼木之老者，为人形。'然则枫亦灵怪之物，岂以其蚩尤械所化，故与郭注摘弃之，摘当为擿字之伪也。"《艺文类聚》卷89引《山海经》曰："黄帝杀蚩尤，弃其械，化为枫树。"《离骚·招魂》："湛湛江水，上有枫。"王瓘《广轩辕本纪》云："黄帝杀蚩尤于黎山之丘，掷其械于大荒之中，宋山之上，其械化为枫木之林。"《尔雅》"枫，欇欇"，郭注云："天风则鸣故曰欇，欇树似白杨，叶圆而岐，有脂而香。"《说文解字系传通释》云："枫木厚叶弱枝，善摇，一名欇。锴曰，今人谓其上瘤为欇，欇遇风雨则长，或三四尺，亦曰枫人。"《晋宫阁名》："华林园枫香三株。"

枫的药用：《唐本草》云："枫树皮，味辛平，有小毒，主水肿，下水气，煮汁用之。枫香脂，味辛、苦、平，无毒。主瘾疹、风痒、浮肿、齿痛，一名白胶香。"《本草拾遗》云："枫皮性涩，止水痢。"

枫的形态：《南方草木状》云："枫香树，子大如鸭卵，二月花发，乃连著实，八九月熟。"《唐本草》云："枫树高大，叶三角，商洛之间多有，五月斫树为坎，十二月采指。"

按：枫为金缕梅科植物枫香树 Liquidqmbas taiwaniana Hance epith mut. 枫树入秋叶红可爱。俗称的枫树，除本种植物外，亦指槭树科的槭属树木而言。槭树叶入秋亦变红，但槭树果实是翅果，而枫树果实为集合果，球形，有刺，中药称之为路路通，有利尿、消水肿作用。

238 嘉谷

大荒南经：有小人名曰焦侥之国，几姓，嘉谷[①]是食。

① 嘉谷：指谷中之优良者，《诗·大雅》云："荓厥丰草，种之黄茂。"《毛传》云："黄，嘉谷也。"孙疑达疏："谷之黄色者，唯黍、稷耳。黍、稷，谷之善者，故云'黄，嘉谷也'。以黍、稷为民食之主，故举以为言。"

按：古代所讲的嘉穀，是指黍、稷而言。

239　苣

大荒南经：大荒之中维宜苣①是食。

① 苣：苣的同名异物很多，本条"苣"拟释两种植物，即粟与苦菜。从本条文义来看，把"苣"释为粟是对的。郭璞注《山海经》引《管子说地所宜》云："其种穋杞黑黍，皆禾类也。"

（一）苣为粟的品种之一：《诗·生民》篇云："维糜维苣。"苣、糜是粟的两个品种，《尔雅》云："虋，赤苗；苣，白苗。"郭璞注云："虋，赤粱粟也；苣，白粱粟也。"《说文》云："苣，白苗，嘉谷。"按郭璞注《尔雅》所云，苣即白粱粟。

白粱米的药用：《名医别录》云："白粱米，味甘，微寒，无毒。主除热，益气。"

白粱米的形态：《唐本草》注云："白粱，穗大多毛且长。诸粱都相似，而白粱谷粗扁长，不似粟圆也，米亦白而大，食之香美。"

按：白粱应为禾本科植物粟 Setaria italica 粟在古代亦称"禾""稷""谷"，今北方通称"谷子"，去壳名"小米"。粱是粟的特别好的品种，今已无此差别。

（二）苣是苦菜：《诗·大雅》："丰水有苣。"《诗·小雅》云："薄言采苢。"《毛传》云："苢，菜也。"朱熹集注云："苢，苦菜也。"《本草经》云："苦菜，一名荼草。"《唐本草》注云："苦菜，诗云：谁谓荼苦。"《尔雅》云："荼，苦菜。"《说文解字系传通释》云："荼，苦荼也。锴按即今茶茗也，又菜名，今野苦苣也。《诗》曰有女如荼，《周礼》有掌荼下士掌聚荼。《国语》曰："白羽之矰，望之如荼。"《荆楚岁时记》引犍为舍人曰："杏华如荼可耕。"《月令》云："王瓜生，苦菜秀。"《名医别录》云："苦菜，一名游冬。"

苦菜的药用：《本草经》云："苦菜，味苦、寒。主五藏邪气，厌谷，胃痹。"《名医别录》云："疗肠澼，渴，热中疾，恶疮。耐饥寒。"《本草衍义》云："折之白乳汁出，常常点瘊子自落。"

苦菜的形状：《名医别录》云："生山陵道旁，凌冬不死。"陶弘景引《桐君录》云："苦菜，三月生扶疎，六月华，从叶出，茎直黄，八月实黑，实落根复生，冬不枯。"《颜氏家训》按《易通卦验玄图》云："苦菜生于寒秋，经冬历春，得夏乃成，一名游冬。叶似苦苣而细，断之有白汁，花黄似菊。"陆玑《毛诗草木疏》云："苢菜似苦菜也，茎青白色，摘其叶有白汁出，脆，可生食，亦可蒸为茹，青州人谓之苢，西河雁门苢尤美。"

按：苢为苦菜，即菊科植物苦苣菜 Sonchus oleraceus L. 一类植物。苦菜，味苦，性寒。有清热、凉血、解毒作用，能治黄疸、痢疾、血淋、痔疾、肿疖、蛇伤等症。

240　苣

大荒南经：大荒之中，维宜苣①是食。

① 苣：郭璞注《山海经》云："苣，黑黍，今字作禾旁巨。"苣即

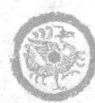

秬，是黍的品种之一。《诗·生民》篇云："天降嘉谷，维秬维秠。"注曰："皆赤黑黍，但其中米异耳。"又《诗》云"秬鬯一卣"，郑氏注云："酿黍为酒，秬如黑黍，秠一稃二米。"《素问·五常政大论》曰："其谷黔秬。"又《气交变大论》云："其谷秬。"《尔雅》云："秬，黑黍。"李巡疏曰："黑黍，一名秬黍，秬即黑黍之大名也。"郭璞注云："汉和帝（公元89—104年）任城（山东济宁）生黑黍，或三四实，实二米。"《吕氏春秋·本味》篇云："伊尹曰南海之秬"，高诱注云："秬，黑黍也。"

黍的药用：《名医别录》云："黍米，味甘、温，无毒。主益气、补中，多食令人烦。"陶弘景云："黑黍名秬，共酿酒祭祀用之。"孟诜云："黍米不得与小儿食之，令不能行，若与小猫、犬食之，其脚便踽曲行不正。"

黍的形态：《说文》云："黍，禾属而粘者也，以大暑而种，故谓之黍。"陶弘景曰："其苗如芦而异于粟粒亦大。"《尔雅翼》云："屈原死，楚人以菰叶裹黍祠之，谓角黍。"

按：苣（秬）为禾本科植物黍 Panicum miliaceum L. 的种子粘者，聚穗，秆上有毛。若种子粘，散穗，秆上无毛，称为稷。黍米能补中益气，止吐逆胃痛、咳嗽、泻痢、小儿口疮。黍茎及根能利尿，消水肿，妊娠尿血，详231"黍"条注。

241 穄

大荒南经：大荒之中，维宜穄①是食。

① 穄：郭璞注《山海经》引《管子·说地所宜》云："其种穄黑

黍,皆禾类也。"《诗·豳风·七月》云:"黍稷重穋,禾麻菽麦。"《诗·鲁颂·閟宫》云:"黍稷重穋,稙稺菽麦。"《毛传》云:"先种曰稙,后种曰稺;先熟曰穋,后熟曰重。"按穋为早熟谷物的统称。

242 朱木

大荒南经:丘山,爰有朱木①,赤枝,青华,玄实。大荒西经:盖山之国,有树,赤皮枝干,青叶,名曰朱木。

《艺文类聚》卷89引《山海经》曰:"昆仑山上有朱树。"

① 朱木:郭璞注《山海经》云:"朱木,或作朱威木也。"按文献所述,朱木很像苏方木。《艺文类聚》卷89引《世说》云:"朱木,松柏属。"《诸蕃志》云"苏木,树如松柏",《山海经》云:"昆仑山上有朱树。"《唐本草》云"苏方木自昆仑来",《山海经》曰:"朱木赤枝,赤皮杆干。"《诸蕃志》云:"苏木,其色红赤,可以染绯紫。"《广西通志》云"苏木枝正赤色",《山海经》曰:"朱木,玄实。"《南方草木状》云:"苏枋树,黑子。"《事物绀珠》云:"苏木,子初青熟黑。"

苏方木药用:《唐本草》云:"苏方木,味甘、咸、平,无毒。主破血,产后血胀闷欲死者,水煮(若)酒煮五两,取浓汁服之效。"

苏方木形态:《唐本草》云:"树似菴萝,叶若榆叶而无涩,抽条长丈许,花黄,子生青熟黑。"徐表《南海记》云:"苏木生海畔,叶似绛,木若女贞。"

按:苏方木为豆科植物苏木 Caesalpinia sappan L. 一类植物。苏木树枝去皮煎液,可入红色染料。树根可制得黄色染料。其干材削为短段，可作药用，治产后瘀阻，自滞经闭，及跌扑损伤，瘀滞作痛等症。

243　柜格之松

大荒西经：西海之外，大荒之中，有方山者，上有青树①，名曰柜格之松②。

① 青树：郝懿行《笺疏》云："案《初学记》卷一引此《经》作'青松'。"

② 柜格之松：疑即松树的一种，详14"松"条注①。

244　百药

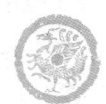

大荒西经：大荒之中，有灵山、巫咸、巫即、巫盼、巫彭、巫姑、巫真、巫礼、巫抵、巫谢、巫罗十巫，从此升降，百药①爰在。

① 百药：是各种药物的泛称。这条经文原是神话的传说，所讲的"百药"当属神话内容，详226"不死之药"注②。

245　白柳

大荒西经：海山，有沃之国，爰有白柳①。《初学记》卷 28 引《山海经》云："大荒西经：决（沃）民之国有白柳。"

① 白柳：疑为杨柳科植物旱柳，按旱柳木材白色。有关柳的介绍，详 87 "柳" 条注①。

246　白木

大荒西经：海山，有沃之国，爰有白木①。

① 白木：郭璞注《山海经》云："树色正白，今南方有文木，亦黑木也。"

按：树色正白的植物很多，如桦木科植物白桦 Betula platyphylla Suk. 一类植物。

247　竹林

大荒北经：卫于山，丘方员三百里，丘南帝俊竹林①在焉，大可为舟。

① 竹林：郭璞注《山海经》云："言舜林中，竹一节，则可为船也。"郝懿行《笺疏》云："案《初学记》引《神异经》云'南方荒中有沛竹，其长百丈，围二丈五六尺，厚八九寸，可以为船'，《广韵》引《神异经》云'篱竹，一名太极，长百丈，南方以为船'。《玉篇》云'箖竹长千丈，为大船也，生海畔'，即此类。"

248　槃木

大荒北经：大荒之中，有山名衡天，有先民之山，有槃木①千里。

① 槃木：郝懿行《笺疏》云："案《大戴礼·五帝德》篇云：'东至于蟠木。'《史记·五帝纪》同，疑即此也。"《说文解字系传通释》云："櫾，槃也。锴按《尔雅》櫾亦桃名也。"

按：槃木亦是《山海经》的神话植物，详255"盘桃"条注①。

249　寻竹

大荒北经：有岳之山，寻竹①生焉。

① 寻竹：郭璞注《山海经》云："寻，大竹名。"郝懿行《笺疏》云："案《玉篇》作箖云：竹长千丈，可以为大船也。"《离骚·七谏》："便娟之条竹。"《汲冢周书》："路人大竹。"注云："路人东方蛮贡大竹。"《本草纲目》云："寻竹可以为舟船。"

疑"寻竹"为禾本科植物毛竹 Phyllostachys pubescens Mazel. 通常高二三丈，大者有高达七八丈，可作栋梁、桅杆等用。

250 若木

大荒北经：大荒之中，洞野之山，上有赤树，青叶赤华，名曰若木①。海内经：南海之外，黑水青水之间，有木名曰若木。

① 若木：郭璞注《山海经》云："生昆仑西附西极，其华光赤下照地。"《文选·月赋》注引《山海经》云："若木，日之所入处。"《楚辞·离骚》："折若木以拂日兮。"王逸注云："若木在昆仑西极，其华照下地。"《淮南子·坠形训》："若木在建木西，末有十日，其华照下地。"高诱注云："若木端有十日，状如莲华。"晋张载《安石榴赋》云："似西极之若木，譬东谷之扶桑。"晋张协《安石榴赋》云："脖绎采于扶桑，接朱光于若木。"

按：若木亦是古人心目中的神树，和扶桑相似，扶桑是东极的大树，若木是西极的大树。

251 黍

大荒东经：有芶国黍食，有司幽之国食黍。有黑齿之国，姜姓黍食，有国曰玄股黍食。

大荒南经：大荒之中，有不庭之山，姚姓黍食。有季禺之国，颛顼之子食黍。有盈民之国，于姓黍食。有蜮民之国，桑姓食黍。有国曰颛顼生伯服食黍。

大荒北经：有胡不与之国，烈姓黍食。有大人之国，釐姓黍食。有叔歜国，颛顼之子黍食。有毛民之国，依姓食黍。有齐州之山，威姓，少昊之子食黍。西北海外，流沙之东，有国曰中𨐈，颛顼之子食黍。

海内经：有都广之野，爰有膏黍。

①黍：郭璞注《山海经》云："言此国中，惟有黍谷也。"郝懿行《笺疏》云："案芳国盖即涉貊也。《后汉书·乌桓传》云：'其土地宜穄及东墙，今穄似黍而大，即黍之别种也'。《众经音义》引《仓颉》篇云：'穄，大黍也，东方地宜穄黍，故兹篇所记，并云黍食矣。'"

黍在古代是人民生活中的主要粮食之一，《诗·豳风》云："黍稷重穋，禾麻菽麦。"《诗·周颂》云："丰年多黍多稌。"《诗·小雅》云："黍稷稻粱，农夫之庆。"黍与稷在《诗经》中出现的次数很多，说明黍在当时成为民之主食。于省吾《商代的谷类作物》一文，谓殷代甲骨文记黍的有百余见。

《礼记》曰："仲夏之月，农乃登黍。"《说文》曰："以大暑而种，故谓之黍。"《吕氏春秋》曰："饭之美者，南海之秬。"注云："秬，黑黍。"《尔雅》曰："秬，黑黍。"《淮南子》曰："渭水多力而宜黍。"《艺文类聚》卷85引晋嵇含《孤黍赋》曰："余慎终屋之南荣，有孤黍生焉。"

黍米药用：《名医别录》云："黍米，味甘温，无毒。主益气补中，多热，令人烦。"孟诜："黍米性寒，小儿食之令不能行。若与小猫、犬食之，其脚便踢曲行不正。"

黍的形态：陶弘景《本草经集注》云："黍苗如芦而异于粟，粒亦大，今人多呼秫粟为黍，非矣。"《唐本草》云："粘者为秫，不粘者为黍，可食。"《本草纲目》云："稷之粘者为黍，粟之粘者为秫，粳之粘者为糯。"又云："稷与黍一类二种，粘者为黍，不粘者为稷。"胡先骕《经济植物学》云："河北人之区别黍、稷，谓黍稈生而有毛，稷（穄）稈无毛；黍穗聚，而稷穗散。"

黍生长期短：郭义恭《广志》云："三月种者为上时，五月即熟。四月种者为中时，七月即熟。五月种者为下时，八月乃熟。"由于黍生长期短，高寒地区也可种，《孟子·告子下》云："夫貉（地名），五谷不生，惟黍生之。"汉代赵岐注云："貉在北方，其气寒，不生五谷，黍早熟，故独生之也。"

按：黍为禾本科植物黍 Panicum miliaceum L. 一类植物。黍在我国西北、华北各地种植甚广，谷粒供食用或酿酒。

252 扶木

大荒东经：大荒之中，有山名曰孽摇頵羝，上有扶木①，柱三百里，其叶如芥。有谷曰温源谷②。汤谷上有扶木，一日方至，一日方出③。

① 扶木：郝懿行《笺疏》说："扶木，当为榑木。"《淮南子·地形训》云："扶木在阳州，日之所曊（照）。"高诱注云："扶木，扶桑也，在汤谷之南海外。"《说文解字系传通释》："唂，厚怒声，锴曰：东方朔《十洲记》：'扶木，声若牛唂'。"

② 温源谷：郭璞注《山海经》云："温源即汤谷也。"又云："扶桑在上。"郝懿行《笺疏》云："案《说文》云：'日初出东方，汤谷所登，榑桑，叒木也'即此，叒通作若'。李善注《海赋》及注《孙楚为石仲容与孙皓书》引此《经》，并作'旸谷，上有扶木'，其注《欢逝

赋》引此《经》又作'汤谷上于扶桑。郭注云上于，扶桑在上也'，又注枚乘《七发》引此《经》云'汤谷上有扶木。扶木者，扶桑也'，盖亦并引郭注之文。"

③ 一日方至，一日方出：郭璞注《山海经》云："言交会相代也。"

按：以上所注，扶木、榑木皆扶桑的异名，详212"扶桑"条注①。

253 芥

大荒东经：大荒之中，有山，上有扶木，其叶如芥。

① 芥：郭璞注《山海经》云："叶似芥菜。"《齐民要术》引崔寔云："七月、八月种芥。"《尔雅翼》引《左传》云："季邱之鸡斗季氏芥。"

芥的药用：《名医别录》言芥有两条，一条云："芥，味辛，温，无毒。归鼻，除肾经邪气，利九窍，明耳目，安中，久食温中。"另一条云："芥，味苦、寒，无毒，主消渴，止血，妇人瘀，除痹，一名梨，叶如大青。"

芥的形态：《本草经集注》陶弘景注云："芥似菘而有毛。"《唐本草》注云："芥有三种，叶大子粗者，叶堪食；叶小子细者，叶不堪食，其子但堪为齑尔；又有白芥子，粗大白色。"

按：芥为十字花科植物芥菜 *Brassica juncea* (L.) Czern. et coss. 或白芥 *Brassica alba* (L) Boiss 一类植物。

芥的子可供药用：今药用有白芥子、黄芥子两种，药用以白芥子为主，黄芥子大都作调味品用。

按：白芥子之名始见于《唐本草》。《唐本草》注云："白芥子粗大白色如白粱米，甚辛美，从戎中来。"《本草拾遗》云："白芥生太原，如芥而叶白，为茹，食之甚美。"《日华子》云："白芥能安五藏，功用与芥颇同，子烧及服，可辟邪魅。"《开宝本草》云："白芥，味辛、温，无毒，主冷气。色白，甚辛美，从西戎来，子主射工及痓气，上气，发汗，胸膈痰冷，面黄，生河东。"《本草纲目》云："白芥以八九月下种，冬生可食，至春深茎高二三尺，其叶花而有丫，如花芥，叶青白色，茎易起而中空，性脆，三月开黄花，香郁，结角如芥角，其子大如粱米，黄白色，又有一种茎大而中实者尤高，其子亦大，然入药胜于芥子。"

254　百谷

大荒东经：壑明山，爰有百谷。海内经：西南黑水之间，有都广之野……百谷①自生，冬夏播琴②。

① 百谷：郝懿行《笺疏》云："刘昭注《郡国志》引《博物记》云：'扶海洲上有草名蒒，其实食之如大麦，从七月稔熟，民敛获，至冬乃讫，名曰自然谷，或曰禹余粮'。即此之类。杨慎补注云：'《齐民要术》引此作"百谷自生"，云"糵即馨字"，此言非也，糵盖谷字之伪，古无此字。《论衡·偶会》篇云"禄恶殖不滋之糵"是也，其字从殸从禾，不从木。"

按：此处"百谷"，是各种粮食作物的泛称。《诗·周颂》云："率时农夫，播厥百穀。"又云："播厥百穀，实函斯活。"《诗·小雅》云："播厥百谷，即庭且硕。"《诗·豳风》云："亟其乘屋，其始播百谷。"

② 播琴：郭璞注云："播琴犹播殖，方俗言耳。"郝懿行《笺疏》云："案毕氏云'播琴，播种也'。《水经注》云'楚人谓冢为琴。冢、种声相近也'，今按毕说是也。又刘昭注《郡国志》'鲖阳'引《皇览》曰：'县有葛陂乡城东北有楚武王冢，民谓之楚武王岑'。然则楚人盖谓冢为岑。岑、琴声近。疑初本之岑形声伪转为琴耳。"

毕氏即清初毕沅，所引《水经注》见于卷21《汝女》云："鲖阳：县有葛陵城……城之东北有楚武王冢，民谓之楚王琴。"

刘昭引的《皇览》即魏刘劭、王象、桓范等集撰的《皇览》，该书隋唐后已失传。《史记·楚世家》集解引《皇览·冢墓记》云："楚武王冢，在汝南郡鲖阳县（今河南新蔡东北）葛陂乡城东北，民谓为楚王岑。"

原来楚人称冢为琴，冢声同种，岑声同琴，所以播种名播琴，这是楚国方言。所以郭璞说："播琴犹播殖，方俗言耳。"由于《山海经》文中挟有楚国方言，这也提示《山海经》作者很可能是楚国人。

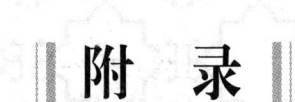

附一 《山海经》植物佚文补遗

下列植物药名，不见于今本《山海经》，而是从其他书转引《山海经》文中摘录的。

255　盘桃（大桃树）
256　干腊
257　木香
258　丁香
259　零陵香
260　益智子
261　櫄木
262　毒草

255　盘桃（大桃树）

王充《论衡·订鬼》篇引《山海经》云："沧海之中，有度朔之山，上有大桃木，其屈蟠三千里，其枝间东北曰鬼门，万鬼所出入也，上有二神人，一曰神荼，一曰郁垒，主阅领万鬼。恶害之鬼，执以苇索，而以食虎，于是黄帝乃作礼，以时驱之，立大桃人门户，画神荼，郁垒与虎，悬苇索，以御凶魅。"

《艺文类聚》卷86引《山海经》曰："桃树屈蟠三千里。"

《初学记》卷28引《山海经》云："东海有山，名度索山，有大桃树，屈盘三千里，曰盘桃。"

① 盘桃：或名大桃树，或称大桃木，是神话植物。

关于大桃木的神话传说，古书多有记载。有些书所记并未注明出于《山海经》，兹摘录如下：

汉代应劭《风俗通义》卷8"桃梗"条云："谨按黄帝书上古之时有荼（神荼）与郁垒昆弟二人，性能执鬼，度朔山上，章桃树下，简阅百鬼无道理，妄为人祸害，荼与郁垒缚以苇索，执以食虎，于是县官常以腊除夕饰桃人乘苇茭画虎于门，皆追效于前事，冀以卫凶也。桃梗，梗者更也，岁终更始受介祉也。"《本草纲目》卷38"桃符"条引《风俗通》部分同此。

北魏贾思勰《齐民要术》卷十"桃"条云："汉旧仪曰：'东海之内，度朔山上，有桃屈蟠三千里，其卑枝间东北鬼门，不鬼所出入也，上有二神人，一曰神荼。二曰郁垒，主领万鬼，鬼之恶害人者，执以苇索以食虎，黄帝法而象之，因立桃梗门户上，画神荼郁垒，持苇索

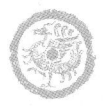

以御凶鬼，画虎于门，当食鬼也。"《太平御览》卷 967 载《汉旧仪》引《山海经》文同此。

此外，刘昭注《后汉书·礼仪志》引《山海经》文、《史记·五帝纪》注《海外经》文、李善注陆玑《挽歌诗》引《海外经》文皆大同小异。

《玉烛宝典》："户上着桃板辟邪，取《山海经》神荼、郁壘居东海蟠桃树主领众鬼之义。"《庄子》云："插桃枝于户，而鬼畏之。"

256　干腊

《初学记》卷 28 引《山海经》云："云山之上，其实干腊①。"

① 干腊：郭璞注云："腊，干梅也。"陆玑《诗疏》云："梅，杏类也。曝干为腊。"

按："腊"，即是干梅，详 170 "梅"条注①。

郝懿行《山海经订伪》云："今案中次十二经，有云山，无此文。"

257　木香

李珣《海药本草》引《山海经》云："木香，生东海昆仑山。"

① 木香：《本草经》云："木香，味辛。主邪气，辟毒疫温鬼，强志，主淋露，久服不梦寤魇寐。"

《名医别录》云："木香,温,无毒。主疗气劣,肌中偏寒,主气不足,消毒,杀鬼毒、精物、温疟、蛊毒,引药之精,轻身致神仙,一名蜜香。"

陶弘景《本草经集注》云："此即青木香也。永昌不复贡,今皆从外国船上来,乃云大秦国。以疗毒肿,消恶气,有验。"

《唐本草》注云："此有二种,当以昆仑来者为佳,出西胡来者不善。叶似羊蹄而长大,花如菊花,其实黄黑。"《隋书》云："樊子盖为武威太守车驾西巡,将入吐谷浑（青海及四川松潘县一带）,子盖以彼多瘴气,献青木香以御雾露。"肖炳玄："青木香功用与此同。又云昆仑船上来,形如枯骨者良。"《南州异物志》云："青木香出天竺,是草根,状如甘草。"《诸番志》云："木香出大食麻啰扶国,施曷奴发亦有之,以状如鸡骨者为上。"《蜀本草》云："今苑中种之,花黄,苗高三四尺,叶长八九寸,皱软而有毛。"

苏颂《本草图经》云："木香生永昌山谷,今惟广州舶上来,根窠大类茄子,叶似羊蹄而长大,花如菊,实黄黑。亦有叶如山芋,而开紫花者,不拘时月,采根芽为药,以其形如枯骨者良,江淮间亦有此种,名土青木香。"

按：苏颂所云,木香有二种：一种是"根窠类茄子,叶似羊蹄而长大,花如菊",此即今日菊科植物各种木香,如广木香（云木香）、川木香、土木香等。另一种"叶子芋,而开紫花者",此即今日马兜铃科植物青木香。《诸悉志》所云："树如中国丝瓜。"亦可能是马兜铃科植物青木香。陈承《别说》云："《图经》所载广州一种,乃是木类,又载滁州、海州者乃马兜铃根。"

按：古代所讲的木香,包括两种科属植物,一是菊科植物各种木香,如广木香 *Saussurea lappa clarke* 等一类植物,一是马兜铃科植物青木香 *Aristolochia debilis* Sieb. et Zucc. 一类植物。

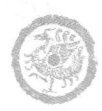

258 丁香

《海药本草》云:"按《山海经》云'生东海及昆仑国'。"

① 丁香:陈藏器《本草拾遗》云:"丁香及其母丁香主发变白,以生姜汁研,拔去白发,涂孔中即异常黑也。"《药性论》云:"丁香臣,能主冷气腹痛。"《蜀本草》注云:"母丁香击之则顺理,而折两向,疗呕逆甚验。"《开宝本草》云:"丁香,味辛,温,无毒。主温脾胃,止霍乱、擁胀、风毒诸肿,止疳䘌,能发诸香。其根疗风热毒肿。生交广南番,二月八月采。"

丁香树形态:苏颂《本草图经》曰:"丁香木类桂,高丈余,叶似栎,凌冬不凋,花圆细黄色,其子出枝蘂上,如钉子,长三四分,紫色,其中有粗大如山茱萸者,谓之木丁香,二月、八月采子及根。"《海药本草》云:"二月、三月花开紫白色,至七月方始成实,大者如巴豆为之母丁香,小者实为之丁香。"

丁香为桃金娘科植物丁香 Syzygium aromaticum (L.) Merr. & Perry. 的花蕾。

按:丁香树原产于非州,广栽于亚州热带地区,我国广东各地均有栽培。《开宝本草》云:"丁香生交广南蕃。按广州送丁香图树,高丈余,叶似栎、叶,花圆细黄色,凌冬不凋。"在《山海经》时代,我国是否已有丁香树,是个疑问。今本《山海经》没有"丁香"的记载。不知李珣《海药本草》根据什么版本援引的。

259 零陵香

《海药本草》云:"谨按《山海经》生广南山谷。"

① 零陵香:即"薰草"的异名,详30"薰草"条注。

260 益智子

《开宝本草》云:"按《山海经》云'生昆仑国'。"

① 益智子:《南方草木状》云:"益智子如笔毫头,长七八分。二月花连著实,五六月熟,味辛,杂五味中芬芳,亦可盐曝。出交趾、合浦。建安八年(203年),交州刺史张津尝以益智子粽饷魏武帝。"

《异物志》云:"益智类薏苡,实长寸许,如枳椇子,味辛辣,饮酒食之佳。"

《齐民要术》云:"益智子㿦涎秽。"顾微《广州记》云:"益智叶如襄荷,茎如竹箭,子从心出,一枝有十子,子肉白滑,四破去之或外皮,蜜煮为粽,味辛。"

陈藏器《本草拾遗》云:"益智子,止呕哕。《广志》云'叶似襄荷,长丈余。其根上有小枝,高八九尺,无叶萼,子丛生,大如枣,中瓣黑皮白,核小者名益智'。含之摄涎秽,出交趾。"

《开宝本草》云:"益智子,味辛、温,无毒。主遗精虚漏,小便余沥,益气安神,补不足,安三焦,调诸气。夜多小便者,取二十四

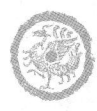

校碎，入盐同煎服，有奇验。"

苏颂《本草图经》云："益智子生昆仑国，今岭南州郡往往有之。叶似蘘何，长丈余，其根旁生小枝，高七八寸，无叶，花萼作穗生其上，如枣许大，皮白，另人黑，人细者佳，含之摄涎唾，采无时，卢循为广州刺史，遗刘裕益智粽，裕答以续命汤，是此也。"

按：益智子是姜科植物益智 *Alpinia* SP. 种仁。味辛温，暖肾，缩小便，温脾，摄唾涎，止泄泻，治脘腹冷痛，遗尿，尿有余沥，遗精，多唾，泄泻等痫。

261　檽木

《广韵》四十七寝沈纽下云："檽，木名。《山海经》云：'煮其汁，味甘，可为酒'。"

262　毒草

韩鄂《岁华纪丽》引《山海经》云："狼山多毒草①，盛夏鸟过之，不能去。"

① 毒草：是有毒植物的泛称。

附二 《山海经》植物逸文补遗

诸书引《山海经》植物逸文，不见于今本《山海经》，已知有 8 条，郝懿行《山海经订伪》记有 5 条，笔者补遗 3 条，兹分别介绍如下：

1. 大桃木：《论衡·订鬼》篇引《山海经》云："沧海之中，有度朔之山，上有大桃木，其屈蟠三千里，其枝间东北曰鬼门，万鬼所出入也。上有二神人：一曰神荼，一曰郁垒，主阅领万鬼。恶害之鬼，执以苇索，而以食虎。于是黄帝乃作礼以时驱之，立大桃人门户，画神荼、郁垒与虎，悬苇索以御凶魅。"

郝懿行注云："案所引与《后汉书·礼仪志》注文字小异，故录之。"

2. 櫇木：《广韵》47 寝沈纽下云："櫇，木名。《山海经》云'煮其汁，味甘，可为酒'。"

3. 乾腊：《初学记》卷 28 引《山海经》云："云山之上，其实干腊。"郭注云："腊，干梅也。"郝懿行疏云："今案中次十二经，有云山，无此文。"

4. 毒草：韩鄂《岁华纪丽》引《山海经》云："狼山多毒草，盛夏鸟过之，不能去。"

5. 木香：李珣《海药本草》引《山海经》云："木香生东海昆仑山。"

以上 5 条为郝氏所录，笔者续补 3 条如下：

1. 零陵香：李珣《海药本草》引《山海经》云："零陵香生广南山谷。"（见《证类本草》卷 6）

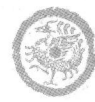

2. 丁香：李珣《海药本草》引《山海经》云："丁香生东海及昆仑国。"见《证类本草》卷12）

3. 益智子：马志等《开宝本草》引《山海经》云："益智子生昆仑国。"（见《证类本草》卷14）

以上3条皆不见于今本《山海经》。

又文中"桃木"的传说，亦见录于《风俗通义》卷8"桃梗"条，《齐民要术》卷10"桃"条，《本草纲目》卷38"桃符"条，《艺文类聚》卷86"桃"条，《初学记》卷28"桃"条，《太平御览》卷967所引《典术》等书中。

附三 《山海经》研究资料

一、《山海经》概述

《山海经》包括山经、海经、大荒经三个部分，山经又按南、西、北、东、中次序分卷，除此尚有一卷称海内经。该书的主要内容记载地理、物产、动物（鸟、兽、虫、鱼）、植物（草、木）、矿物（金、银、铜、铁、玉、石）、医药、氏族、民情习俗、祭祀以及传奇神怪小说等，内容庞杂，牵涉面较广。研究古代各种历史，都有参考价值。

《山海经》何时何人所作不详，书名最早见于《史记·大宛传》，但未言何人所作，西汉刘歆曾校过此书，他在《上山海经表》中说"校秘书太常属臣望所校《山海经》，凡三十二篇，今定为十八篇……禹别九州，任土作贡，而益等类物善恶，著《山海经》。"按刘歆所说，《山海经》是夏禹、伯益所作。王充《论衡·别通》篇、赵煜《吴越春秋》亦认为是禹、益所作，《水经注》亦云大禹所著。《博物志》云："太古书今见存有《神农经》《山海经》。"

清乾隆四十六年（1781年）毕沅作《山海经》新校正序云："《山海经》作于禹、益，述于周秦，其学行于汉，明于晋，而知之者魏郦道元也。近人张心徵《伪书通考》（1957年商务版第668～703页），认为《山海经》不是禹、益所作，而是先秦甚至秦汉以后的作品。因为禹、益时代不可能产生这样卷帙浩繁的巨著。禹、益时代人民活动地区，主要在黄河流域，而书中却有长江流域，甚至长江以南的资料。从产物上看，书中很多地方讲引出产铁，铁在春秋时才有，大量使用还在战国，因此有人认为此书产生于战国期间，其中有后人增添资料。

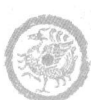

由于《山海经》记载地理资料较多，后魏郦道元注《水经》时，大事引用《山海经》资料，将近80次之多。

又由于《山海经》记载药物亦很多，历代本草学家，引用《山海经》资料有100余处。

根据清毕沅新校《山海经》的本子统计，全书中记载实物名称，共有739种，其中言明医药功用的实物有139种，在这139种名物中，其名称、主治、功用、使用方法、治疗术语等，均与《神农本草经》不同。在用药方法上有佩、服、食、席、浴、养、涂等法，后世本草多言"服食"，很少用"席""养"等方法。

有关《山海经》中药物主治功用概况，另撰文述之（详见下文）。

二、《山海经》的药物考察

统计《山海经》全书中记载实物名称，共有739种，其中言明医药功用的实物有139种，在这139种名物中，其名称、主治、功用、使用方法、治疗术语等，均与《神农本草经》不同。在用药方法上有佩、服、食、饮、席、浴、养、涂等法，后世本草多言"服食"，很少用"席""养"等方法。

例如：薰草，佩之已疠；鬼草，服之不忧；杜衡，食之已瘿；帝台之浆水，饮之者不心痛；溪边，席其皮不蛊；黄雚，浴之已疥；朏朏养之可以已忧；流赭以涂牛马无病。

《山海经》的药物，分散在各篇文句之中，都是孤立的，彼此无联系，毫无系统可言。这些零散的药物，可以说是本草的萌芽，犹如万里长江源头的涓滴一样。

《山海经》中药物功用大都是一物有一种功用，少数者，一物有两种功用。

例如杜衡，既可已瘿，又可走马；植楮可以已癙，食之不眯；肥遗，食之已疠，可以杀虫。

《山海经》中对有些药物功用也有一些解释。例如沙棠能御水，因为沙棠体轻；䔄草服之媚于人，是因䔄草为帝女的化身。

为了研究方便，本文将《山海经》中零散的药物，按功用归类如下。

（一）有预防功用的药物

《山海经》讲预防，不用"防"字，多用"无""不""御"等字，此与后世本草中所用主治中的述语不相同。兹按其预防功用，列举如下：

1. 预防内科病

巴蛇（纲目引作蚺蛇）君子服之，无心腹之疾。

箴鱼，食之无疫疾。

青耕，可以御疫。

育沛，佩之无瘕疾。

三足龟，食之无蛊疫。

亢木，食之不蛊。九尾狐，食者不蛊。

溪边，席其皮不蛊。帝台之棋服之不蛊。

鳛鳛鱼，食之不瘅。疟木，食之不疟。

2. 预防外科病

赤鱬，食之不疥。鳡鱼，食之不疣。

鲑，食之无肿疾。虎蛟，食者不肿。

鰧鱼，食之不痈。鹘鸰，食之不疽。

无条，服之不瘿。

3. 预防自然灾害

沙棠，可以御水。

丹木、窃脂、鳛鳛鱼、蚢、鸓、螐渠、鸰鸰等，皆可以御火。

䑏疏，可以避火。鹜雉，养之禳火灾。

牛伤、飞鱼、䱱鱼可以御兵。

灌、帝屋、孟槐、天狗、鹘鸰、冉遗鱼可以御凶。

瑾瑜玉，君子服之，以御不详、白玉髓以御不详（纲目 616 页引）。

（二）有治疗功用的药物

《山海经》讲治疗，不用"治"字，多用"已"或"为"，此与后世本草中所用主治的述语全不相同。兹按主治类别分述如下：

1. 治内科病的药物

胐胐，养之已忧。鯈鱼，食之可以已忧。

白䳌，食之已风。

荣草，食之已风。土茯苓，食之已风。

领胡，食之已狂。文鳐鱼，食之已狂。鮨鱼，食之已狂。

白鵺，可以已瘿。

鹭鹊，食之已暍。

箨，可以已瞢。

鳡鱼，食之已痴疾。

鮹鱼，食之已呕。

草荔，食之已心痛。

嚻，食之已腹痛。

㺉，可以为腹病（为即治）。

飞鱼，食之已痔。嚻，可以止痔。

沙棠果，食之郤水病。

羊桃，可以为皮胀（为即治）。

肥遗，食之已疠。珠蟞鱼，食之无疠。

薰草，佩之可以已疠。嚻酸，食之已疠。

丹木，食之已瘅。蕫，服之已瘅。

苦辛，食之已疟。

焉酸，可以为毒（为即解）。

2. 治外科病的药物

何罗鱼，食之已痈。三足鱼，可以已肿。

黎，可以已疽。

天婴，可以已瘗。

栎，食之已痔。虎蛟，食之已痔。飞鱼，食之已痔。

植楮，可以已瘘。

䲃鱼，可以为瘘（为即治）。

杜衡，食之已瘿。䖪，食之已瘿。

鳏鱼，食之已疣。鳙鱼，食之已疣。

豪鱼，可以已白癣。修辟，食之已白癣。

䑕，食之已疥。黄雚，浴之已疥。

文茎，可以已聋。彫棠，食之已聋。

白䳠，食之已嗌痛。

（三）有其他功用

1. 有兴奋功用的药

鮀鱼，食者不睡。鷩鸺，食之无卧。

人鱼，食之无病疾。旋龟，佩之不聋。

茵草，食之不愚。枥木，食之不忘。

灌灌，佩之不惑。䑕，食之使人不惑。蒙木，服之不惑。

䓞草，服之不眯。迷谷，佩之不迷。

植楮，食之不眯。耳鼠，食之不眯。

蛊蚳，食之不眯。鸰鸚，服之不眯。

当户，食之不眴目。

2. 有抑制作用药物

鲨鱼，食之不骄。灵猫，食之不妒。

黄鸟，食之不妒。类，食之不妒。

㭉木，服者不妒。鬼草，服之不忧。

帝休，服者不怒（怒纲目引作愁）。

文鳐鱼，食之已狂。獜，食者不风。

鹆鹆，服之使人不厌。

犐记，佩之不畏。

飞鱼，服之不畏雷。独足鸟（纲目引名作橐蜚）服之不畏雷。

3. 有强壮作用的药

怀木，食之多力。

嘉果，食之不劳。白䓘，可以释劳。

宾草（纲目作蔨），食之已劳。

祝余、丹木、鹒鸲，食之不饥。

白䓘，食者不饥。猩猩，可以辟谷。

蓟柏，服者不寒。

沙棠，食之使人不溺，狌狌，食之善走。

鸡谷，食者利于人。

4. 有增强美容作用的药物

荀草，服之美人色。

葌草，服之媚于人。

5. 有利于延续种族的药物

无名木，食之宜子孙。鸰，食之宜子孙。蜀鹿，佩之宜子孙。

猿，服之不夭。

6. 有避孕功用的药物

骨容，食之使人无子。

黄棘，服之不字（字即孕）。

7. 毒人药

师鱼、鯆鯆鱼，食之杀人。

8. 解毒药

焉酸，可以为毒（为即解）。

耳鼠，可以御百毒。

9. 杀鼠：礜石、无条，可以毒鼠。

10. 杀虫：肥遗，可以杀虫。

11. 毒鱼：莽草、芒草，醉鱼草（纲目引名作荨苎）、茇，可以毒鱼。

12. 兽医药

流赭，以涂牛马无病（"流赭"：《纲目》引作"代赭"）。苣，可以服马。

杜衡、无名草可以走马。

駮，是食虎豹。

13. 其他

山𰻞，见则天下大风。

凤凰，见则天下安宁（纲目引）。

（四）治疗病种不明的药物

旋龟，可以为底。

𬸍鸟，食之已垫。

鹕鹕，可以已寓。

羬羊，其脂可以已腊。

黄𦬸，可以已肘。

牛伤，服者不厥。

嘉榮，服之者不霆。

天楄，服之不哽。

茈鱼，食之不糠。

鸧鹠，食之不𤺴。

三、《山海经》和《神农本草经》的比较

《山海经》是我国古代各科汇编的文献，它记载了我国古代地理、动物、植物、矿物、医药、氏族、民情习俗、祭祀、小说以及传奇神怪等。内容庞杂，涉及面很广。研究我国古代自然科学史，有重要参考价值。

《山海经》和《神农本草经》都是我国较早的古书，晋代张华《博

物志》云:"太古书,今见存者,有《神农经》(指本草经)和《山海经》。"

《山海经》记载动物、植物、矿物品名739种。其中有139种讲到医药功用,在这139种中,有44种和《神农本草经》药物相近或相同。后世作《本草经》药物注解时,都引用《山海经》资料来注释。兹将唐慎微《证类本草》(简称证类)、李时珍《本草纲目》(简称纲目),孙星衍《神农本草经》(简称孙本)等所引《山海经》资料作为《本草经》药物注解者,摘录如下:

丹砂 《山海经》云:丹粟,粟砂。(孙本第3页)

雄黄 西山经云:高山,其下多雄黄。(孙本第59页)

空青 曾青,西山经云:"皇人之山,其下多青。郭璞云:空青、曾青之属。(孙本第7页)

硝石 北山经云:京山,其阴有玄硝。(孙本第6页)

慈石 北山经云:灌题之山,其中多磁石(孙本第60页)

矾石 时珍引《山海经》云:女床之山,其阴多涅石。郭璞注云:矾石也。(纲目第706页)

礜石 时珍引西山经云:皋涂之山有白石,其名曰礜,可以毒鼠。(纲目第671页)

青琅玕 苏颂引《山海经》云:崐崙山有琅玕。(纲目第617页,证类第132页)

代赭 苏颂引《山海经》云:西山经石脃之山,其阴灌水出也,而北流于愚水,其中有流赭,以涂牛马无病。(纲第663页,证类第128页)

白垩 苏颂引《山海经》云:大次之山,其阳多垩。又,北山经:天池之山,其中多黄垩。又中山经葱聋之山,其中有大谷多白、黑、青、黄垩。(纲目第576页,证类第132页)

戎盐 北山经云:景山南望盐贩之泽。(孙本第98页)

蘼芜 《山海经》云:臭如蘼芜。(孙本第26页,证类第213页,

纲目第 787 页）

白芷 西山经云：号山，其草多药䔆。郭璞云：药，白芷。䔆，香草。（孙本第 68 页）

芎䓖 西山经云：号山，其草多芎䓖。（孙本第 25 页）

络石 西山经云：上申之山多络石。（孙本第 26 页）

乌韭 西山经云：萆荔，状如乌韭。（孙本第 112 页）

紫草 《山海经》云：劳山多茈草。郭璞云：一名紫芙，中染紫也。（孙本第 70 页）

通草 中山经云：升山其草多寇脱。（孙本第 64 页）

狼毒 中山经云：大騩之山有草焉，其状如蓍而毛。青华而白实，其名曰狼，服之不夭，可以为腹病。（孙本第 110 页）

术 中山经云：首山草多术。（孙本第 13 页）

麦门冬 中山经云：青要之山是多仆累。（孙本第 17 页）

天门冬 《山海经》云：条谷之山，其草多芍药，门冬。（证类第 147 页）

署预 《山海经》云：景山北望少泽，其草多薯蓣（音同署预）。（证类第 160 页，纲目第 1223 页）

石龙刍 时珍引《山海经》名龙条。（纲目第 889 页）

芫花 《山海经》云：首山，其草多芫。（纲目第 991 页）

细辛 时珍引《山海经》云：浮戏之山多少辛。（纲目第 786 页）

藁本 《山海经》名藁茇。（纲目第 799 页）

莽草 《山海经》名芒草。（纲目第 994 页）

芍药 北山经云：绣山，其草多芍药。（孙本第 65 页）又《山海经》云："条谷之山，其草多芍药。"（证类第 147 页天门冬条下图经引）

秦椒 北山经云：景山多秦椒。（孙本第 81 页）

木香 李珣引《山海经》云：生东海崑崙山。（证类第 160 页，按李珣所引"《山海经》云"，系后人注文，非《山海经》原文）

女贞实 苏颂引《山海经》云：太山多桢木，桢木即女贞。（证类

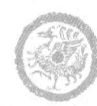

第306页，纲目第1447页）

楝实 中山经云：其实如楝，（孙本第116页）

栾华 《山海经》云：云雨之山，有木名栾。黄本赤枝青叶。（孙本第119页）

桑上寄生 中山经云：龙山上多寓木。（孙本第42页）

桂 南山经云：招摇之山，多桂。（孙本第38页）

郁李 时珍曰：郁，《山海经》作栯。（纲目第1445页）

鸡头 《山海经》祠鬼神皆用雄鸡。（纲目第1670页）

羚羊 《山海经》作羬。（纲目第1773页）

犀 《山海经》有白犀。（纲目第1767页）

鼺鼠 《山海经》云：耳鼠状如鼠，兔首、麋耳，以其尾飞，食之不眯。（纲目第1689页）

蛇蜕 中山经云：来山多空夺。郭璞云：即蛇皮脱也。（孙本第122页）

石蜜 中山经云：平逢之山多沙石，实惟蜂蜜之庐。（孙本第48页）

蛞蝓 苏敬引《山海经》云：貐，龙身，人面，音如婴儿，食人兽。（证类第432页。按《唐本草》注，苏敬把蛞蝓当作兽，其余各种本草皆作虫类）。又孙行衍引中山经云：青要之山多仆累。（孙本第89页）

《山海经》注明医疗功用有139种药，在这139种药物中，同《神农本草经》相似或相同的药名，只有上述44种，若把两本书比较一下，有很多不同点，兹分别介绍如下：

（一）《山海经》的物品和《神农本草经》的药品暗合的很少。

《山海经》中记载名物有739种，而各家《神农本草经》注文引用《山海经》资料只有44处，《神农本草经》载药物是365种，那就有321种药物不见于《山海经》的物品中。这就提示《神农本草经》的药物，大都是在《山海经》以后为人们所发现其医疗功用的。从《神农本草经》注文引用《山海经》44个药物来看，有下列几个特点：

1. 名称大都不相同：在这44个药物中，除掉雄黄、芍药、芎藭、蘪芜、秦椒、乌韭等名称相同外，其余名称皆不相同。

2. 功用不明：《本草经》注文所引的 44 个药物，除掉矾石、代赭、狼毒、䑕鼠、莽草 5 个药在《山海经》中注明功用外，其余 39 个药物，在《山海经》中均未注明功用。

3. 所讲的功用对不上号：《本草经》注文所引《山海经》资料，言明有医疗功用只有上述 5 个药。可是这 5 个药在《山海经》中所注明功用，和《本草经》中所讲的功用全对不上号。例如《山海经》说：代赭，涂牛马无病；狼毒，服之不夭，可以为腹病；䑕鼠，食之不眯。这些功用，在《本草经》中皆无。

（二）药物来源与《神农本草经》不同

《山海经》的药物有 139 种，其中动物 76 种，植物 55 种，矿物 5 种，另有类别不详者 3 种。《神农本草经》载药 365 种，植物药 252 种，动物药 67 种，矿物药 46 种。

在《山海经》中，以动物药最多，而《神农本草经》中以植物药最多。前者说明在《山海经》时氏，人民尚未完全摆脱游牧生活。而在《神农本草经》时氏，人民却以农业生活为主了。

（三）药物分类不同

《山海经》中所言药物主治功用，是分散的，并没有分类的迹象，纯属自然状态，而《神农本草经》中的药物有上中下三品的分类。

（四）理论有不同

《山海经》中的药物主治，只讲简单的使用方法，纯属原始状态。

《神农本草经》中的药物，有君、臣、佐、使配伍、七情合和、四气、五味等理论。

（五）主治病名多寡不同

《山海经》中药物主治病名只有数种，而《神农本草经》药物主治病名有 170 多种。

（六）治疗术语不同

《山海经》中药物治疗，不言"治"，多简称"为""已"（西汉时

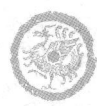

多用已，如《淮南子》云"鸡头已瘘"）等字。在预防方面，亦不言"预防"，而用"不""无"，或"御"等字。

（七）药物使用方法不同

《山海经》中药物使用方法有食、饮、服、席、佩、涂、浴、养等用法。

（八）制剂的有无

《山海经》中药物，没有讲到炮灸和制剂，但是《神农本草经》有炮灸和制剂。

（九）掺杂神仙思想有无

《山海经》药物功用是表现医药原始状态，并没有讲到久服延年神仙的话。而《本草经》掺杂道家思想，很多药物杂有"久用延年益寿，不老神仙"等语。

根据上述资料看，《山海经》中的药物，是表现医药原始状态，不及《本草经》药物内容完备而系统，《山海经》的出现要比《本草经》更早，更原始。

四、《山海经》与《五十二病方》

1979年11月，文物出版社出版了《五十二病方》（以下简称《病方》）。关于《病方》成书年代，该书所附第三篇论文，已做了考证，谓《病方》抄写时间不晚于秦汉之际。同时也指出成书年代早于《黄帝内经》，笔者将《山海经》与《病方》有关医药的内容做一对照，作为研究《病方》成书年代的参考。

（一）从医巫斗争剧烈的程度，来看《病方》成书的年代

《中国医学史》（北京中医学院主编，1978年上海科技版，第10页）云："春秋时期，在医学领域中，也是医与巫剧烈斗争时期。"《病方》中虽有巫术祝由治法，但在全书中占的比例不大。《病方》载方283首，应用祝由治病之方29首，占全方10%左右。从整体来讲，本

书治病，主要是以医药为主的，并不像春秋时期，医与巫处在均衡剧烈斗争的局面，这就提示《病方》成书时代，在春秋以后，应在战国年代。

（二）从《病方》与《山海经》的关系，来探讨《病方》成书的年代

按：《山海经》以记山、川为主，在记述山、川的同时，也附记些物产、医药等内容。但所记医药资料是零星分散的，不像《病方》所记很集中，很系统。由于《山海经》是记载山脉河流为主的专书，不是医药专书，那就不能强求一致了。

《病方》与《山海经》所记内容重点虽然不同，但是两书所用的词汇和术语是极其相似的，从它们所用词汇与术语的共性，可以看出《病方》与《山海经》在成书年代有相连的关系。现在把两书所用的词汇及术语择录部分内容比较如下：

1. 两书所记病名相同的很多。如《病方》有疥、疣、痔、蛊、嗌痛、痈、疽、肿……等病名。而《山海经》同样有记载。如：条，食之已疥。滑鱼，食之已疣。栎，食之已痔。亢木，食之不蛊。白鹞，食之已嗌痛。天婴，可以已痤（痈）。黎，可以已疽。三足龟，可以已肿。

2. 两书所记药名相同的亦很多，如甘草、黄芪、术、芍药、蘼芜、椒、桂、朴、梓、柞、榆……等，两书都有记载。

3. 两书所记治疗术语相同的亦很多。

① 把病治好，两书皆称为"已"。

《病方》第113页云："令痈肿者皆已。"第123页："久疕不已，乾刭灶，溃以傅之，已。"

《山海经》云："苦辛，食之已疟。""丹木，食之已瘅。"

② 两书称服药为食。

《病方》第28页："汁、滓皆索，食之自恣。"

《山海经》云："彤棠，食之已聋。""杜衡，食之已瘿。"

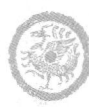

③ 两书称喝药汤为饮。

《病方》第 89 页:"饮药浆。"第 97 页:"取其汁尽饮之。"

《山海经》云:"帝台之浆,饮之者,不心痛。"

④ 两书对局部用药称为涂。

《病方》第 62 页:"以清(酒)煮胶,以涂之。"第 112 页:"蛇啮,以桑汁涂之。"

《山海经》云:"流赭,以涂牛马无病。"

⑤ 两书都有浴法治疥。

《病方》第 122 页:"居二日乃浴,疥已。"

《山海经》云:"黄灌,浴之已疥。"

4. 两书皆无方剂名称记载,而《黄帝内经》《伤寒论》《金匮》都有方剂名称,如麻黄汤、桂枝汤、五苓散等。

5. 两书皆无阴阳、五行、藏府等名称记载,更无阴阳、五行、藏府的联系。对于某些相对性的事物,皆以牝、牡名之。

《病方》第 128 页:"疡有牝牡,牡高肤,牝有空(孔)。"第 90 页:"牝痔有空(孔)而栾(弯曲)。""牝痔有数窍。"

《山海经》云:"北山经,䴔䴖,自为牝、牡。" "类,自为牝、牡。"

6. 两书对动物、植物名称皆用古名。

① 两书称猪为彘。

《病方》记有彘膏、彘肉、彘矢。

《山海经》云:"北山经,其祠用一彘。""中山经,有兽焉,其状如彘。"

② 两书称野鸡为雉。

《病方》第 104 页:"取雉弍。"

《山海经》云:"西山经,有鸟状如雉。"

③ 两书称桃树为桃枝。

《病方》第 83 页:"取桃支(枝)东乡(向)者。"

《山海经》云:"西山经,嶓冢之山,其上多桃枝。"

④ 两书称白芷为苣。

《病方》第 113 页:"白苣、白蘅……凡五物等。"

《山海经》云:"北次三经,其祠皆一苣。"

⑤ 两书称紫草为茈。

《病方》第 113 页:"痈首,取茈半斗,细剶。"

《山海经》云:"西山经,劳山多茈草。""北山经,敦薨之山,其下多茈草。""中山经,隅阳之山,其草多茈。"

按:《病方》第 113 页痈首方注①释茈为柴胡,但是郭璞《山海经注》、郝懿行《笺疏》、王念孙《广雅疏证·释草》、孙星衍《神农本草经》卷 2,皆释为紫草,本文从郭注为正。

⑥ 两书皆记有仆纍。

《病方》第 107 页:"冶仆纍。"

《山海经》云:"中山经,青要之山,是多仆纍。"

按:《病方》第 107 页释仆纍为麦门冬别名。但郭璞、郝懿行注《山海经》仆纍为蜗牛,本文并存二说。

⑦ 两书称豆为菽。

《病方》第 67 页:"黑菽三升。"第 97 页"取大菽一斗。"

《山海经》云:"中山经,阴山多彫棠,其实如赤菽。"

⑧ 两书称茅草为菅。

《病方》第 52 页:"以菅裹。"

《山海经》云:"南山经,白菅为席。""西山经,天帝之山,其下多菅。"

⑨ 两书称根为本。

《病方》第 104 页:"夏日取堇叶,冬日取其本。"

《山海经》云:"西山经,嶓冢之山,有草,其本如桔梗。"

⑩ 两书称花为华。

《病方》第 121 页:"芫华一齐。"

《山海经》云:"黄灌,白华而赤实。"

两书所记动、植物名称,用古代词汇作为名称的例子很多,由于篇幅所限,此处从略。

7. 两书对同种属的植物,皆用泛称性名词称之。

① 对各种椒,皆用"椒"名之。

《病方》第71页:"椒、合而一区。"第94页:"冶桂、姜、椒。"

《山海经》云:"中山经,景山多椒,琴鼓之山,其木多椒。"

② 对苍术、白术皆以术名之。

《病方》第34页:"术根去皮。"第35页:"冶术。"第105页:"术一参。"

《山海经》云:"中山经,首山多术。尧山,其草多术。女几之山,其草多术。"

③ 对白芍、赤芍皆以芍药名之。

《病方》第94页:"肾疸倍芍药。"第47页:"屑芍药。"第95页:"以芍药煮。"

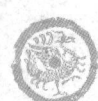

《山海经》云:"北山经,绣山,其草多芍药。条谷之山,其草多芍药。"

④ 对各种桂,皆以桂名之。

《病方》记载桂有十起。

《山海经》云:"南山经,招摇之山多桂。""西山经,皋涂之山,其上多桂。"

8. 两书对植物形态都有描述。

《病方》第68页:"毒堇……堇叶异小,赤茎,叶纵缟者(叶脉),其叶、实味苦。前〔日〕)至可六七日秀……生泽旁。"

《山海经》云:"西山经,昆仑之丘,有木焉,其状如棠;华黄,赤实。其味如李而无核,名曰沙棠。可以御水,食之使人不溺。"

9. 两书都有巫的记载。

《病方》第127页有"巫咒"记载。

《山海经》云："海内西经，有巫彭、巫抵……诸巫，皆操不死之药。"

10. 两书都记有"桃能辟鬼"的神话。

《病方》第126页："魅：禹步三，取桃东枝，中别□□□之倡而笄门户上各一。"

《山海经》云："沧海之中，有度溯之山，上有大桃木，其屈蟠三千里，其枝向东北曰鬼门，万鬼所出入也，上有二神人：一曰神荼，一曰郁垒，主阅领万鬼。恶害之鬼，执以苇索，而以食虎，于是黄帝乃作礼，以时驱之，立大桃人门户，画神荼、郁垒与虎，悬苇索，以御凶魅。"（今本《山海经》脱此文，此据王充《论衡·订鬼》篇所引）

总之，从上述大量事实来看，《病方》与《山海经》非常相近，而与《黄帝内经》反而不相近，这就提示了《病方》与《山海经》可能是同时代的作品。

另外从"桃能辟鬼"的神话，亦可寻出一些旁证，因"桃能辟鬼"的传说，亦见于《庄子》和《战国策》。

《庄子》云："插桃枝于户，连灰其下，童子入不畏，而鬼畏之。"

《战国策》中亦有同样记载，说齐闵王时，齐国孟尝君将要去秦国，苏秦用"桃梗"和"土偶"对话的寓言，来劝阻孟尝君，而"桃梗"就是以桃树刻削为人，立于门户以御凶魅的。

苏秦既引"桃梗"的神话游说孟尝君，那么"桃梗"的神话，在苏秦时代是流行的。由于"桃梗"的神话的流行，所以《病方》中就会有"桃枝笄门户"的记载。

由于《山海经》与《病方》所记医药在内容和形式上极为相似，所言外名相同，所言"桃能辟鬼"的神话又相似，则《病方》成书年代与《山海经》很可能是相近的。

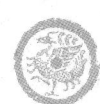

五、从医药角度探讨《万物》与《山海经》的时代关系

《万物》是阜阳出土的汉简。1988年4期《文物》刊登"阜阳汉简《万物》"全文,共有133简,附有注释。本文以《山海经》勘比,讨探《万物》与《山海经》的时代关系。

《山海经》是以记述山川为主,并附记一些水土草木禽兽昆虫麟凤及神话、医药等内容。而《万物》以载药物内容为主,记其他事物内容极少,所以《万物》可以视为古代药书专著。

兹将两书的病名、植物名、动物名、矿物名、医药用的术语、语句格式等相似的例子列举如下:

(一)两书所记病名相同的例子

1. 两书记有"痔"病。W018:"鱼舆黄土之已痔也。"(W表示《万物》,W018表示简的编号,下同)。《山海经》:"南山经,虎蛟,可以已痔。"

2. 两书记有"惑"。W012:"鸒(鹆)鸟之解惑也。"《山海经》:"南山经,灌灌,佩之不惑。"

3. 两书记有"卧"。W042:"之令人垂卧也,"《山海经》:"南山经,鹢䳇,食之无卧。"

4. 两书记有"睡"。W041:"図土之已睡也。"《山海经》:"中山经,鮭鱼,食者不睡。"

5. 两书记有"忧"。W119:"□□平少长□忧解。"《山海经》:"中山经,鬼草,服之不忧。"

6. 两书记有"心痛"。W007:"石鼠矢已心痛。"《山海经》:"西山经,萆荔……食之已心痛。"

7. 两书记有"损劳"。W035:"理石朱臾可以损劳也。"《山海经》:"西山经,嘉果,食之不劳。"

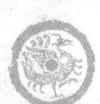

8. 两书记有"痤"。W013："□□可以已痤也。"《山海经》："中山经，天婴，可以已痤。"

9. 两书记有"瘘"。W024："□□陈叔可以已瘘。"《山海经》："中山经，䲃鱼，可以为瘘。"

10. 两书记有"蛊"。W037："□已蛊也。"《山海经》："中山经，亢木，食之不蛊。"

11. 两书记有"盲"。W014："□以寒水洒目盲也。"《山海经》："中山经，䇞，可以已盲。"

（二）两书所记矿物名相同的例子

1. 两书记有"盐"。W009："盐与䟽□醯。"《山海经》："北山经，南望盐坂之泽。"

2. 两书记有"金"。W030："□贝金也。"《山海经》："南山经，多黄金。"

3. 两书记有"银"。W118："□为银也。"《山海经》："西山经，多银。"

4. 两书记有"玉"。W048："□玉者以越金。"《山海经》："西山经，多玉。"

（三）两书所记植物名相同的例子

1. 两书记有"芒草"。W057："杀鱼者以芒草也。"《山海经》："中山经，芒草，可以毒鱼，"

2. 两书记有"兰"。W040："为毋忘甾与兰也。"《山海经》："中山经，有木焉，其实如兰。"

3. 两书记有"蒲"。W015："䔡煮陈蒲也。"《山海经》："东山经，其草多蒲。"

4. 两书记有"黎"。W052："□□□以饶地之黎也。"《山海经》："中山经，黎，可以已疽。"

5. 两书记有"龙须"。W072："□龙须与盐之已生蚤也。"《山海经》："中山经，多龙修。"郭璞注云："龙修，龙须也。"

6. 两书记有"芫"。W038："草以元根也。"《山海经》："中山经，多芫。"

7. 两书记有"细辛"。W016："半夏细辛□。"《山海经》："中山经，其草多少辛，"郭璞注云："少辛，细辛也。"

8. 两书记有"宾"。W017："兰宾鼠齿之已踽也。"《山海经》："西山经，宾草，食之已劳。"

9. 两书记有"药与葵"。W073："□者，以河中药与葵也。"《山海经》："西山经，多药。"又"北山经，多葵"。

10. 两书记有"椒"。W066："杀鼠以蜀椒颠首也。"《山海经》："中山经，多椒。"

11. 两书记有"梓"。W004："梓根汁可为坚体也。"又 W076："梓荚莎根可以□。"《山海经》："中次九经，其木多梓。"

12. 两书记有"蠡"。W011："醓腹蠡也。"又 W049："与復蠡之令甲能湿也。"《山海经》："中山经，多蠡。"

13. 两书记有"杏"。W018："蜱蛸杏覈之已痈耳也。"《山海经》："中山经，多杏。"

14. 两书记有"梅"。W013："四每之已□□□。"又 W034："□□与每实也。"《山海经》："中山经，多梅。"

15. 两书记有"黍"。W078："黍□"。W087："□可以舂黍也。"《山海经》："东山经，其祠用黍。"

16. 两书记有"禾"。W019："貆膏之美禾也。"《山海经》："中山经，有草其秀如禾。"

17. 两书记有"叔"。W024："□□□叔（菽）可以已瘘。"《山海经》："中山经，阴山有赤菽。"

18. 两书记有"瓜实"。W082："□瓜实也。"《山海经》："中山经，多苦辛，其实如瓜。"

（四）两书所记动物名相同的例子

1. 两书记有"彘"。W064：肥彘者之以半夏鼠壤。"《山海经》：

"南山经，有兽曰鸹。"

2. 两书记有"马"。W006："令马□□□□也。"《山海经》："北山经，隄山多马。"

3. 两书记有"犀"。W090："□犀也。"《山海经》："中山经，其兽多犀。"

4. 两书记有"牛"。W035："牛胆暂目可以登高也。"《山海经》：中山经有兽状如牛。"

5. 两书记有"羊"。W040："使韦□□以殺羊。"《山海经》："西山经，多羚羊。"

6. 两书记有"鼠"。W123："□可以出鼠也。"《山海经》："西山经，无条，可以毒鼠。"

7. 两书记有"兔"。W009："兔白可以为裘也。"《山海经》："东山经有兽状如兔。"

8. 两书记有"鸟"。W124："□鸟之□。"又W077："宿鸟可以辛□。"《山海经》："南山经，柜山有鸟兽。"

9. 两书记有"鱼"。W018："鱼与黄土之已痔也。"《山海经》："东山经，有鱼焉。"

10. 两书记有"鳖"。W058："食齐之致鳖也。"《山海经》："西山经，多鲜鱼，状如鳖。"

11. 两书记有毒蛇。W067："蒿已虺也。"《山海经》："海内西经，有蝮蛇。"按"虺"与"蝮"均是毒蛇，皆称为虺。

12. 两书记有"贝"。W030："□贝金也。"《山海经》："西山经，多文贝。"

13. 两书记有"龟"。W033："使人倍力者以羊与龟。"《山海经》："西山经，多龟。"

14. 两书记有"蚁"。W086："比浮之已。"（按《本草纲目》蚁条云：蚍蜉，即大蚂蚁）《山海经》曰："朱蚁，其状如蚁。"

15. 两书记有"蜜"。W017："美糗以蜜。"又W075："□蜜已肠癖也。"《山海经》："中山经，有蜂蜜之庐。"

（五）两书所记治疗术语相同的例子

1. 两书称治疗为"已"。W007："石鼠矢已心痛也。"《万物》书中用"已"字有35条，《山海经》："西山经，杜衡，食之已瘿。"

2. 两书对抑制某病的发展，称为"止"。W008："燔牡厉止气臾也。"《山海经》："北山经，嚣，可以止洞。"

3. 两书称用药为"服"。W032："服乌喙百日，令人善趋也。"《山海经》："中山经，黄棘，服之不字（孕）。"

4. 两书称吃药为"食"。W069："□□□毋食以蚕。"《山海经》："东山经，箴鱼，食之毋疫疾。"

5. 两书对喝液体制剂，称为"饮"。W039："□包鱼饮酒也。"《山海经》："中山经，帝台之浆，饮之者不心痛。"

6. 两书对治某病，称作"为"。W040："为毋忘甾与兰也。"《山海经》："中山经，猿，可以为腹病。"郭璞注云："为，治也，一作已。"

7. 两书对制备，称"为"。W056："兔白可以为裘也。"又W118："□为银也。"《山海经》："中山经，夙条，可以为簳。"

8. 两书记有"浴"的疗法。W061："□□实也益气窬出以屋浴实也。"《山海经》："西山经，黄灌，浴之已疥。"

9. 两书对药物产生某些作用，称为"使"。W010："东与醯，使人不龟手也。"又W031："□薑叶使人忍寒也。"《山海经》："西山经，菁蓉，食之使人无子。"

10. 两书对药物有预防作用，或能排除某些有害的作用，称为"不"。W020："……终身不座也。"又W043："□橐令人不萝鄂也。"《山海经》："南山经虎蛟，食者不肿。"

11. 两书对药物有毒害虫鼠的作用称之曰"杀"。W057："杀鱼者以芒草也。"W016："杀虿。"W066："杀鼠以蜀椒颠首也。"《山海经》："西山经，肥遗，可以杀虫。"

12. 两书对强壮作用，称为"多力"或称"走"。W033："使人倍力者，以羊与龟。"W060："乌喙与□使马益走也。"《山海经·西山经》："槐木，食之多力。"《山海经·南山经》："狌狌，食之善走。"

（六）两书对动物、植物名称、皆用古字的例子

1. 两书称猪为"彘"。W021："石番彘膏已□□。"又W064："□□肥彘者之以半夏鼠壤。"《山海经》："北山经，其祠用一彘。"

2. 两书称豆为"菽"。W024："□□□叔（菽）可以已瘘。"《山海经》："中山经，多彤棠，也实如赤菽。"

3. 两书称紫为"茈"。W002："茈蓑（蔆）之□□已辟也。"《山海经》："东山经，多茈蠃，茈鱼；中山经多茈草。"

（七）两书文字语句格式相同的例子

1. 两书记有"可以已某某。"W087："□可以已□也。"又W013："□□可以已痤也。"《山海经》："西山经，薰草可以已疠。"

2. 两书记有"使人。"W031："姜叶使人忍寒也。"《山海经》："西山经条，使人不惑。"W004："马胭潜居水中，使人不溺死也。"《山海经》："西山经，沙棠，使人不溺。"

（八）两书有巫神的记述

《万物》070："□事到，高悬大镜也。"《本草纲目》谓："悬大镜，可辟邪魅。"

《山海经》："海内西经，有巫彭、巫抵……诸巫，皆操不死之药。"

从以上所举的例子来看，《万物》和《山海经》，在病名上、药物名称上、治疗术语上，文字语句格式上都是相同的，在动、植名称上用的字都是古字。治疗术语，也是古代的术语，例如两书所言医病的术语，无"治""疗""主"等词，而是用"已""为""使""不"等词。这些词，在后世医药文献中均不见用。

按：汉代刘秀校《山海经》说："《山海经》是古代禹益所著。"据近代考证，《山海经》中记载铁很多，铁在战国时才流行，所以一般人认为《山海经》产生于战国。《山海经》中无麦的记载，说明《山海

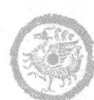

经》不产于北方。而且《山海经》有神巫的记载，此与战国时楚地巫风流行很相近。这就提示《山海经》是楚地产物。而安徽阜阳在古代属楚地，所以《万物》亦可能是战国时流行于楚地药书。

六、孙星衍等释《山海经》"硌石"质疑

《山海经》卷二《西次四经》："上申之山，无草木，而多硌石。"

郭璞注："硌，磊硌，大石貌也，音洛。"

郝懿行《笺疏》："案《老子》下篇云'不欲琭琭如玉珞'。珞如石珞，本或作落，依字当为硌也。《玉篇》引《老子》正作硌云'硌山上大石'，李善注《鲁灵光殿赋》引此郭注作礧硌大石也。"

以上所注，硌石应是矿物。但孙星衍等辑《神农本草经》"络石"注："案《西山经》云'上申之山多硌石'，疑即此。郭璞云：'硌磊，大石貌。'非也。"

孙氏释"硌石"为《本草经》"络石"，可商。《山海经》："上申之山，无草木，而多硌石。"上申之山既无草木，则硌石当属矿物石类。

《神农本草经》"络石"是植物，而非石类。《名医别录》："络石生太山川谷，或石山之阴，或高山岩石上，或生人间，正月采。"陶弘景《本草经集注》："或云是石类，既云生人间，则非石，犹如石斛等，系石以为名尔。"《唐本草》注："络石生阴湿处，冬夏常青，实黑而圆，其茎蔓延，绕树、石侧，若在石间者，叶细厚而圆短；绕树生者，叶大而薄，人家亦种之，俗名耐冬，山南人谓之石血，疗产后血结大良。以其苞络石木而生，故名络石。"《本草拾遗》："络石……在石者良，在木者随木有功，生山之阴，与薜荔相似。"《蜀本草图经》："络石生石间，凌冬不凋，叶似细橘，蔓延木石之阴，茎节着处，即生根须也，包络石傍，花白子黑，今所在有之，六月、七月采茎叶日干。"以上各种本草皆说，络石是植物，而不是矿物。今日药店所出售的络石，是两种植物：一种是桑科植物络石藤，一种是夹竹桃科植物络石藤。

《神农本草经》"络石"是植物，而《山海经》"硌石"是矿物。二者不能连系。孙氏所释是错误的。

七、孙星衍等释《山海经》"寇脱"质疑

孙星衍等《神农本草经》"通草"注："《中山经》云'升山，其草多寇脱'，郭璞云'寇脱草生南方，高丈许，似荷叶，而茎中有瓢，正白，零陵人植而日灌之，以为树也'。"

孙氏引《山海经》"寇脱"释《本草经》"通草"，看起来不错，其实不然。

《山海经》记载"寇脱"有两处：《山海经》卷5《中次五经》"升山，其草多寇脱"，《中次九经》："熊山，其草多寇脱。"郭璞释"寇脱"和孙氏引郭注同。

按：郭璞所注，寇脱即五加科植物通脱木。通脱木见于唐代陈藏器《本草拾遗》，陈氏说："通脱木生山侧，叶似萆麻，心中有瓢，轻白可爱，女工取以为饰物。"《本草纲目》卷18下"通脱木"条云："《山海经》名寇脱，又名倚商。"

通脱木今日又名通草，通草这个名词，古今本草含义全不相同，《神农本草经》"通草"指的是木通科植物木通，而不是五加科的通脱木。陶弘景注《神农本草经》说："通草，今出近道，绕树藤生，汁白，茎有细孔，两头皆通，含一头吹之，则气出彼头者良。"从陶弘景所注，则《神农本草经》的"通草"，实际是木通科植物"木通"。《吴普本草》："通草叶菁，蔓延。"所以《吴普本草》的通草，也是木通。木通是蔓延藤状，与通脱木"干通直，叶似萆麻，心中有瓢……"截然不同。

陈荣《中国树木分类》"木通"注："另一供药用及装饰用之通草，乃五茄科之通脱木，今称通草。而木通则古称通草，两者迥异，不可不辨也。"

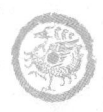

孙星衍等辑《神农本草经》"通草"条引《山海经》"寇脱"释之，仅从表面名称相同而系称，未有从实物本质去研究，显然是错误的。

八、《山海经》"萆荔""乌韭"释

《山海经》卷2《西山经》云："小华之山，其草有萆荔，状如乌韭，而生于石上，亦缘木而生，食之已心痛。"

在末讲"萆荔"之前，先把"乌韭"的同名异物和同物异名介绍一下：

《本草》的"乌韭"，因生长地方不同，名称各异，生在石上名乌韭，生在古墙上名垣衣，生在屋瓦上名屋游。

乌韭、垣衣、屋游三者各有很多别名，有些别名相互通用，极易混淆，三者所指实物不全相同，兹将三者简介如下：

（一）乌韭：郭璞注《山海经》云："乌韭，在屋者曰昔邪，在墙者曰垣衣。"《唐本草》注云："其生石上者多昔邪，一名乌韭。"又云："此物即石衣也，一曰石苔，又名石发，生岩石阴不见日处，与卷柏相类也。"《本草拾遗》云："乌韭生大石及木间阴处，青翠茸茸者，似苔而非苔也。"《日华子》云："石衣即阴湿处山石上苔，长者可四五寸，又名乌韭。"《广雅》云："石发，石衣也。"

由于石衣，石发生在水中者，其名称又不同，如：《尔雅》云："藫，石衣也。"郭璞注云："水苔也，一名石发，江东食之。"《风土记》云："石发，水苔也。"

石发和水苔又各有很多同名异物和同物异名，为了避免问题扯远，此处从略，话再回到乌韭题目上讲。

乌韭形态：《唐本草》注云："乌韭即石衣也，与卷柏相类也。"陈藏器《本草》云："乌韭，青翠茸茸，似苔而非苔也。"今日蕨类植物乌蕨亦名乌韭。生阴湿岩石上，全草可供药用，治烫火伤；民间用作解毒及治黄疸病，但乌蕨的形态和陈藏器《本草》所讲的乌韭形态，

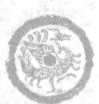

并不相同，盖古今乌韭名同而实异。

（二）垣衣：《广雅》云："昔邪，乌韭也，在屋曰昔邪，在墙曰垣衣。"《名医别录》云："垣衣，一名昔邪，一名乌韭，一名垣嬴，一名天韭，一名鼠韭。"《唐本草》注云："垣衣即古墙北阴青苔衣也；其生石上者名昔邪，一名乌韭，屋上者名屋游。"《酉阳杂俎》引梁简文帝《咏蔷薇诗》云："依篸映昔邪。"

垣衣形态：《唐本草》注云："垣衣即古墙北阴青苔衣也。"日华子云："垣衣即是阴湿地被日丽起苔藓是也。"按苔藓是植物界的一个门类的泛称，苔藓植物门分为苔纲和藓纲两纲，全世界约有 4 万多种，我国苔类约 600 种，藓类约 1500 种。

（三）屋游：陶弘景《本草经集注》云："屋游，此瓦屋上青苔衣，剥取煮服之。"《蜀本草图经》云："古瓦屋北青苔衣也。"

乌韭除作昔邪、垣衣的名称外，又是麦门冬的异名，《说文解字系传通释》云："草历似乌韭，乌韭即麦门冬。"《太平御览》卷989麦门冬条云："麦门冬，秦名乌韭。"《本草纲目》卷16麦门冬条释名云："麦门冬，秦名乌韭。"按徐锴《系传》所注，本条"乌韭"应释"麦门冬"才对（详下文）。

关于"䓪荔"晋郭璞和清郝懿行皆释为薜荔。

郭璞注《山海经》云："䓪荔，香草也。蔽戾两音。"郝懿行《笺疏》云："䓪荔，《说文》作草藨，《离骚》作薜荔，并古字通。"又云："案《说文》云：'草藨似乌韭'。藨当为历，徐锴《系传》正作历。其以乌韭为麦门冬，谬也。麦门冬叶虽如韭，不名乌韭，《广雅》云'昔邪，乌韭也'，《本草》云'乌韭生山谷石上'。《唐本草》苏恭（敬）注，谓之石苔。然则此物盖与今石华相类，苍翠茸茸如华附石，其味清香，故《离骚》：'贯薜荔之落蕊'。王逸注云：'薜荔，香草也，绿木而生。'是薜荔即䓪荔，郭注本王逸为说也。"

按：郝氏《笺疏》，薜荔即䓪荔，对不对呢？笔者认为不对，薜荔又名木莲，《本草纲目》卷18下"木莲"条云："木莲名薜荔，木馒

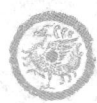

头，鬼馒头，音壁利，《山海经》作草（萆）荔。"陈藏器《本草拾遗》云："薜荔夤绿树木，三五十年渐大，枝叶繁茂，叶长二三寸，厚若石韦，生子（实）似莲房，打破有白汁，停久如漆，中有细子，一年一熟。"苏颂《本草图经》"络石"条云："薜荔与此极相类，但茎叶粗大如藤状。"

《尔雅翼》云："今薜荔叶厚实而圆，多蔓，好生岩石上，若罔，故云罔薜荔兮为帐也。或夤绿上木，古木之上有绝大者，开花结实，上锐而下平，外青而中瓤，经霜则瓤红而甘，鸟乌所啄，童女亦食之，谓之木馒头，亦曰鬼馒头，其状如饼中馒头也，食之发瘴。"

诸书所讲薜荔的形态，全不像乌韭，《唐本草》注乌韭谓之石苔，薜荔一点也不像石苔。

那么"萆荔"既然不像《本草》所说的薜荔，会不会和《楚辞》所说的"薜荔"相同呢？回答说也不是的。《离骚》云："贯薜荔之落蕊"王逸《章句》曰："薜荔，香草，绿木而生。蕊，实也。贯香草之实，执持忠仅貌也。薜荔虽有实，然所取芳者不于实。"按王逸所注"薜荔"形态，有蕊，有实，和一般名为木莲的薜荔相同，由于薜荔是藤状，蔓生若罔，故《楚辞》云："罔薜荔兮为帐""被薜荔兮女萝。"所以《离骚》讲的"薜荔"仍是木莲。

假如《山海经》的"萆荔"就是今日"薜荔"，那么《山海经》"乌韭"就不是像郝氏《笺疏》中所释的"乌韭"。郝氏《笺疏》中引《唐本草》注以乌韭谓之"石苔"，"石苔"全不像薜荔，所以《山海经》中的"乌韭"当另是一物。

笔者认为郝氏《笺疏》中所释的"薜荔"和"乌韭"二者必有一误。

从《山海经》"生于石上，亦绿木而生，食之已心痛"来看，萆荔是像薜荔，但是郝氏《笺疏》释此文又说："案《本草》陶注云'垣衣主治心烦咳逆'。"

郝氏的意思谓萆荔，薜荔，乌韭、垣衣同为一物，故以《本草》

垣衣的"主治心烦咳逆",来释"萆荔食之已心痛"。其实"垣衣"和"薜荔"的形态不知差多远了。

总之,郝氏对萆荔、乌韭的《笺疏》不能自圆其说。

笔者对萆荔,乌韭另做解释如下:

萆荔可能是《本草经》的蠡实;《名医别录》云:"蠡实,一名荔实。"《说文》云:"荔,似蒲而小,根可为刷。"《广雅》云:"马薤,荔也。"《颜氏家训》云:"《月令》云'荔挺出'。郑康成注云,'荔挺,马荔也'。《易统验玄图》云:'荔挺不出,则国多火灾'。"《吴普本草》云:"蠡实,一名剧荔华。"司马相如《子虚赋》云:"高燥则生葴、析、苞、荔者也。"苏颂《本草图经》云:"蠡实,马蔺子也。"《齐民要术》引《广州记》云:"东风草,香气似马蔺。"

蠡实亦名荔,又称马蔺,《本草图经》云:"马蔺叶似薤而长厚,三月开紫碧花,五月结实作角子如麻大而赤色有稜,根长通黄色,人取以为刷。"所以萆荔可释为荔实(马蔺子)。

关于乌韭,同名异物很多,除上述昔邪、垣衣名乌韭外,麦门冬亦称乌韭。《太平御览》卷989麦门冬条云:"秦名乌韭。"《说文解字系传通释》云:"䒦,雨衣,一曰襞衣,从草,卑声,一曰草历,似乌韭。臣锴按春秋左传齐师遇雨,陈成子衣製杖戈注云:製雨衣,製与䒦声相近。乌韭,即麦门冬。"

按:徐锴《系传》所释,草历草能制雨衣,而草历像乌韭,乌韭名麦门冬,换言之,草历草的形态像麦门冬,所以本条的乌韭应释为麦门冬,不能释为垣衣。

再看"草历"即"萆荔"的同声名也,萆即雨衣的意思,说明萆荔是能够编制雨衣的草,这种草和《本草经》"蠡实"(荔实)极相似,蠡实又名马蔺,《本草图经》说马蔺叶似薤而长厚,也像麦冬,麦冬又名乌韭,换言之,萆荔即荔实,它们形态皆像乌韭,此与《山海经》"其草有萆荔,状如乌韭"相合。又《名医别录》云"蠡实(荔实)治心烦满",亦与《山海经》"食之已心痛"相合。

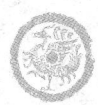

所以把草荔释为蠡实（荔实，马蔺子），乌韭释为麦冬，全文都能讲得通。如把草荔释为薜荔，乌韭释为垣衣，薜荔和垣衣毫无相似之处，根本讲不通，而且薜荔是木本藤生，也不是草，又不能编制雨衣，和《山海经》"其草草荔"并不相合。

九、《山海经》"荣草"释

本文发表在《中华文史论丛》，1980年第3辑186页。

《山海经·中山经》："鼓镫之山，有草焉，名曰荣草，其叶如柳，其本如鸡卵，食之已风。"又《中次十二经》："真陵之山，多荣草。"

荣是什么草呢？

《本草纲目》卷18下"土茯苓"条云："按《中山经》云'彭镫之山有草焉，名曰荣草，其叶如柳，其本如鸡卵，食之已风'，恐即此也。"

李时珍说荣草似即土茯苓，又引陶弘景注石部禹余粮云："南中平泽有一种藤生，叶如菝葜根，作块有节，似菝葜而色赤，味亦如薯蓣，即今土茯苓也。"

按：土茯苓是百合科植物，叶子很像樟树的叶子，中有三道纵纹，全不像柳叶，而且土茯苓的根是不规则的块状，表面多刺状结节，也不像鸡卵。此等形态，和《山海经》"其叶如柳，其本如鸡卵"，很不相合。李说荣草是土茯苓，难以取信。

郝懿行《笺疏》云："按《本草经》云'蒿茹，味辛，寒，除大风'。陶注云：'叶似大戟'，《蜀本》注云'根如萝卜'，并与此合，岂是与！"

据郝氏所说，荣草似是蒿茹。《本草经》说："蒿茹杀疥虫，排脓恶血，除大风。"此与《山海经》"除大风"相合。陶弘景《本草经集注》说："蒿茹，叶似大戟。"按：大戟叶呈披针形，有点像柳叶，此与《山海经》"其叶如柳"相合。《蜀本草图经》说："蒿茹，根如萝卜。"此与《山海经》"其本（根）如鸡卵"相合。

故疑《山海经》所云荣草，或为大戟科植物茵茹。

十、《山海经》"蒗"释

《山海经》卷5《中次七经》："大騩之山，有草焉，其状如蓍而毛，青华而白实，其名曰蒗，服之不夭，可以为腹病。"

郝懿行《笺疏》云："案《玉篇》云：'葭，胡懇切，草名，似蓍，花青白。'《广韻》同，是蒗当为葭，狼当为很，今本《经》注并伪。"

孙星衍等辑《神农本草经》卷3狼毒条（1955年商务版第110页）引《中山经》云："大騩之山有草焉，其状如蓍而毛，青华而白实，其名曰蒗，服之不夭，可以为腹病。"

按孙氏所引，则《山海经》的"蒗"当为狼毒。今日的狼毒有两种，一是瑞香科植物瑞香狼毒，另一种是大戟科植物狼毒大戟。这两种狼毒形态都不像蓍，而且无毛，花亦非青色。从药物作用上看，狼毒是峻泻剂，最伤人正气，与《山海经》"服之不夭"相牴牾。

笔者认为"蒗"可能是豆科植物黄芪一类植物，黄芪有五种，其中金翼黄芪像蓍而有毛，与《山海经》"其状如蓍而毛"义合。又《本草经》说："黄芪能补虚。《名医别录》说，黄芪补虚损五劳羸瘦。此与"服之不夭"义合。《本草经》云："黄芪治五痔。"《名医别录》说"黄芪治腹痛、泄痢"，此与"可以为（治）腹病"义合。

十一、《山海经》"寻木"释

《山海经·海外北经》："寻木，长千里，在拘缨南，生河上西北。"

郝懿行《笺疏》云："案《穆天子传》云：'天子乃钓于河，以观姑繇之木。'郭注云：'姑繇，大木也。'引此《经》云'寻木长千里，生海边'，谓木类。《吴都赋》又作桴木。刘逵注引此经，亦作桴木非

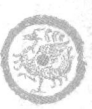

也。李善注《东京赋》引此《经》仍作寻木。郭氏《游仙诗》亦作寻木也。《广韵》云：'梫，木名，似槐。寻，长也，引此经。'"

按郝氏所疏，没有言明"寻木"是什么木。

《艺文类聚》卷89引《吴都赋》云："亦犹棘林之萤耀，与夫寻木之龙烛。"刘逵注云："《山海经》云'梫木长千里'。"

陈藏器《本草拾遗》云："梫木皮、叶，煮洗蛇咬，亦可作屑傅之。梫，大木也，出江南。"

苏颂《本草图经》云："秦皮，俗呼为梫木。"《本草纲目》卷35木部"秦皮"条注云："并入《拾遗》梫木。"

按《本草纲目》《本草图经》《本草拾遗》诸书所说，梫木似乎是秦皮。

陈藏器《本草拾遗》说梫木皮、叶，煮洗蛇咬。而沈括《梦溪笔谈》亦云秦皮能治蛇癞疮。沈括说："予家祖茔在钱塘西溪，尝有一田家忽病癞，通身溃烂，号呼欲绝。西溪寺僧识之曰：'此天蛇毒耳，非癞也。'取木皮煮饮一斗许，令其恣饮，初日疾减半，两三日顿愈。验其木，乃今之秦皮也。"

《广韵》云："梫木名，似槐。"苏颂《本草图经》云："秦皮……根似槐根，二月、八月采皮，阴干。其皮有白点而不粗错，俗呼为白梫木。"

按以上诸书所云，《山海经》"寻木"似可释为木樨科植物秦皮一类植物。

十二、郝懿行《笺疏》释櫰木为接骨木质疑

《山海经》卷二，《西山经》云："中曲之山，有木焉，其状如棠而圆叶，赤实，实大如木瓜，名曰櫰木，食之多力。"

文中的"櫰（音 huái）木"是什么木呢？

郝懿行《笺疏》云："案《尔雅》云：'櫰，槐大叶而黑'。非此

也。櫰，通作槐。《广雅》云'櫰，续断也'，《本草·别录》云'续断，一名接骨，一名槐'，陶注云：'有接骨树'，颜师古注《急就》篇云'续断即今所呼续骨木'。据诸书所说，接骨木即此经櫰木与!"

郝氏在《笺疏》中讲到三个植物，即，槐、续断、接骨木，最后确定"接骨木"是此经櫰木。

说《尔雅》"櫰，槐大叶而黑"不是《山海经》"櫰木"是对的，因为《尔雅》的"槐"指豆科植物槐树，槐树果实为荚果，不像木瓜，与《山海经》"实大如木瓜"不合。

《广雅》"櫰，续断也"和《本草·别录》云："续断一名接骨，一名槐"皆指《本草经》的"续断"。《本草经》的"续断"即今日山萝卜科植物川续断，《本草经》说"续断久服益气力"此与《山海经》"食之多力"相合，但川续断的果实是瘦果椭圆楔形，长约3～5毫米，与《山海经》文"实大如木瓜"全不相符，则《本草经》的"续断"当非《山海经》的"櫰木"。

至于颜师古所注《急就》篇"续断一名接骨木即今所呼续骨木也"，按颜氏为唐代人，颜氏所云"即今"指唐代而言，《唐本草》除载《本草经》的"续断"外，尚新添当时应用的"接骨木"。《唐本草》云："接骨木味甘、苦，平，无毒。主折伤，续筋骨，除风，疗龋齿，可作浴汤。"《唐本草》又注云："叶如陆英，花亦相似，但作树高一二丈许一名木蒴藋。"苏颂《本草图经》云："接骨木高一、二丈许，花，叶都类陆英、水芹辈，故一名木蒴藋。"

按：接骨木即今忍冬科植物接骨木，但接骨木的果实是有细皱纹核果，极小，直径约一分五厘，和《山海经》所云"实如木瓜"全不相同，所以郝氏以"接骨木"释为《山海经》的"櫰木"似难成立。

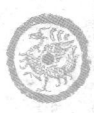

《山海经》"櫰木"既不是槐树、续断、接骨木，那么"櫰木"是什么植物呢？

从《山海经》所云："赤实，实大如木瓜。"櫰木有点像山楂，山楂是红色，与"赤实"义合，木瓜果实都呈黄色，与"赤实"不相符。

又山楂果实的形状似棠梨,此与"其状如棠"义合。

从功用上来看,山楂能健胃助消化,增进饭量,饭量多,力气也大,此与"食之多力"义合。

根据这几点理由,疑"櫰木"是山楂。

关于山楂,古籍早有记载,《尔雅》云:"朹,系梅。"注云:"朹音求,树如梅,其子大如指头,赤色,似小柰,可食。"《唐本草》云:"赤爪实,一名羊梂,一名鼠查。"《本草纲目》云:"赤爪、棠梂、山楂,一物也。"

十三、《山海经》物品名录

本文把《山海经》中名物摘录出来,分为两大类,每一类又按植物、动物、矿物来分。并把历代本草中引用《山海经》的资料摘录出来,进行比勘,以便于了解《山海经》时期中国本草医药的原始状况,此事虽至烦琐,但对于研究我国植物史、动物史、矿物史、医药史以及民情原始习俗等,都有一点小小的帮助。

现在根据毕沅新校《山海经》的本子(光绪十九年鸿文书局据毕氏灵岩山馆本校印),把有关《山海经》中的实物名称摘录如下。

实物名物录(一)(原书注明有医疗功用的物产)

祝余 南山经:招摇之山有草焉,其状如韭,而青华,其名曰祝余,食之不饥。

条 西山经:符禺之山,其草多条,其状如葵而赤,花黄,实如婴儿舌,食之使人不惑。

萆荔 西山经:小华之山,其草有萆荔,状如乌韭,而生于石上,亦缘木而生,食之已心痛。

条 西山经:石脆之山,其草多条,其状如韭而白华,黑实,食之已疥。

黄雚 西山经:竹山有草焉,其名曰黄雚,其状如樗,其叶如麻,曰华而赤实,其状如赭紫赤色,浴之已疥,又可以已胕。

薰草 西山经:浮山有草焉,名曰薰草,麻叶而方茎,赤华而黑实,臭如蘼芜,佩之可以已疠。

骨容 西山经:嶓冢之山,有草焉,其叶如蕙,其本(根)如桔梗,黑华而不实,名曰骨容,食之使人无子。

杜衡 西山经:天帝之山,有草焉,其状如葵,其臭如蘼芜,名曰杜衡,可以走马,食之已瘿。

无条 西山经:皋涂之山,有草焉,其状如藁茇,其叶如葵而赤背,名曰无条,可以毒鼠。

䔒草 西山经:昆仑之邱,有草焉,名曰䔒草,其状如葵,其叶如葱,食之已劳。

植楮 中山经:脱扈之山,有草焉,其状如葵叶,而赤华荚实,实如棕荚,名曰植楮,可以已癙(鼠瘘),食之不眯。

鬼草 中山经:牛首之山,有草焉,名曰鬼草,其叶如葵而赤茎,其秀如禾,服之不忧。

荣草 中山经:鼓镫之山,有草焉,名曰荣草,其叶如柳,其本如鸡卵,食之已风。中次十二经:真陵之山,多荣草。

荀草 中次三经:青要之山,有草焉,其状如菱而方茎,黄华赤实,其本如藁本,名曰荀草,服之美人色。

葶苎 中次四经:熊耳之山,有草焉,其状如苏而赤华,名曰葶苎,可以毒鱼。

苦辛 中次六经:阳华之山,其草多苦辛,其状如楸,其实如瓜,其味酸甘,食之已疟。

夙条 中次七经:休与之山,有草焉,其状如蓍,赤叶而本丛生,名曰夙条,可以为簳。

䔄草 中次七经:姑媱之山,有䔄草,其叶胥成(叶相重),其华黄,其实如兔邱(兔丝),服之媚于人。

焉酸 中次七经:鼓钟之山,有草焉,方茎而黄华,员叶而三成

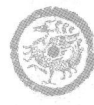

（叶三重），其名曰焉酸，可以为毒（治毒）。

无条 中次七经：苦山有草焉，员叶而无茎，赤华而不实，名曰无条，服之不瘿。

牛伤 中次七经：大苦之山，有草焉，其状如榆，方茎而苍伤，其名曰牛伤，其根苍文，服者不厥（逆气病），可以御兵。

嘉荣 中次七经：半石之山，其上有草焉，生而秀，其高丈余。赤叶赤华，华而不实，其名曰嘉荣，服之者不霆（不畏雷霆）。中次九经：高梁之山多嘉荣。中次九经：葛山，其草多嘉荣。中次十一经：杏山多嘉荣。

䔄草 中次七经：泰室之山，有草焉，其状如苹，白华黑实，泽如蘡薁，其名曰䔄草，服之不昧。

萐草 中次七经：少陉之山，有草焉，名萐草，叶状如葵，而赤茎白华，实如蘡薁，食之不愚（益人智慧）。

𦭘 中次七经：大騩之山，有草焉，其状如蓍而毛，青华而白实，其名曰𦭘（狼毒），可以为（治）腹病。

无名草 中次九经：高梁之山，有草焉，状如葵而赤华，荚实白柎，可以走马。

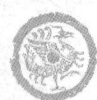

䔲 中山经：甘枣之山，有草焉，葵本而杏叶，黄华而荚实，名曰䔲，可以已瞢。

迷榖 南山经：招摇之山，有木焉，其状如榖而黑理，其华四照，其名曰迷榖，佩之不迷。

白䓘 南经：仑者之山，有木焉，其状榖而赤理，其汁如漆，其味如饴，食者不饥，可以释劳，其名曰白䓘，可以血玉。

文茎 西山经：符禺之山，其上有木焉，名曰文茎，其实如枣，可以已聋。

枳木 西山经：崇五之山，有木焉，员叶而白柎，赤华而黑理，其实如枳，食之宜子孙。

嘉果 西次三经：不周之山，爰有嘉果，其实如桃，其叶如枣，黄华而赤柎，食之不劳。

丹木 西次三经：崟山，其上多丹木，员叶而赤茎，黄华而赤实，其味如饴，食之不饥。

櫰木 西次四经：中曲之山，有木焉，其状如棠，而员叶赤实，实大如木瓜，名曰櫰木，食之多力。

沙棠 西次三经：昆仑之邱，有木焉，其状如棠，华黄赤实，其味如李而无核，名曰沙棠，可以御水，食之使人不溺。

丹木 西次四经：崦嵫之山，其上多丹木，其叶如穀，其实大如瓜，赤符（柎）而黑理，食之已瘅（胆），可以御火。

无名木 东次四经：北号之山，有木焉，其状如杨赤华，其实如枣而无核，其味酸甘，食之不疟。

芑音起 东次四经：东始之山，有木焉，其状如杨而赤理，其汁如血不实，其名曰芑，可以服马。中次十二经：柴山之桑多芑，荣余之山多芑。

栎木 中山经：历兒之山，其上多栎木，是木也，方茎而员叶，黄华而毛，其实如楝，食之不忘。

雕棠 中山经：阴山，其中多雕棠，其叶如榆叶而方，其实如赤菽，食之已聋。

芒草 中次二经：葌山有木焉，其状如棠而赤叶，名曰芒草，可以毒鱼。海内经：九丘有建木，其叶如芒（芒木似棠梨）。

茇 中次四经：柄山有木焉，其状如樗，其叶如桐而荚实，其名曰茇，可以毒鱼。

黄棘 中次七经：苦山，其上有木焉，名曰黄棘，黄华而员叶，其实如蘭，服之不字（孕）。

天楄 中次七经：堵山，其上有木焉，名曰天楄，方茎而葵状，服者不咽（食不噎也）。

蒙木 中次七经：放皋之山，有木焉，其叶如槐，黄华而不实，其名曰蒙木，服之不惑。

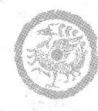

帝休 中次七经：少室之山，其上有木焉，其名曰帝休，叶状如杨，其枝五衢，黄华黑实，服者不怒。

枏木 中次七经：泰室之山，其上有木焉，叶状如梨而赤理，其名枏木，服者不妒。

帝屋 中次七经：讲山有木焉，名曰帝屋，叶状如椒，反伤赤实，可以御凶。

亢木 中次七经：浮戏之山，有木焉，叶状如樗而赤实，名曰亢木，食之不蛊。

蓟柏 中次七经：敏山上有木焉，其状如荆，白华而赤实，名曰蓟柏，服者不寒（令人耐寒）。

羊桃 中次十一经：丰山，其木多羊桃，状如桃而茎，可以为皮张（治皮肿胀起）。

榖 中次七经：太山有草焉，名曰榖，其叶状如荻而赤华，可以已疽（《御览》卷998引作可以为菹）。

莽草 中次十一经：朝歌之山，有草焉，名曰莽草，可以毒鱼。

鸡榖 中次十一经：兔床之山，其草多鸡榖，其本如鸡卵，其味酸甘，食者利于人。又妪山多鸡榖。

桂竹 中次十二经：云山有桂竹，甚毒，伤人必死。

以上植物部分录55种，草类30种，木类24种，竹1种。草类中同名者有"条"和"蓇草"，木类中有丹木。又"无名木""无名草"及"疟木"三者在原书中是没有名称的，这三个名字，是笔者命的名字。

狌狌 南山经：招摇之山有兽焉，其状如禺而白耳，伏行人走，其名曰狌狌，食之善走。

鹿蜀 南山经：杻杨之山，有兽焉，其状如马而白首，其文如虎而赤尾，其音如谣，其名曰鹿蜀，佩之宜子孙。

类（灵猫） 南山经：亶爰之山，有兽焉，其状如狸而有髦，其名曰类，自为牝牡，食者不妒。

狌狌 南山经：基山有兽焉，其状如羊，九尾四耳，其目在背，其名狌狌，佩之不畏。

九尾狐 南山经：青邱之山，有兽焉，其状如狐而九尾，其音如婴儿，能食人，食者不蛊（说文云：蛊腹中虫也）。

羬羊 西山经：钱来之山，有兽焉，其状如羊而马尾，名曰羬羊，其脂可以已腊（治体皱腊）。中次四经：柄山，其中多羬羊。

溪边 西山经：天帝之山，有兽焉，其状如狗，名曰溪边，席其皮者不蛊。

天狗 西次三经：阴山有兽焉，其状如狸而白首，名曰天狗，其音如榴榴，可以御凶。

谨 西山经：翼望之山有兽焉，其状如狸，一目而三尾，名曰谨，其音如夺百声，是可以御凶，服之已瘅。

䑏疏 北山经：带山，有兽焉，其状如马，一角有错（甲错），其名曰䑏疏，可以辟火。

孟槐 北山经：谯明之山，有兽焉，其状如貆（韵）而赤豪，其音如榴榴，名曰孟槐，可以御凶。

耳鼠 北山经：丹熏之山，有兽焉，其状如鼠而兔首麋身，其音如獆犬，以其尾飞，名曰耳鼠，食之不睬（大腹），又可以御百毒。

领胡 北次三经：阳山，有兽焉，其状如牛而赤尾，其颈䫇，其状如句瞿，其名曰领胡，其鸣自詨，食之已狂。

难音那 中山经：甘枣之山，有兽焉，其状如𪕚鼠而文题，其名曰难，食之已瘿。

朏朏 中山经：霍山，有兽焉，其状如狸而白尾有鬣，名曰朏朏，养之可以已忧。

蛮蚳 中次二经：昆吾之山，有兽焉，其状如彘而有角，其音如号，名曰蛮蚳，食之不眯。

獜（音各） 中次十一经：依轱之山，有兽焉，其状如犬，虎爪有甲，其名曰獜，善駚奋（跳跃自扑），食者不风（不畏天风）。

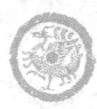

蛫（音诡） 中次十二经：即公之山有兽焉，其状如龟而白身赤首，名曰蛫，是可以御火。

鹎鹠 南山经：基山，有鸟焉，其状如鸡，而三首六目六足三翼，其名曰鹎鹠，食之无卧（使人少眠）。

灌灌 南山经：青邱之山有鸟焉，其状如鸠，其音若呵，名曰灌灌，佩之不惑。

螐渠 西山经：松果之山，有鸟焉，其名曰螐渠，其状如山鸡，黑身赤足，可以已曝（皮皱起）。

鸱 符禺之山，其鸟多鸱，其状如翠而赤喙，可以御火。

肥遗鸟 西山经：石脆之山，有鸟焉，其状如鹑，黄身而赤喙，其名曰肥遗，食之已疠，可以杀虫。

橐琶 西山经：羭次之山，有鸟焉，其状如枭，人面而一足，曰橐琶，冬见夏蛰，服之不畏雷。

栎鸟 西山经：天帝之山有鸟焉，其状如鹑，黑文而赤翁，名曰栎，食之已痔。

数斯 西山经：皋涂之山，有鸟焉，其状如鸱而人足，名曰数斯，食之已瘿。

赤鷩 西山经：小华之山，鸟多赤鷩，可以御火。

鸓 西山经：翠山，其鸟多鸓，其状如鹊赤黑而两首四足，可以御火。

鹠鸰 西次三经：翼望之山，有鸟焉，其状如鸟，三首六尾而善笑，名曰鹠鸰，服之使人不厌，又可以御凶。

当扈 西次四经：上申之山，其鸟多当扈，其状如雉，以其髯飞，食之不眴目。

鹠鹎 北山经：带山有鸟焉，其状如鸟，五采而赤文，名曰鹠鹎，是自为牝牡，食之不疽。

凤凰 南次三经：丹穴之山，有鸟焉，其状如鸡而五采，名曰凤凰，见则天下安宁。

白䳂　蔓联之山，有鸟焉，群居而朋飞，其毛如雌雉，名曰白䳂，其鸣自呼，食之已风。

白鵺　北山经：单张之山，有鸟焉，其状如雉，而文首白翼黄足，名曰白鵺，食之已嗌（咽）痛，可以已痸（痴病）。

鹙鹕　北次二经：北嚻之山，有鸟焉，其状如乌人面，名曰鹙鹕，宵飞而昼伏，食之已暍（中热）。

寓鸟　北山经：虢山，其鸟多寓，状如鼠而鸟翼，其音如羊，可以御兵。

嚻鸟　北次二经：梁渠之山，有鸟焉，其痕状如夸父，四翼一目犬尾，名曰嚻，其音如鹊，食之已腹痛，可以止衕（止洞下）。

鹠鹠　北山经：马成之山，有鸟焉，其状如乌，首白而身青足黄，名曰鹠鹠，其鸣自詨，食之不饥，可以已寓（疣病）。

鸰鹳　北次三经：小候之山，有鸟焉，其状如乌而白文，名曰鸰鹳，食之不灂（不瞑）。

黄鸟　北次三经：轩辕之山，有鸟焉，其状如枭而白首，其名曰黄鸟，其鸣自詨，食之不妒。

鹩　中次三经：畛水，其中有鸟焉，名曰鹩，其状如凫，青身而朱目赤尾，食之宜子。

狄鸟　中次五经：机谷多狄鸟，其状如枭而三目有耳，其音如录，食之已垫。

鸰鹦　中次六经：蓳谷，其中有鸟焉，状如山鸡而长尾，赤如丹火而青喙，名曰鸰鹦，其鸣自呼，服之不眯。

窃脂　中次九经：崌山，有鸟焉，状如鸮而赤身白首，其名曰窃脂，可以御火。

青耕　中次十一经：堇理之山，有鸟焉，其状如鹊，青身白喙白目白尾，名曰青耕，可以御疫，其鸣自叫。

䴃鵌　中次十一经：丑阳之山，有鸟焉，其状如乌而赤足，名曰䴃鵌，可以御火。

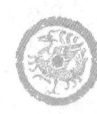

玄龟 南山经：宪翼之水，其中多玄龟，其状如龟而鸟首虺尾，其名曰旋龟，其音如判木（如破木声），佩之不聋，可以为底（治病使愈）。

鯥 南山经：柢山多水无草木，有鱼焉，其状如牛，陵居蛇居有翼，其羽在鯥（胁）下，其音如留牛，其名曰鯥，冬死而夏生，食之无肿疾。

赤鱬 南山经：即翼之泽，其中多赤鱬，其状如鱼而人面，其音如鸳鸯，食之不疥（搔也）。

虎蛟 南次三经：泿水中有虎蛟，其状鱼身而蛇尾，其音如鸳鸯，食者不肿，可以已痔。

文鳐鱼 西山经：泰器之山，多文鳐鱼，状如鲤鱼，鱼身而鸟翼苍文，而白首赤喙，常行西海，游于东海，以夜飞，其音如鸾鸡，其味酸甘，食之已狂，见则天下大穰（丰年）。

冉遗鱼 西次四经：陵羊之泽，是多冉遗之鱼，鱼身蛇首六足，其目如马耳，食之使人不眯，可以御凶。

鳘鱿鱼 西山经：鸟鼠同穴之山，汉水多鳘鱿之鱼，其状如覆铫（温器），鸟首而鱼翼鱼尾，音如磬石之声，是生珠玉。

滑鱼 北山经：求如之山，滑水中多滑鱼，其状如鳝赤背，其音如梧，食之已疣。

儵鱼 北山经：芘湖之水，其中多儵鱼，其状如鸡而赤毛，三尾六足四首（首为目之误），其音如鹊，食之可以已忧。东山经：汜水，其中多箴，其状如儵。

何罗鱼 北山经：谯明之水，其中多何罗之鱼，一首而十身，其音如吠犬，食之已痈。

鳛鳛鱼 北山经：涿光之山，嚣水中多鳛鳛之鱼，其状如鹊而十翼，鳞皆在羽端，其音如鹊，可以御水，食之不瘅（胆）。

䱱䱱鱼 北山经：雁门之水，其中多䱱䱱之鱼，食之杀人。

鰼鱼 北山经：狱法之山，瀤泽水中多鰼鱼，其状如鲤而鸡足，食之已疣。

鮨鱼 北山经：䣙水，其中多鮨鱼，鱼身而犬首，其音如婴儿，食之已狂。

鲨鱼 北山经：晋水中多鲨鱼，其状如儵而赤鳞，其音如叱，食之不骄。

人鱼 北次三经：决决之水，其中多人鱼，其状如鯑鱼四足，其音如婴儿，食之无痴疾。

鞱父鱼 北山经：留水，其中有鞱父之鱼，其状如鲋鱼，鱼首而彘身，食之已呕。

师鱼 北山经：懕虢之水，其中有师鱼，食之杀人。

箴鱼 东山经：汜水，其中多箴鱼，其状如儵，其喙如箴，食之无疫疾。

珠蟞鱼 东次二经：澧水，其中名珠蟞鱼，其状如肺而有目，六足有珠，其味酸甘，食之无疠。

鳡鱼 东次四经：苍体之水，其中多鳡鱼（鳙鱼），其状如鲤而大首，食者不疣。

茈鱼 东次四经：泚水，其中多茈鱼，其状如鲋，一首而十身，其臭如蘼芜，食之不糟（放屁）。

豪鱼 中山经：渠猪之水，其中是多豪鱼，状如鲔，赤喙尾赤羽，可以已白癣。

鲋飞鱼 中山经：劳水是多飞鱼，其状如鲋鱼，食之已痔衕。

豚飞鱼 中次三经：正回之水，其中多飞鱼，其状如豚而赤文，服之不畏雷，可以御兵。

脩辟 中次六经：橐山，其中多脩辟之鱼，状如黾而白喙，其音如鸱，食之已白癣。

鮀鱼 中次七经：耒儒之水，其中多鮀鱼，黑文，其状如鲋（鲫鱼），食者不睡（《御览》作不肿）。

䲑鱼 中次七经：合水多䲑鱼，状如鳜居逵，苍文赤尾，食之不

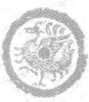

痈（肿），可以为瘘（颈肿疾）。

鯑鱼 中次七经：休水，其中多鯑鱼，状如鳖鼍而长距，足白而对，食者不蛊疾，可以御兵。北次三经：龙候之山，决决之水，其中多人鱼，其状如鯑鱼。

三足龟 中次七经：狂水，其中多三足龟（贲龟），食者无大疾，可以已肿。

三足鳖 中次十一经：从水，其中多三足鳖，枝尾，食之无蛊疫。

巴蛇 海内南经：苍梧之山，巴蛇食象，三岁而出其骨，君子服之，无心腹之疾。

以上动物部分共录76种。兽类19种，鸟类25种，鱼类28种，龟2种，鳖1种，蛇1种。而同名者，在鸟类中有鹐鹐，在鱼类中有飞鱼。

育沛 南山经：丽麂之水，其中多育沛（琥珀），佩之无瘕疾。

流赭 西山经：禺水，其中有流赭，以涂牛马无病。

礜 西山经：皋涂之山，有白石焉，其名曰礜，可以毒鼠。

瑾瑜玉 西山经：钟山之阳，瑾瑜之玉为良，坚粟精密，浊泽而有光，君子服之，以御不详。

器酸 北次三经：条菅之水，其中多器酸（未详），三岁一成，食之已疠。

天婴 中山经：金星之山，多天婴（未详），其状如龙骨，可以已痤（痈痤）。

帝台之棋 中次七经：休舆之山，其上有石焉，名曰帝台之棋，五色而文，其状如鹑卵，服之不蛊。

帝台之浆 中次十一经：高前之山，其上有水焉，其寒而清，帝台之浆也，饮之者不心痛。

以上矿物类和未知名类共录8种，水1种，土1种，玉1种，石2种，未详何物者3种。

总计山海经所载名物，说明产地性状和用途者，动物有76种，植物有55种，矿物有5种，未知名的有3种，合共有139种。

实物名录（二）（原书未注明有何功用的物产）

山海经虽记载很多名物，有些只有名称产地和形态的叙述，但均未说明有何用，如龙骨、芍药、蘼芜、芎䓖、蕙、桂、白垩等。我们为了了解祖先对自然界事物记载之丰富材料，不妨一一摘录如下，以供读者研究。又书中有些名物常常有很多处记载之，例如"青雘"就十数处记载它，如骄山其下多青雘，宜诸之山多青雘，隅阳之山多青雘，歧山多青雘，美山其下多青雘，灵山其下多青雘，石山多青雘，师每之山多青雘，原山其阳多青雘，瑶碧之山，其阴多青雘，即谷之山，其阴多青雘，婴山，其下多青雘，鲵山其下多青雘，衡山其上多青雘，像这样的例子极多，我们为了节省篇幅起见，每一个名物只录一个产地，其他的产地就不记了。现在仍按植物、动物、矿物及类别不详四项来摘录。

（一）植物类

菅 南山经：白菅为席。西山经：天帝之山，其下多菅。

桔梗 西山经：嶓冢山有草焉，其本如桔梗。

蕙 西山经：嶓冢山有草焉，其叶如蕙，天帝之山，其下多蕙。中次五经：升山，其草多蕙。西次二经：中皇之山，其下多蕙。

藁茇 西山经：皋涂之山有草焉，其状如藁茇。

茆 西次四经：阴山，其草多茆。

蕃 西次四经：阴山，其草多蕃。

芷草 西次四经：劳山多芷草。北山经：敦薨之山多芷草。中次九经：隅阴之山，其草多芷。

芎䓖 西次四经：号山，其草多芎䓖。中次十二经：洞庭之山多芎䓖。

药虈 西次四经：号山，其草多药虈（药，白芷，叶即虈）。

华草 北山经：单狐之山，其上多华草。

藷 北山经：丹熏之山，其草多藷。中次九经：岷山，其草多藷。

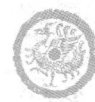

葱　北山经：边春之山多葱。北单之山多葱。

葵　北山经：边春之山多葵。中次七经：堵山，有木焉，方茎而葵状。

韭　北山经：边春之山多韭。北单之山多韭。中次九经：朱山，其草多韭。中次十一经：视山，其上多韭，鸡山多韭。

藷藇　北次三经：景山，其草多藷藇。中次五经：升山，其草多藷藇。中次十一经：兔牀之山，其木多藷藇。中次十二经：尧山多藷藇。

秦椒　北次三经：景山，其草多秦椒。

芍药　北次三经：绣山，其草多芍药。中次五经：条谷之山，其草多芍药。中次九经：勾㮨之山，其草多芍药。中次十二经：洞庭之山，其草多芍药。

条　北次三经：高是之山，其草多条。

菌　东次三经：孟于之山，其草多菌。

蒲　东次三经：孟于之山，其草多蒲。

棕㑷　中山经：脱扈之山有草焉，实如棕㑷。

蓇草　中山经：吴林之山，其中多蓇草。中次十二经：洞庭之山，其草多蓇。

禾　中山经：牛首之山有草焉，其秀如禾。

蒼棘　中山经：合谷之山，是多蒼棘。

赤菽　中山经：阴山多雕棠，其实如赤菽。

𦴧　中次四经：釐山，其阴多𦴧（茅𦴧）。

苏　中山经：熊耳之山有草焉，其状如苏。

柞草　中山经：苟牀之山，其阴多柞草。

茉　中山经：苟牀之山多茉。中次十二经：尧山其草多茉。中次五经：首山，其阴，草多茉。中次七经：太室之山，有草焉，其状如茉。

芫　中山经：苟牀之山，其阴多芫。中次五经：首山，其阴，草多芫。

蘴冬　中次五经：条谷之山，其草多蘴冬。中次十一经：其草多门冬。

芫　中次五经：成侯之山，其草多芫。

蔻脱　中次五经：升山，其草多蔻脱。中次九经：熊山，其草多蔻脱（通草）。

楙（楸）　中次六经：阳华之山，其草状如楙。

蓍　中山经：休與之山，有草焉，其状如蓍。中次七经：大騩之山，有草也，其状如蓍。

蘭　中次七经：苦山有木焉，其实如兰。

蘡薁　中次七经：少陉之山有草焉，实如蘡薁。中次七经：太室之山，有草也，白华里实，泽如蘡薁。

荻　中次七经：太山有草焉，其叶状如荻。

菊　中次九经：女几之山，其草多菊。

药（白芷）　中次九经：末山，其草多药（白芷）。

龙脩　中次七经：贾超之山，其中多龙脩（即龙刍）。

少辛　中次七经：浮戏之山，其草多少辛（细辛）。中次九经：高梁之山，其草多少辛。

枝勾　中次十经：繁溃之山，其草多枝勾。

鸡鼓　中次十二经：夫夫之山，其草多鸡鼓。

蘪芜　中次十二经：洞庭之山，其草多蘪芜。

藁本　中次三经：青要之山，有草焉，其本如藁本。

兔邱　中次七经：姑媱之山，䔄草，其实如兔邱（菟丝）。

藚　中次三经：敖岸之山，北望河林，其状如藚。

举　中次三经：敖岸之山，北望河林，其状如举。

萧　中次六经：橐山，其阴多萧。

虆　中次十一经：皋山，其上多虆。

曼兑　海内西经：开明北有曼兑。

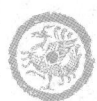

嘉谷 大荒南经：宋山有嘉谷。

不死之药 海内西经：开明东有不死之药（原注为却死气求更生之药）。

百谷 大荒东经：壑明山爰有百谷。

苣 大荒南经：大荒之中有苣（黑黍）。

穆 大荒南经：大荒之中有穆（禾名）。

百药 大荒西经：灵山，百药爰在。

膏菽 海内经：肇山，爰有膏菽。

膏稻 海内经：肇山，爰有膏稻。

膏黍 海内经：肇山，爰有膏黍。

膏稷 海内经：肇山，爰有膏稷。

九枸 海内经：武夫之邱有九枸，其实如麻，其叶如芒。

桂 南山经：招摇之山多桂。

棪木 南山经：堂庭之山多棪木。

怪木 南山经：猨翼之山多怪木。

梓枏 南次二经：虖勺之山，其上多梓枏。又《艺文类聚》引《山海经》曰："摇碧山、朝歌山、脆多枏。"中次十一经：朝歌之，其上多梓枏。

荆杞 南次二经：虖勺之山，其下多荆杞。西山经：小华之山，其木多荆杞。中次九经：騩山，其木多荆芑（杞）。中次十二经：暴山多荆芑。

榖 南山经：命者之山，有木焉，其状如榖。东次二经：曹夕之山，其下多榖。中次十一经：游戏之山多榖。

櫟枏 西次二经：底阴之山，其木多櫟枏。

松 西山经：钱来之山，其上多松。

枣 西山经：符禺之山，有木焉，其实如枣。

櫐枏 西山经：石脆之山，其木多櫐枏。北山经：敦薨之山，其上多櫐枏。中次六经：夸父之山，其木多櫐枏。中次十二经：暴山多櫻栩。

乌韭 西山经：小华之山，其草如乌韭。

杻橿 西山经：英山多杻橿，钤山多杻橿。中次九经：女几之山，其木多杻橿。中次十一经：丰山多杻橿。

乔木 西山经：竹山，其上多乔木。

盼木 西山经：浮山多盼木，枳叶而无伤，木虫居之。

麻 西山经：浮山有草焉，其叶如麻。海内经：九丘有建木，其实如麻（似麻子）。

棫 西山经：翰次之山多棫。

谷柞 西山经：大时之山多谷柞。中次五经首山，某阴多谷柞。中次八经：衡山上多谷柞。中次八经：仁举之山，其木多谷柞。

桃枝 西山经：嶓冢之山，其上多桃枝钩端。中次八经：龙山，其草多桃枝。中次九经：高梁之山，其木多桃枝。

桂木 西山经：皋涂之山，其上多桂木。

椶 西山经：高山，其木多椶。北次三经：高是之山，其木多椶。西次四经：号山，其木多椶。

豫章 西次二经：底阳之山，其木多豫章。中次九经：蛇山多豫章。中次九经：玉山，其木多豫章。

枳 西山经：崇吾之山有木焉，其实如枳。北山经：北岳之山多枳。

桃 西山经：不周之山有嘉果，其实如桃。中次八经：灵山，其木多桃。

榣木 西山经：槐江之山，其阴多榣木之有若。

棠 西山经：昆仑之邱有木焉，其状如棠。中次九经：岷山，其木多棠。西次二经：中皇之山，其下多棠。

桑 西次四经：鸟山，其上多桑。东山经：岳山，其上多桑。中次十一经：鸡山多桑。中次十二经：即公之山多桑。柴桑之山多桑。东山经：姑八之山，其下多桑。

木瓜 西次四经：中曲之山，有木焉，其状如棠而员叶赤实实大如木瓜。

楮 西次四经：鸟山，其上多楮。西次二经：莱山，其木多楮。中次十二经：阳帝之山多楮，柴桑之山多楮。

榛 西次四经：上申之山多榛。

楛 西次四经：上申之山，其木多楛。

松 西次四经：白玉之山，上多松，中次十一经：翼望之山，其上多松。中次十一经：皮山，其木多松。

栎 西次四经：白玉之山，下多栎。中次九经：句㶾之山多栎。

柒木 西次四经：刚山多柒木（漆木）。西次四经：英鞮之山，上多漆木。

机木 北山经：单狐之山多机木。中次八经：大尧之山，其木多机。中次十一经：族箧之山多机。

樱 北山经：涿光之山，其下多樱。

漆 北山经：虢山，其上多漆。东山经：姑儿之山，其上多漆。西次四经：号山，其木多漆。

椐 北山经：虢山，其下多椐。

李 北山经：边春之山多李。中次八经：灵山，其木多李。北山经：灌题之山，其上多。北山经：北岳之山多。

刚木 北山经：北狱之山多刚木。

柳 中次六经：厜山，其木多柳。北次二经：湖灌之山，有木焉，其叶如柳。中次十二经：即公之山多柳。尧山多柳，真陵之山多柳。柴桑之山多柳，荣余之山多柳。

三桑 北山经：洹山，其上三桑生之。大荒北经：附禺之山，有三桑无枝。

百果树 北山经：洹山，其上百果树生之。

枸 北次三经：绣山，其木多枸。中次九经：蛇山多枸。

樗 东山经：岳山，其下多樗。北山经：丹熏之山多樗。北山经：

灌题之山多樗。

棘 东次三经：尸胡之山，其下多棘。中次五经：升山，其木多棘。北山经：北岳之山多棘。

梓桐 东山经：孟子之山，其木多梓桐。

杨 东山经：北号之山有木焉，其状如杨。中次七经：少室之山，有木焉，叶状如杨。中次九经：风雨之山，其木多杨。

桢木 东次四经：太山多桢木。

杏 中山经：甘枣之山，有草焉，其叶如杏。中次八经：灵山真木多杏。

杻木 中山经：甘枣之山，其上多杻木。中次八经：陆郦之山，其木多杻。中次十经：涿山，其木多杻。中次十二经：即公之山多杻。真陵之山多杻，阳帝之山多杻。

檀 中山经：历儿之山，其上多檀。中次八经：陆郦之山，其木多檀。中次十二经：阳帝之山多檀。北山经：涿光之山，其下多檀。西山经：瀚次之山多檀。

楝 中山经：历儿之山有木焉，其实如楝。

榆 中山经：阴山有木焉，其叶如榆。中次七经：大苦之山，有草焉，其状叶如榆。

美枣 中山经：騩山，其上有美枣。

栌丹 中次六经：白石之山，其中多栌丹。

蔓居木 中次三经：宜苏之山，其下多蔓居木。

椵浮 中山经：熊耳之山，其下多椵浮。

槐 中山经：苟床之山，其木多槐。中次五经：首山，其阳，木多槐。中次五经：条谷之山，其木多槐。

桐 中次五经：条谷之山，其木多桐。北山经：虢山，其下多桐。

梨 中次七经：泰室之山有木焉，叶状如梨。中次十二经：洞庭之山，其木多梨。

柏 中次七经：讲山多柏，师每之山多柏。中次十一经前山多柏。

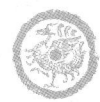

北山经：丹重之山多柏，两次四经白玉之山多柏。

柘　中次七经：讲山多柘，中次八经若山多柘。中次九经枭山，其木多柘。东山经：姑儿之山，其下多柘。北次三经：发鸠之山，其上多柘木。中次十经：楮山多柘。中次九经：句尔之山，其木多柘。

椒　中次八经：琴鼓之山，其木多椒。中次七经：讲山有木焉，叶状如椒。

荆　南次二经：虖勺之山，其下多荆。中山经：敏山上有木焉，其状如荆。

杼　中次八经：景山，其木多杼。

橘櫾　中次九经：贾超之山，葛山其木多橘櫾，荆山多橘櫾。中次十二经：洞庭之山，其木多橘柚。

栗　中次九经：贾超之山，其木多栗。

梓桑　中次九经：隅阳之山，其木多梓桑。

梅　中次八经：灵山，其木多梅，岷山多梅。中次九经：崌山多梅。中次九经：岐山多梅。

寓木　中次八经：衡山多寓木，若山多寓木。中次八经：龙山，上多寓木。中次十经：楮山多寓木。

钩端　中山经：高梁之山，其木多钩端。中次八经：龙山，英草多钩端。中次九经：高梁之山，其木多钩端。

檀　中次八经：瑾山多檀，枭山多檀。中次八经：景山多檀。中次九经：枭山，其木多檀。中次十一经：几山，其木多檀。中次十二经：即公之山多檀。

楢杻　中次九经：崌山，其木多楢杻。岐山多杻楢。中次九经：玉山，其木多楢杻。中次九经：葛山，其木多楢杻。

梓　中次九经：岐山，其木多梓，卑山多梓。中次九经：崌山，多梓。

桦　中次九经：风雨之山，其木多桦。

椒　中次九经：风雨之山，其木多椒。

橿柳　中次九经：熊山，其木多橿柳。

椒椐　中次十经：虎尾之山，其木多椒椐，椑山多椒椐。

梓檀　中次十经：丙山，其木多梓檀。

歃杻　中次十经：丙山，其木多歃杻。

漆梓　中次十一经：翼望之山，其下多漆梓。

美梓　中次十一经：堇理之山，其上多美梓，鸡山多美梓。

楮　中次十一经：前山，其木多楮。

举　中次三经：敖岸之山，北望河林，其状如举。

苴　中次十一经：依辄之山，其木多苴。虎首之山多苴，卑山多苴，雅山多苴。

櫄木　中次五经：成侯之山，其上多櫄木。

梓櫄　中次十一经：婴硬之山，其下多梓櫄。

楠椐　中次十一经：虎首之山，多楠椐。丑阳之山多楠椐。中次十二经：龟山，其木多楠椐。

美桑　中次十一经：雅山，其上多美桑。

帝女之桑　中次十一经：宣山，其上多桑焉，大五十尺，其枝四衢，其叶大尺余，赤理黄华青柎，名曰帝女之桑。

蓨　中次十一经：求山，其木多蓨。

楢　中次十一经：几山，其木多楢。

香　中次十一经：几山，其草多香。

柤　中次十二经：洞庭之山，其木多柤。中次九经：贾超之山，其木多柤。

蓨箘　中次十二经：暴山，其木多蓨箘。

㮅　中山经：阳帝之山，其木多㮅。

杨柳　海外北经：平邱，爰有杨柳。海外东经：嗟丘，爰有杨柳。

甘柤　海外北经：平邱，爰有甘柤。海外东经：嗟丘，爰有甘柤。大荒东经：东北海外，有甘柤。大荒南经：盖犹之山有甘柤。枝干皆赤黄叶白华黑实。

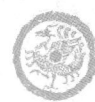

甘华　海外北经：平邱，爰有甘华。海外东经：瑳丘，爰有甘华。大荒东经：东北海外，有甘华。大荒南经：盖犹之山，有甘华，校干皆赤黄叶。

杨桃　海外东经：夹邱上，爰有杨桃。

甘果　海外东经：夹邱上，爰有甘果。海外东经：瑳丘，爰有甘果。

薰华草　海外东经：在瑳邱北有薰华草，朝生夕死。

离俞　大荒南经：阿山，爰有离俞。大荒北经：附禺之山有离俞。

扶桑　海外东经：汤谷上有扶桑。

建木　海内经：九丘有木，青叶，紫茎，玄华，黄实，名曰建木。海内南经：丹山，有木，其叶如罗，其实如栾，其木若茋，其名曰建木。

茋（刺榆）　海内南经：丹山，有木，若茋。

木禾　海内西经：昆仑之虚，上有木禾，长五寻，大五围。

离朱　海外南经：狄山，爰有离朱（木名）。海外北经：务隅之山，爰有离朱。

三株树　海外南经：南山有三株树，其为树如柏叶皆为珠，一曰其为树苟慧（如慧星状）。

珠树　海内西经：开明北有珠树。

文玉树　海内西经：开明北有文玉树。

玗琪树　海内西经：开明北有玗琪树。

不死树　海内西经：开明北有不死树。

柏树　海内西经：开明北有柏树。

圣木　海内西经：开明北有圣木。

梃木　海内西经：开明北有梃木。

常树　海内经：开明东有常树。

琅玕树　海内西经：开明东有琅玕树。

扶木　大荒东经：孽摇頵羝，上有扶木，其叶如芥，汤谷上有扶木。

甘木 大荒南经：翠山有甘木。

枫木 大荒南经：宋山者有木生山上名曰枫木。

栾 大荒南经：云雨之山，有木名曰栾，黄本赤枝青叶，群帝焉取药。海内南经：丹山，有木，其实如栾。

朱木 大荒南经：岳山，爰有朱木，赤枝青华玄实。大荒西经：常阳之山，有树赤皮支干青叶名曰朱木。

柜格之松 大荒西经：有方山者，上有青树，名曰柜格之松。

白柳 大荒西经：壑山，爰有白柳。

白木 大荒西经：壑山，爰有白木。

槃木 大荒北经：衡天山有槃（音pán）木。

若木 大荒北经：洞野之山，上有赤树，青叶赤华，名曰若木。海内经：南海之外有若木。

九楇 海内经：武夫之邱有九楇。

桓 中次十一经：族篮之山多桓。

鸟秩树 海内西经：开明南有鸟秩树。

扶竹 中次十二经：龟山，其下多扶竹。

笙竹 中次十二经：丙山多笙竹。

寻竹 大荒北经：有岳之山，寻竹生也。

竹 中山经：大尧之山多竹，从山多竹。中次十二经：夫夫之山多竹。

竹箭 中次四经：牡山，其下多竹箭。中次十二经：暴山，其木多竹箭。

竹䉨 中次四经：牡山，其下多竹䉨。

箭䉨 西山经：招水其阳多箭䉨。

楮木 中次六经：橐山，其木多楮木。

苊木 东山经：东始之山，有木焉，其状如杨而赤理。

檀楮 西山经：鸟危之山多檀楮，莱山多檀楮。

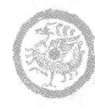

稌　南山经：雒山，糈用稌米（糈，祭神用的米）。

稻　南山经：雒山，一璧稻米。

稷　西次三经：崇吉之山，糈用稷米。

烛　西山经云：祠之用烛，烛者百草之末灰。

明组　海内北经：明组（海藻）邑居海中。

帝药　大荒南经：巫山有帝药。

黍　大荒南经：成山有黍。

（二）动物类

蜚　东次四经：太山有兽焉，其状如牛而白首一目而蛇尾，其名曰蜚，见则天下大疫。

柞牛　西山经：小华之山，其兽多柞牛。

夔牛　中次九经：岷山，其兽多夔牛。岷山，其兽多夔牛。

夔　大荒东经流波山，其上有兽，状如牛苍身而无角一足，其声如雷，其名曰夔，其皮为鼓。

犁牛　东山经：食水，其多鳙鳙之鱼，其状如犁牛。

牦牛　中山经：荆山，其中多牦牛。

㸲　西山经：黄山有兽焉，其状如牛而苍黑，大目，其名曰㸲。

旄牛　西山经：翠山，其阴多旄牛。

兕旄牛　北山经：敦薨之山，其兽多兕旄牛。

兕牛　中山经：美山，其兽多兕牛。

犀兕　西山经：嶓冢之山，兽多犀兕。

犀牛　海内南经：苍梧之山，有犀牛，其状如牛而黑。

犀渠　中次四经：釐山有兽焉，其状如牛苍身，其音如婴儿，是食人，其名曰犀渠。

白犀　中次八经：琴鼓之山，其兽多白犀。

犀象　中山经：鬲山，其兽多犀象。

象　南次三经：祷过之山，其下多象。

犀　南次三经：祷过之山，其下多犀。

兕 南次三经：祷过之山，其下多兕。海内南经：桂林，兕，其状如牛，苍黑，一角。

精精 东次三经：跂踵之山，有兽焉，其状如牛而马尾，名曰精精，其鸣自叫。

𬴊𬴊 东次二经：空桑之山有兽焉，其状如牛而虎文，其音如钦，其名曰𬴊𬴊，其鸣自叫见则天下大水。

那父 北山经灌题之山有兽焉，其状如牛而白尾，其音如叫，名曰那父。

窫窳 北山经：少咸之山，有兽焉，其状如牛而赤身人面马足，名曰窫窳，其音如婴儿，是食人。海内南经：丹山，有窫窳，其状如龙首，食人。海内经九丘有窫窳，龙首，是食人。

合窳（音于） 东次四经：剡山有兽焉，其状如彘而人面，黄身而赤尾，其名曰合窳，其音如婴儿，是兽也，食人，亦食虫蛇，见则天下大水。

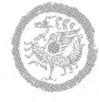

穷奇 西次四经：邽山，其上有兽焉，其状如牛，蝟毛，名曰穷奇，音如獆狗，是食人。海内北经：蛇巫之山，有穷奇，状如虎，有翼，食人。

獓狿 西次三经：三危之山，其上有兽焉，其状如牛白身四角，其豪如披蓑，其名曰獓狿，是食人。

诸怀 北山经：北岳之山，有兽焉，其状如牛而四角，人目彘耳，其名曰诸怀，其音如鸣鸿，是食人。

𤜣 北山经：乾山有兽焉，其状如牛而三足，其名曰𤜣，其鸣自叫。

马 北山经：𥥉差之山多马，隄山多马。

天马 北次三经：马成之山，有兽焉，其状如白犬而黑头，见人则飞，其名曰天马，其鸣自讠川。

水马 北山经：滑水中多水马，其状如马，文臂（前腿）牛尾，其时如呼（如人叫呼）。

骑马　北次二经：敦头之山，旄水中多骑马，牛尾而白身一角，其音如呼。

毛马　海内经：大元之山，有毛马，蹄善走。

旄马　海内南经：苍梧之山有旄马，其状如马，四节有毛。

青马　海外东经：夹邱上，爰有青马。大荒南经：盖犹之山有青马。

三青马　大荒东经：东北海外，有三青马。

三青兽　大荒南经：南海之外，有三青兽。

马腹　中次二经：蔓渠之山有兽焉，其名曰马腹，其状如人面虎身，其音如婴儿，是食人。中次四经：谨举之山，其中多马肠（腹）之物。

駒駼　海外北经：北海内有兽焉，其状如马，名曰駒駼。

駮　海外北经：北海内有兽焉，其名曰駮，状如白马锯牙，食虎豹。西次四经：中曲之山，有兽焉，其状如而白身黑尾，一角虎牙爪，音如鼓，其名曰駮，是食虎豹。

雷兽　大荒东经：东海中有夔，以其皮为鼓，橛（击）以雷曾之骨。

蛩蛩　海外北经：北海内有兽焉，状如马，名曰蛩蛩。

峳峳　东次二经：硇山有兽焉，其状如马而羊目四角牛尾，其音如獠狗，其名曰峳峳，见则其国多狡客。

三骓　大荒东经：甘华爰有三骓。大荒南经：盖犹之山，有赤马名曰三骓。大荒西经：壑山，有三骓。

孰湖　西次四经：崦嵫之山，有兽焉，其状马身鸟翼人面蛇，是好举人（喜举抱人）。

吉量　海内北经：昆仑虚北，有文马缟身朱鬣，目若黄金，名曰吉量。

羊　西山经：钱末之山有兽焉，其状如羊。

羬羊　西山经：大次之山，其兽多羬羊。北山经：涿光之山，其兽多麢羊。

驿 北次三经：归山有兽焉，其状如麢羊而四角马尾而有距，其名曰驿，善还（旋舞），其鸣自叫。

葱聋 西山经：符禺之山，其兽多葱聋，其状如羊而赤鬣。

土蝼 西次三经：昆仑之邱，有兽焉，其状如羊而四角，名曰土蝼，是食人。

𢷬𢷬 北次三经泰戏之山有兽焉，其状如羊一角一目，目在耳后其名曰𢷬𢷬，其鸣自叫。

狍鸮 北山经：钩吾之山有兽焉，其状如羊身人面，其目在腋下，虎齿人爪，其音如婴儿，名曰狍鸮，是食人。

𤝕 南山经：洵山有兽焉，其状如羊而无口，不可杀也，其名曰𤝕。

彘 浮玉之山，有兽焉，其状如虎而牛尾，其音如犬吠，其名曰彘，是食人。

豪彘 西山经：竹山有兽焉，其状如豚而白毛，大如笄而黑端，名曰豪彘。

白豪 西山经：鹿台之山，多白豪。

闻獜 中次十一经：几山，有兽焉，其状如犬，黄身白头白尾，名曰闻獜，见则天下大风。

狪狪 东山经：秦山，有兽焉，其状如豚而有珠，名曰狪狪，其名自叫。

当康 东次四经：钦山有兽，其状如豚而有牙，其名曰当康，其鸣自叫，见则天下大穰（丰年）。

天犬 大荒西经：金门之山有赤犬名曰天犬。

獚狗 西次四经：邽山，其上有兽，音如獚狗。北山经：丹熏之山，有兽焉，其音如獚犬。

菌狗 海内经：巴遂山有兽如兔名曰菌狗。

蜪犬 海内北经：昆仑虚北蜪犬如犬青食人。

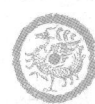

从从　东山经：枸状之山，有兽焉，其状如犬六足，其名曰从从，其鸣自叫。

犳即　中次十一经：鲜山有兽焉，其状如膜犬，赤喙赤目白尾，名曰犳即，见则其邑有火。

狡　西山经：玉山有兽焉，其状如犬而豹文，其角如牛，其名曰狡，其音如犬吠。

獭　中次四经：釐山潇潇之水，有兽焉，名曰獭，其状如獳犬而有鳞，毛如彘鬣。中次十一经：视水多颉（獭）。

狼　大荒南经：氾天之山，爰有狼。

狚狼　中次九经：高粱之山，有兽焉，其状如狐而白尾长耳，名狚（音巴）狼，见则国内有兵（兵乱）。

白狼　西次四经：孟山，其兽多白狼。

獦狙　东次四经：北号之山有兽焉，其状如狼赤首鼠目，其音如豚，名曰獦狙，是食人。

虎，白虎　西山经：女状之山，其兽多虎。西次四经：孟山，其兽多白虎。

文虎　海外南经：狄山，爰有文虎。

玄虎　海内经：幽都之山，上有玄虎（黑虎）。

罗罗　海外北经：北海内有兽焉，状如虎，名曰罗罗。

驺吾　海内北经：昆仑虚北，有珍兽大若虎，吾采华具，尾长于身，名曰驺吾。

獨㹞　北次二经：北嚣之山，有兽焉，其状如虎而白身，犬首、马尾、彘鬣，名曰獨㹞。

开明兽　海内西经：昆仑南渊深有开明兽，身大类虎。

豹　西山经：底阳之山，其兽多豹。

玄豹　中次十一经：即谷之山多玄豹（黑豹）。海内经：幽都之山有玄豹。

猛豹　西山经：南山多猛豹。

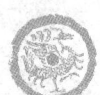

蜼豹 海外南经：汤山，爰有蜼豹，狄山有难豹（猕猴类）。

螯蜼 中次七经：休水，其中多䱱鱼，状如螯蜼。

猨蜼 中次九经：騩山，其兽多猨蜼（似猕猴）。

雍和 中次十一经：丰山，有兽焉，其状如猨，赤目赤喙黄身，名曰雍和，见则国有大恐。

孟极 北山经：石者之山，有兽焉，其状如豹而文题（额）白身，名曰孟极，是善伏，其鸣自呼。

诸犍 北山经单张之山有兽焉，其状如豹而长尾人首牛耳一目，名曰诸犍，善吒，行则衔其尾，居则蟠其尾。

如狰 西次三经：章莪之山有兽焉，其状如赤豹五尾一角，其音如系石，其名如狰。

㹤 北山经：隄山有兽焉，其状如豹而文首，名曰㹤。

羆 北山经：伦山，有兽焉，其状如麋，其川在尾上，其名曰羆。

熊 西山经：嶓冢之山，兽多熊。中次九经：騩山多熊。海外南经：狄山，爰有熊罴。

狐 大荒东经：青邱之国有狐九尾。

玄狐 海内经：幽都之山，上有玄狐（黑狐）蓬尾。

朱獳 东次二经：耿山有兽焉，其状如狐而鱼翼，其名曰朱獳，其鸣自訆，见则其国有恐。

獙獙 东次二经：姑逢之山，有兽焉，其状狐而有翼，其音如鸿雁，其名曰獙獙，见则天下大旱。

蛊雕 东次二经凫丽之山有兽焉，其状如狐而九尾九首虎爪，名曰蛊雕，其音如婴，是食人。

狸力 南山经：柜山有兽焉，其状如反有距，其音如狗吠，其名曰狸力，见则其县多土功。

梁渠 中次十一经：历石之山，有兽焉，其状如狸而白首虎爪，名曰梁渠，见则其国有大兵。

貆 北山经：谯明之山有兽焉，其状如貆。

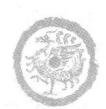

貘　中山经：扶猪之山，有兽焉，其状如貘。

麔　中山经：扶猪之山，有兽焉，其状如貘而人目，其名曰麔。

默鼠　中山经：甘枣之山有兽焉，其状如默鼠。

狙如　中次十一经：倚帝之山，有兽焉，其状默鼠。虫（兽的通称），大荒西经：桂山有虫，状如兔，胸以后者裸不见青，如猨状。白耳白喙，名曰狙如，见则其国有大兵。

蜼　西次四经：邽山，其上有兽，其状如牛，蜼毛。

橐驼　北山经：虢山，其兽多橐驼。北次三经：饶山，其兽多橐驼。

鹿　东次三经：孟子之山，其兽多鹿。

豕鹿　中次八经：琴鼓之山，其兽多豕鹿。中次九经：玉山，其兽多豕鹿。中次十二经：江浮之山，其兽多豕鹿。

白鹿　西次四经：上申之山，兽多白鹿。

夫诸　中次三经：敖岸之山，有兽焉，其状如白鹿而四角，名曰夫诸，见则其邑大水。

玃如　西山经：皋涂之山，有兽焉，其状如鹿而白尾马足人手而四角，名曰玃如。

麋鹿　西山经：西皇之山，其兽多麋鹿。东次三经：孟子之山，其兽多麋鹿。中次十三经：暴山多麋鹿。

麋　东次三经：孟子之山，其兽多麋，中次九经来山，其阴多麋。

麢麋　中次十一经：朝歌之山，其兽多麢麋。

闾　北山经：县雍之山，其兽多闾。中次二经：煇诸之山，其兽多闾。中次九经：风雨之山，其兽多闾。

妴胡　东次三经：尸胡之山有兽焉，其状如麋而鱼目，名曰妴胡，其鸣自叫。

麈　中次九经：风雨之山，其兽多麈。中次九经：枭山，其阴多麈。

闾麈　中山经：美山多闾麈，纶山，其兽多闾麈。中次十一经：

即谷之山，多闾麈。

麢 西山经：翠山，其阴多麢。中次十二经：阳帝之山多麢。

麐 中次五经：尺山，其兽多麐。中次八经：女几之山，其兽多麐。

麂 中次八经：女几之山，其兽多麂。

麝 中次十二经：暴山，其兽多麝。

麝 西山经：翠山，其阴多麝。中次十二经：阳帝之山多麝。

麢㚟 中山经：崌山，其兽多麢㚟。中次八经：伦山，其兽多麢㚟。中次九经：玉山，其兽多麢㚟。中次十一经：即谷之山多麢㚟。

飞鼠 北山经：天池之山有兽焉，其状如兔而鼠首，以其背飞，其名曰飞鼠（一本作飞兔）。

犰狳 东次二经：余峨之山，有兽焉，其状如兔而鸟喙，鸱目蛇尾，见人则眠（佯死），名曰犰狳，其鸣自叫，见则螽蝗为败（蝗虫伤败田苗）。

猩猩 海内经：武夫之邱，有青兽，人面，名曰猩猩。

白猿 南山经：堂庭之山多白猿。南次三经：发爽之山多白猿。

朱厌 西山经：小次之山有兽焉，其状如猿而白首赤足，名曰朱厌，见则大兵。

山㹢 北山经岳法之山有兽焉，其状如犬而人面善投，见人则笑，其名山㹢，其行如风（快速），见则天下大风。

猾裹 南次二经：尧光之山，有兽焉，其状如人而彘鬣冗居而冬蛰，其名曰猾裹，其音如斵木（如人斫木声），见则县有大繇（作役，或曰其县是乱）。

举父 西山经：崇吾之山，有兽焉，其状如禺而文臂豹虎而善投，名曰举父。

夸父 西次二经：梁渠之山，有鸟焉，其状如夸父。东山经：狩山，有兽焉，其状如夸父而彘毛，其音如呼，见则天下大水。

禺 西山经：崇吾之山，有兽焉，其状如禺。

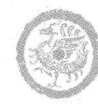

长右 南次二经：长右之山有兽焉，其状如禺而四耳，其名长右，其音如吟，见则郡县大水。

足訾 北山经：蔓联之山，有兽焉，其状如禺而有鬣牛尾文臂马蹄，见人则呼，名曰足訾，其鸣自呼。

幽鴳 北山经边春之山有兽焉，其状如禺而文身善笑，见人则卧，名曰幽鴳，其鸣自呼。

嚻 西山经：羭次之山，有兽焉，其状如禺而长臂善投，其名曰嚻。

怪兽 南山经：猨翼之山多怪兽。南次三经：禺槀之山多怪兽。

文文 中次七经：放皋之山有兽焉，其状如蜂，枝尾而反舌，善呼，其名曰文文。

只只 大荒南经：有三青兽相并，名曰只只。

蛊雕 南次二经：泽更之水有兽焉，名曰蛊雕，其状如雕而有角，其音如婴儿之音，是食人。

山膏 中次七经：苦山有兽焉，名曰山膏，其状如逐（豚），赤若丹火，善詈（骂）。

跊踢 大荒南经：有兽左右有首，名曰跊踢。

居暨 北次二经：梁渠之山，有兽多居暨，其状如彙而赤毛，其音如豚。

彙 北次二经：梁渠之山，有兽，其状如彙（彙音wèi，似鼠赤毛，如刺猬）。

屏蓬 大荒西经麌鏊钜山有兽，名曰屏蓬。

视肉（纲目作封） 海外北经：務（纲目作敦）隅之山，爰有视肉。

狼 中次十一经：樂马之山，有兽焉，其状如彙，赤如丹火，其名曰狼，见则其国大疫。

鸡 南山经：基山有鸟焉，其状如鸡。

鸠 中次十一经：瑶碧之山，有鸟也，其状如雉，恒食蜚，名曰鸠。南山经：青邱之山，有鸟焉，其状如鸠。中次八经：琴鼓之山，其鸟多鸠。中次九经：玉山，其鸟多鸠。

鴸　南山经：柜山有鸟焉，其状如鸱而人手，其音如痹，其名曰鴸，其鸣自号也，见则其县多放士。

瞿如　南次三经：祷过之山有鸟焉，其状如䴏而白首三足人面，其名曰瞿如，其鸣自号也。

鸳鸯　南次三经：浪水中有虎蛟，其音如鸳鸯。

颙　南次三经：中谷有鸟也，其状如枭，人面四目而有耳，其名颙，其鸣自号也，见则天下大旱。

凤凰　南次三经：丹穴之山有鸟焉，其状如鸡而五采，多曰凤凰。

怪鸟　南次三经：灌湘之山多怪鸟。

枭　南山经：令邱之山有鸟焉，其状如枭。

鹓雏　南次三经：佐水有凤凰鹓雏。

山鸡　西山经：松果之山有鸟焉，其状如山鸡。

鹑卵　中次七经：休与之山，有石焉，其状如鹑卵。

尸鸠　西山经：南山，鸟多尸鸠。

白翰　西山经：嶓冢之山，鸟多白翰。

鹑　西山经：天帝之山有鸟焉，其状如鹑。

鸱　西山经：皋涂之山有鸟焉，其状如鸱。

鹰鹯　西次三经：槐江之山，鹰鹯之所宅也。

鹦䳇　西山经：黄山有鸟焉，其状如鸮，青羽赤喙，人舌能言，名曰鹦䳇。

就　中次十二经：暴山，其上多就。

鸾鸟　西山经女床之山有鸟焉，其状如翟而五采文，名曰鸾鸟，见则天下安宁。大荒南经：襄山鸾鸟自歌。大荒西经：摇山有鸾鸟。大荒北经：附禺之山有鸾鸟。

凫溪　西山经：鹿台之山有鸟焉，其状如雄鸡而人面，名曰凫溪，其名自叫，见则有兵。

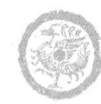

罗罗 西山经莱山，其鸟多罗罗，是食人。

蛮蛮 西山经崇吾之山有鸟焉，其状如凫而一翼一目，相得乃飞，名曰蛮蛮，见则天下。

鹞 西山经：钟山有鸟焉，其状如鹞。

鸮鸟 西山经：钟山有鸮鸟。

大鹗 西山经：钟山有大鹗，其状如鹞而黑文，白首，赤喙而虎爪，其音如晨鹄，见则有大兵。

钦原 西次三经：昆仑之邱有鸟焉，其状如蠭，大如鸳鸯，名曰钦原，蠚鸟兽则死，蠚木则枯。

胜遇 西山经：玉山有鸟焉，其状如翟而赤，名曰胜遇，是食鱼，其音如录。

鹤 西山经：章莪之山有鸟焉，其状如鹤。

毕方 西次三经：章莪之山有鸟焉，一足赤文青质而白喙，名曰毕方，其鸣自叫，见则其邑有讹火。海外南经：南山有毕方鸟。

鸱 西次三经：三危之山有鸟焉，其状如鸱。

乌 西山经：翼望之山有鸟焉，其状如乌。

雉 西山经：上申之山有鸟焉，其状如雉。

白雉 西次四经：孟山，其鸟多白雉。

白翟 西次四经：孟山，其鸟多白翟。北山经：县雍之山，其鸟多白翟。

鸮 西次四经：白于之山，其鸟多鸮。中次九经：崌山，有鸟也状如鸮。

自号 西次四经：崦嵫之山，有鸟焉，其状如鸮，而人面蜼身，犬尾，其各自号。

蕃鸟 北山经：涿光之山，其鸟多蕃。

𪄲斯 北山经：灌题之山有鸟焉，其状如雌雉而人面，见人则跃（跳），名曰𪄲斯，其鸣自呼也。

白鹝 北山经：县雍之山，其鸟多白鹝。

鹠 北次三经：归山有鸟焉，其状如鹊，白身赤尾六足，其名曰鹠，是善惊，其鸣自叫。

酸与 北次三经：景山有鸟焉，其状如蛇而四翼六目三足，名曰酸与，其鸣自叫，见则其邑有恐。

精卫 北次三经：发鸠之山有鸟焉，其状如乌，文首白喙赤足，名精卫，其鸣自叫。

鹛 北山经：饶山，其鸟多鹛。

蛰鼠 东山经：枸状之山有鸟焉，其状如鸡而鼠毛，其名曰蛰鼠，见则其邑大旱。

鴢䳒 东次二经洺水，其中多鴢䳒，其状如鸳鸯而人足，其鸣自叫，见则其国多土功。

絜钩 东次二经：硾山有鸟焉，其状如凫而鼠尾，善登木，其名曰絜钩，见则其国多疫。

凫 东次二经：硾山有鸟焉，其状如凫。

魼雀 东次四经：北号之山有鸟焉，其状如鸡而白首鼠足而虎爪，其名曰魼（音qí）雀，亦食人。

鹍 中山经：辉诸之山，其鸟多鹍。

驾鸟 中山经：青要之山，是多驾鸟。

鹜 中山经：夸父之山，其鸟多鹜。中次九经：岷山，其鸟多鹜。

白鹎 中次九经：风雨之山，其鸟多白鹎。

翰 中次九经：岷山，其鸟多翰（白翰）。

跂踵 中次十经：复州之山有鸟焉，其状如鸮而一足彘尾，其名曰跂踵，见则其国大疫。

鹦鶋 中山经：又原之山，其鸟多鹦鶋。中次十一经：衡山，其鸟多鹦鶋。

婴勺 中次十一经：支离之山有鸟焉，其名曰婴勺，其状如鹊赤目赤喙白身，其尾若勺，其鸣自呼。

比翼鸟 海外南经：南山，比翼鸟在其东，其为鸟青赤，两鸟

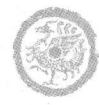

比翼。

鸥 海外东经：汤谷有鸥（说文云，鸥，水鸮也）。

鸥久 海外南经：汤山，爰有鸥久。海外北经：务隅之山，爰有鸥久。大荒南经：阿山有鸥久。大荒北经：附禺之山，有鸥久。

灭蒙鸟 海外西经：灭蒙鸟在结匈国北，为鸟青赤尾。

青鸟 海外北经：平邱，爰有青鸟。大荒西经：鳌有青鸟。大荒西经：玄月之山有青鸟。

孟鸟 海内西经：疏属之山，孟鸟，其鸟文赤黄青。

狂鸟 大荒西经：幕鹁山有五采之鸟，有冠，名曰狂鸟。

鸟鹊 海内西经：开明南有鸟鹊。

始鸠 海内东经：勃海间有始鸠。

韩雁 海内东经：勃海间有韩雁。

五采鸟 大荒东经：待山有五采之鸟。

三青鸟 大荒东经：壑明山，爰有三青鸟。西次三经：三危之山，三青鸟居之。

鹰贾 大荒南经：阿山，爰有鹰贾。

黄鸟 大荒南经：荣山有黄鸟。大荒西经：玄丹之山，有黄鸟。大荒北经：附禺之山，爰有黄鸟。

歌舞鸟 大荒南经：大荒之中山爰有歌舞鸟。

皇鸟 大荒西经：摇山有五采之鸟，名曰皇鸟。

凤鸟 大荒西经：摇山有五采之鸟，名曰凤鸟。大荒南经：襄山，凤鸟自午。海内经有凤鸟，见则天下和。

大鹜 大荒西经：鳌山有鸟焉，名曰大鹜。

少鹜 大荒西经：鳌山有鸟赤首黑目，名少鹜。

鸣鸟 大荒西经：弇州之山，五采之鸟，仰天（张口嘘天），名曰鸣鸟。

青鸾 大荒西经：玄丹之山，爰有青鸾（音wén）。

黄鹜 大荒西经：玄丹之山，爰有黄鹜（音áo）。

白鸟　大荒西经：金门之山，有白鸟，青翼黄尾玄喙。
蜀鸟　大荒西经：大荒之山，有青鸟身黄赤足六首，名曰蜀鸟。
琅鸟　大荒北经：附禺之山，爰有琅鸟。
玄鸟　大荒北经：附禺之山，爰有玄鸟（黑鸟）。海内经：幽都之山有玄鸟。
翠鸟　海内经：巴遂山有翠鸟（《尔雅》有鷸翠）。
孔鸟　海内经：巴遂山有孔鸟（孔雀）。
翳鸟　海内经：蛇山有五彩之鸟，名曰翳鸟（王逸云凤皇别名）。
怪鱼　南山经：猨翼之水多怪鱼。
大鱼　中次十一经：澧水多大鱼。
鱄鱼　南次三经：黑水中有鱄鱼，其状如鲋而彘毛，其音如豚，见则天下大旱。
鲜鱼　西山招水，其中多鲜鱼，其状如鳖，其音如羊。
陵鱼　海内北经：陵鱼人面手足鱼身，在海中（即鲮鲤）。
人鱼　西山经：洛水，其中多人鱼。中次四经：熊耳之山，浮濠之水，其中多人鱼。中次十一经：沅水，其中多人鱼。
鲤鱼　西山经泰器之山水多文鳐鱼，其状如鲤鱼。
大鳊　海内北经：大鳊居海中（鳊即鲂也）。
鲭鱼　西次三经：桃水中多鲭鱼，其状如蛇而四足，是食鱼。
鱼妇　大荒西经：大荒之山，有鱼偏枯名曰鱼妇。
鳖鮐之鱼　西次四经：滥水，多鳖之鱼，其状如覆铫。鸟首而鱼翼鱼尾，音如磬石之声，是生珠玉。
赢鱼　西次四经：洋水，其中多赢鱼，鱼身而鸟翼，音如鸳鸯，见则其邑大水。
鳐鱼　西次四经：鸟鼠同穴之山渭水，其中多鳐鱼其状如鳣鱼，动则其邑有大兵。
鲜　北山经：滑水中多滑鱼，其状如鲜。
滑鱼　北山经：滑水中，多滑鱼。

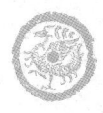

赤鲑 北山经：敦薨之水多赤鲑。

鮨 北次二经：湖灌水中多鮨（鳙，善鱼）。海外西经：大运山有鮨。

龟 北次三经：洧水，其中多龟。

鳌蛢 中山经：休水，其中多䱱鱼，状如鳌蛢。

鳠 北次三经：洧水，其中有鳠。

蒲夷鱼 北次三经：绳水，其中多蒲夷之鱼。

鳙鳙 东山经：食水，其中多鳙鳙之鱼，其状如犁牛，其音如彘鸣。

鳡鱼 东山经：减水，其中多鳡鱼。

堪孖鱼 东山经：犲山，其下多水，其中多堪孖之鱼。

䱴鱼 东次三经：南水多䱴鱼。

鳣 东次三经：碧阳之水，其中多鳣。西次四经：渭水，其中多骚鱼，其状如鳣。

鲐鲐 东次三经：深泽之水有鱼焉，其状如鲤而六足鸟尾，名曰鲐鲐之鱼，其鸣自叫。

鲋 东山经泚水，其中多䰾鱼，其状如鲋。

薄鱼 东次四经：女烝之山石膏水出焉，其中多薄鱼，其状如鳣鱼而一目，其音如欧（如呕吐声），见则天下大旱。

鳛鱼 东次四经子桐之水，其中多鳛鱼，其状如鱼而鸟翼，出入有光，其音如鸳鸯，见则天下大旱。

鲔 渠猪之水，其中多豪鱼，状如鲔。东次三经：碧阳之水，其中多鲔。

鳜 中次七经：合水多滕，状如鳜。

文鱼 中次八经：睢水，其中多文鱼（有斑彩）。

鲛鱼 中次八经：漳水，其中多鲛鱼（鲨鱼）。

鳌鱼 中次九经：崌山江水其中多鳌鱼。

鼍（蛙） 中次六经：橐水，其中多修辟之鱼，状如鼍。

活师　东山经：食水，其中多活师（即科斗虫）。

龟　西次四经：崦嵫之山，其阳多龟。

蠵龟　东次三经：跂踵之山，其下有深泽，其中多蠵龟。

龙龟　北山经：隄水，其中多龙龟。

旋龟　中次六经：豪水，其中多旋龟，其状鸟首而鳖尾，其音如判木。

良龟　中次九经：岷山江水，其中多良龟。

鼍　中次九经：岷山江水，其中多鼍。

蛟　中次十一经贶水，其中多蛟，视水其中多蛟。帝苑之水，其中多蛟。

六首蛟　海内西经：开明南，有六首蛟。

蠃母　西次三经：丘时之水，其中多蠃母。

茈蠃　南次二经：洵水，其中多茈蠃。东山经激水，其中多茈蠃。

文贝　北山经：尾鱼水中多文见。大荒南经：阿山，爰有文贝（紫贝）。大芒北经：附禺之山，有文贝。

美贝　东山经：泚水，其中多美贝。

黄贝　西次四经：洋水，其中多黄贝。

蜄珧　东次二经：峄皋之水，其中多蜄（蚌）、珧（小蚌）。

蛇　中次九经：宣余之水，其中多蛇（水蛇，公蛎蛇）。

空奇（蛇蚝）　中次九经：来山，多空奇。

蝮蛇　海内西经：开明南有蝮蛇。

白蛇　西山经：泰冒之山，多白蛇。

黑蛇　海内南经：苍梧之山，其为蛇，青黄赤黑，一曰黑蛇。海内经：九丘有黑蛇青首食象（巴蛇）。

黄蛇　大荒北经：卫于山有黄蛇。大荒南经：蜮山，有黄蛇。

儵蠕　东山经：独山，末涂之水，其中多儵蠕，其状如黄蛇鱼翼，出入有光，见则其邑大旱。

大青蛇　大荒北经：不咸山有大青蛇，黄头，食麈。

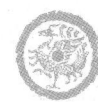

委维（委蛇）　大荒南经：阿山，爰有委维。

蝡蛇　海内经：灵山有赤蛇，在木上，名曰蝡蛇木食。

育蛇　大荒南经：宋山者有赤蛇，名曰育蛇。

化蛇　中次二经：阳水，其中多化蛇，其状如人面而豺身，鸟翼而蛇行，其音如叱呼，见则其邑大水。

玄蛇　大荒南经：荣水有玄蛇，食麈。海内经：幽都之山有玄蛇。

长蛇　北山经：大咸之山，有蛇名曰长蛇，其毛如彘豪，其音如鼓柝。

大蛇　南山经：禺槀之山多大蛇。北次三经：浴水有大蛇，赤首白身，其音如牛，见则其邑大旱。

飞蛇　中山经：柴桑之山多飞蛇。

鸣蛇　中次二经：鲜水，其中多鸣蛇，其状如蛇而四翼，其音如磬，见则其邑大旱。中次十一经：帝囷之山，其下多鸣蛇。

象蛇　北次三经：阳山有鸟焉，其状如雌雉而五彩以文是，自为牝牡，名曰象蛇，其鸣自叫。

众蛇　西山经：诸次之山，是多众蛇。

怪蛇　南山经：猨翼之山多怪蛇。中次十二经：荣余之山多怪蛇。

积蛇　西山经：騩山，其下多积蛇。

肥遗蛇　西山经：太华之山有蛇焉，名曰肥遗，六足四翼，见则天下大旱。北山经：肥水，其水多肥遗之蛇。北山经：嚣水，有蛇一首两身，名曰肥遗，见则其国大旱。

蝮虫　南山经：猨翼之山多蝮虫（蝮蛇）。

飞虫　北次三经：神囷之山，其下有飞虫。

蠡蝗　东次二经：余峨之山，有兽焉，名曰犰狳，见则蠡蝗为败。

蜚　大荒北经：不咸山有蜚。

琴虫　大荒北经：不咸山有虫，兽首，蛇身，名曰琴虫。

仆累　中次三经：青要之山，是多仆累（蜗牛）。

蒲卢　中次三经：青要之山，是多蒲卢（螟蛉）。

蛭 大荒北经：不咸之山有蛭。

怪虫 中次十二经：荣余之山多怪虫。

大蟹 海内北经：大蟹在海中。大荒东经：海内有大蟹。

猎猎 大荒北经：衡天山有黑虫如熊状，名曰猎猎。

蛴 海内北经：昆仑东北有朱蛾，其状如蛴。

蜂 中次七经：放皋之山有兽，其状如蜂。

大蠹 海内北经：昆仑东北有大蠹，其状如蠡。

朱蛾 海内北经：昆仑东北有朱蛾，其状如蛾。

水虿 北山经：彭毗之山水，其水多水虿。

射蜮 大荒南经：蜮山，有射蜮。

以上共录动物 316 种，其中，兽类 150 种，鸟类 86 种，鱼类 35 种，蛙 2 种，龟鳖 5 种，鼍 1 种，蛟 2 种，贝 6 种，蛇 3 种。

（三）矿物类

黄金 南山经：庭之山多黄金，虖勺中多黄金。西山经皋涂之山，其阴多黄金，騩山多黄金。中皇之山，其上多黄金。

赤金 南山经：杻杨之山，其阳多赤金。中次八经：仁岑之山，其阴多赭。

白金 南山经：杻杨之山，其阴多白金。

铜 西山经：松果之山多铜，符禺之山多铜。

铁 西山经：泰冒之山多铁，符禺之山多铁，英山多铁，竹山多铁，龙首之山多铁。

银 西山经：大时之山多银，数历之山多银。

金 西山经：泰冒之山多金，西皇之山多金。

赤铜 西山经女床之山，其阳多赤铜。

赤银 北山经：少阳之山，其下多赤银。

锡 中山经：朝歌之山多锡。

白锡 中山经：灌山多白锡。

赤锡 中山经：龙山，其下多赤锡。

美铜　中山经阳帝之山多美铜。

金玉　南山经：招摇之山多金玉。

水玉　南山经：堂庭之山多水玉。中次十一经：帝苑之水，其中多水玉。

玉　南山经：基山，其阳多玉。北次二经：管涔之山，其下多玉。

青䨼　南山经：青邱之山，其阴多青䨼。

白玉　南山经：洧水，其中多白玉。

沙石　南次二经：夷山多沙石。

丹粟　南山经：英水多丹粟，西山经南山多丹粟。

玞石　南次二经：会稽之山，其下多玞石。

博石　南次二经：漆吴之山多博石。

丹䨼　南次三经：鸡山之下多丹䨼。

丹货　海内经：多山，有丹货。

洗石　西山经：钱来之山，其下多洗石。中次八经琴鼓之山，其下多洗石。

㻬琈玉　西山经：石脆之山，其阳多㻬琈玉。中次六经：厘山，其阴，多㻬琈之玉。

苍玉　西山经：渭山其阳多苍玉。北次二经：胜水，其中多苍玉。

环　海外西经：大运山，有环（玉空边等为环）。

玉璜　海外西经：大运山有玉璜（半璧曰璜）。

婴垣玉　西山经：翰次之山，其阳多婴垣之玉。

黄玉　西山经：翠山多黄玉。

采石　西山经：騩山多采石。

藻玉　西山经：泰冒之山多藻玉。

白珠　西山经：数历之山水中多白珠。

青碧　西山经：商山多青碧，泾水中多青碧。

雄黄　西山经：高山，其下多雄黄。

美玉　西山经：苕水中多美玉。

垩　西山经：大次之山，其阳多垩。

碧　西山经：大次之山，其阴多碧。

青雄黄　西山经：轩辕之山多青雄黄。皇人之山，其下多青雄黄（雌黄）。

藏琅玕　西山经：槐江之山多藏琅玕。

青石　西山经：嬴母之山多青石。

瑶碧　西次三经：章莪之山多瑶碧。北山经：丹熏之山，多瑶碧。大荒西经：鏖山有瑶碧。

婴短玉　西山经：泑山多婴短之玉。

硌石　西次四经：上申之山多硌石（磊硌水石）。

茈碧　西山经：罢父之山，其中多茈碧。

泠石　西次四经：号山多泠石。中次四经：甘水，其中多泠石。中次十一经：柴桑之山，其下多泠石。

砥砺　西次四经：崦嵫之山水，其中多砥砺。中次八经：郁水，其中砥砺。中次九经：高梁之山，其下多砥砺。

茈石　北山经：单狐之山，漨水中多茈石。

盐　北山经：景山，南望盐贩之泽。

文石　北山经：单狐之山，漨水中多文石。

磁石　北山经：匠韩之水多磁石，灌题之山多磁石。

美赭　北山经：汾水，其中多美赭。中次九经：贾超之山，其阴多美赭。

黄垩　北山经洵水中多黄垩，贲闻之山多黄垩。

涅石　北山经贲闻之山多涅石，孟门山多涅石。

赭　北山经：景山，其阴多赭。中次八经：若山，其上多赭。中次八经：仁举之山，其阴多赭。中次十一经：皮山多赭。

玄礵　北次三经：京山，其阴多玄礵。

砥　北山经：锡山，其下有砥。

碧玉　北山经：维龙之山，其上有碧玉。东次二经：碧山，多碧

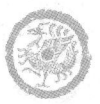

水玉。

石玉　北山经：白马之山，其阳多石玉。

礨石　北次三经：肥水中多礨石。

婴石　北次三经：燕山多婴石。

箴石　东山经：高氏之山多箴石，凫丽之山多箴石。

美石　东山经：独山，其下多美石。中次八经：虢山多美石。

白垩　东山经：峄皋之山，其下多白垩。

砥石　中山经阴山多砥石，蛊尾之山多砥石。

礝石　中次四经：扶猪之山，其上多礝石。

涂石　中次四经：箕尾之山多涂石。

麈石　中次五经：葱聋之山多麈石。

黑垩　中次五经：葱茸之山，其中有大谷，多白、黑、青、黄垩。

美垩　中山经朝歌之山多美垩，视山多美垩。

璇玉　中山经：黄酸之山，其中多璇玉。

青　西山经：皇人之山，其下多青。

麋石　中次六经：涧水，其中多麋石。

碧绿　中次六经：榖水，其中多碧绿。

鸣石　中次六经：共水多鸣石。

珚玉　中次六经：谷水多珚玉，湖水多珚玉。

麋玉　中次七经：大苦之山多麋玉。

玄石　中次七经：婴梁之山多玄石。

青垩　中山经：大騩之山多青垩。

白珉　中山经岐山多白珉，琴鼓之山多白珉。

邽石　中次八经：若山多邽石，蘬山，其上多邽石。

石涅　中次九经女儿之山，其上多石涅，风雨之山，其下多石涅。

瑊石　中次九经：葛山，其下多瑊石。

封石　中次十经：虎尾山多封石。中次十一经：游戏之山多封石，又婴候之山，其上多封石。

珉 中山经：翼望山多珉，即谷之山多珉。

脆石 中山经：澧水，其中多脆石。

砥石 中山经大騩之山多砥石，历山多砥石。

瘦石 中次十二经：风伯之山多瘦石。

石赭 中山经：柴桑之山，其下多石赭。

遗玉 海外北经：平邱，爰有遗玉。海外东经：瑳丘，爰有遗玉。大荒东经：甘华，爰有遗玉。

甘水 海内西经：开明北有甘水。又《艺文类聚》引《山海经》曰："轩丘风卵，民食之，甘露民饮之。"

丹 大荒南经：陨山，其西有丹。

琁瑰 大荒西经：壑山，爰有琁瑰。

琅玕 大荒西经：壑山，爰有琅玕。

白丹 大荒西经：壑山，爰有白丹。

青丹 大荒西经：壑山，爰有青丹。

璿瑰 大荒北经：卫于山有璿瑰。海内经：鸟山有璿瑰。

磬石 西山经：泾水多磬石，鸟危之山多磬石。

以上共录矿物 99 种，金属 13 种，玉石 85 种，水 1 种。

（四）类别不详

女床 西山经：鸟危之山多女床。

覆铫 西山经：鸟鼠同穴之山汉水多鳘鮨之鱼，其状如覆铫。

玉荅 西山经：崦嵫之山，其阴多玉荅。

锌干 中山经：婴梁之山多锌干。

牙交 海内西经：开明北有牙交。

离俞 大荒南经：岳山爰有离俞。

委维 大荒南经：氾天之山，爰有委维。

延维 大荒南经：岳山，爰有延维。

丹货 海内经：鸟山，爰有丹货。

蓬尾 海内经：幽都之山，上有蓬尾。

吁咽 狄山，爰有吁咽。

虖文 海外南经：汤山，爰有虖文。

以上所录 17 种是类别不详的，而每一种都有若干处记载，例如"视肉"海外南经狄山爰有视肉，汤山爰有视肉，海外东经夹邱上爰有视肉。海外北经务隅之山爰有视肉，平邱爰有视肉。海外西经：开明北有视肉，开明南有视肉。大荒东经壑明山爰有视肉。大荒南经氾天之山爰有视肉，岳山爰有视肉。盖犹之山有视肉，南类之山爰有视肉。大荒西经壑山有视肉。大荒北经卫于山有视肉。仅一个"视肉"，就有 14 处记载，像这样的例子很多，为了节约篇幅，本书对每个实物品名只录一二个产地。

所录《山海经》物产，总计如下：

山海经记载物产共约 772 种，言明医疗功用者 139 种：

（一）植物 55 种

1. 草类 55 种

2. 木类 24 种

3. 竹类 1 种

（二）动物 76 种

1. 兽类 19 种

2. 鸟类 25 种

3. 鱼类 28 种

4. 龟鳖 3 种

5. 蛇类 1 种

（三）矿物 5 种

1. 玉石 3 种

2. 水土 2 种

（四）类别不详者 3 种

功用不明者约 633 种：

（一）植物 204 种

1. 草类 63 种

2. 木类 134 种

3. 竹类 7 种

（二）动物 316 种

1. 兽类 150 种

2. 鸟类 86 种

3. 鱼类 35 种

4. 蛙 2 种

5. 龟鳖 6 种

6. 蛇类 23 种

7. 蛟 2 种

8. 贝类 6 种

9. 虫类 16 种

（三）矿物 99 种

1. 金属 13 种

2. 玉石 85 种

3. 水 1 种

（四）类别不详者 12 种

附四 《山海经》植物药名索引

二 画

丁香 ……………………… 312

三 画

三株树 …………………… 266
三桑 ……………………… 124
干腊 ……………………… 310
大木 ……………………… 275

四 画

天楄 ……………………… 202
无条 ………………… 62,201
木叶 ……………………… 291
木禾 ……………………… 280
木瓜 ……………………… 101
木香 ……………………… 310
木诸萸 …………………… 245
不死之药 ………………… 285
不死树 …………………… 282
少辛 ……………………… 214
牛伤 ……………………… 204
丹木 ………………… 74,102

丹林 ……………………… 129
乌韭 ……………………… 26
文玉树 …………………… 281
文茎 ……………………… 32
亢木 ……………………… 213

五 画

甘木 ……………………… 291
甘华 ……………………… 271
甘果 ……………………… 273
甘柤 ……………………… 270
龙修 ……………………… 239
北号山木 ………………… 141
禾 ………………………… 158
白䔄 ……………………… 20
白木 ……………………… 299
白柳 ……………………… 299
瓜 ………………………… 104
冬夏不死草 ……………… 290
兰 ………………………… 200

六 画

芄 ………………………… 183

芍药	130		芭	239
芒草	165		苏	174
芎䓖	94		杜衡	58
芑	144, 294		杏	231
朳木	107		杞	18
百谷	305		杨	238
百果树	125		杨桃	272
百药	298		李	119
刚木	122		扶木	141, 303
朱木	297		扶竹	256
竹	64		扶桑	274
竹林	299		谷	292
竹箭	40		条	33, 34, 131
乔木	39		沙棠	77
华草	108		灵寿木	289
夙条	195		欤	242
羊桃	253		鸡鼓	258
寻木	268		鸡谷	246
寻竹	300			

七 画

玗琪树	281
赤柳	122
赤菽	160
芫	178
芪	279
苣	295
芮草	215
芥	304

八 画

苦辛	191
苶	176
若木	301
芰	172
苴	249
茄	81
枝句	241
柜格之松	298
松	25

枫木 …… 292	韭 …… 112
杻 …… 37	盼木 …… 44
杼 …… 220	骨容 …… 57
枣 …… 31	钩端 …… 54
罗 …… 277	香 …… 254
服常树 …… 286	帝女之桑 …… 252
怪木 …… 10	帝休 …… 207
建木 …… 276	帝屋 …… 212
	美木 …… 257
	美枣 …… 169
	迷榖 …… 8
	祝余 …… 5

九画

毒草 …… 314	
荆 …… 17	
茈草 …… 85	
苟草 …… 168	
药蓲 …… 92	

十画

栃木 …… 150	秦椒 …… 127
柘 …… 120	珠树 …… 280
栌 …… 186	莐 …… 133
柤 …… 225	莽草 …… 243
柚 …… 223	荻 …… 217
枏 …… 15	桂 …… 3
枳 …… 72	桂竹 …… 255
枳棘 …… 121	桔梗 …… 56
柞 …… 52	桓 …… 248
柏 …… 96	栯木 …… 208
柳 …… 123	桢木 …… 143
栎 …… 97	桐 …… 109
柽木 …… 283	桃 …… 117
树 …… 287	桃林 …… 190
	桃枝 …… 53

枸	129
栗	227
秩树	288
栾	278
高梁山草	236
离朱	282
益智子	313
桑	86

十一画

琅玕树	286
焉酸	196
黄棘	199
黄蘿	41
菌	138
菫荔	27
菜草	163
菟邱	198
菊	234
菅	13
萧	188
梅	229
梓	14
曼兑	284
崇吾山木	71
梨	258
盘桃（大桃树）	309
彤棠	159
麻	42

寇脱	184

十二画

蒐草	170
葱	115
葪柏	218
葶苎	175
蓤草	156
葵	116
楮	66
椒	237
梏	89
植楮	152
棫	49
椒	233
椆	250
棪木	9
椫	237
棕枏	155
椐	193
椐	110
棘	136
雄常树	267
棠	69
稌	12
黍	301
筀竹	257
寓木	232

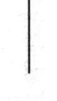

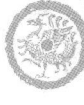

十三画

蓍 …………………………… 194
蒨 …………………………… 166
葐草 …………………… 196，211
獂 …………………………… 219
蓑 …………………………… 84
萰草 ………………………… 78
蒲 …………………………… 140
蒙木 ………………………… 203
诸荫 ………………………… 125
楝 …………………………… 151
槐 …………………………… 179
榆 …………………………… 161
楆 …………………………… 35
楮 …………………………… 235
桦 …………………………… 167
零陵香 ……………………… 313

十四画

嘉谷 ………………………… 293
嘉果 ………………………… 73
嘉荣 ………………………… 205
榖 …………………………… 50
蔓居木 ……………………… 170
榛 …………………………… 88
楠木 ………………………… 187
樱木 ………………………… 67
蘡薁 ………………………… 209

榣木 ………………………… 76
楮 …………………………… 244
箨 …………………………… 149
箘 …………………………… 261
槃木 ………………………… 300
膏菽 ………………………… 288
漆 …………………………… 90

十五画

蕙 …………………………… 55
藜 …………………………… 216
蕃 …………………………… 83
樗 …………………………… 111
稷 …………………………… 80
稻 …………………………… 10
豫章 ………………………… 68

十六画

薝棘 ………………………… 154
橘 …………………………… 222
穆 …………………………… 296

十七画

薰华草 ……………………… 273
薰草 ………………………… 46
薻茳 ………………………… 61
檀 …………………………… 38
檀 …………………………… 65

十八画

櫄木	182
屦	262
籀	39

十九画

| 藻 | 132 |
| 櫰木 | 314 |

二十画

| 櫰木 | 99 |

| 孽 | 113 |

二十一画

| 虆 | 251 |

二十二画

| 虆 | 185 |
| 蘼芜 | 259 |

二十三画

| 薑冬 | 180 |